医学英语学习与论文撰写

主编 刘 明 程 颜 韦建辉

U0346853

人民卫生出版社

图书在版编目（CIP）数据

医学英语学习与论文撰写 / 刘明，程颜，韦建辉主编 . —北京：人民卫生出版社，2019
ISBN 978-7-117-28799-9

Ⅰ. ①医… Ⅱ. ①刘… ②程… ③韦… Ⅲ. ①医学 - 英语 - 学习方法 - 医学院校 - 教材②医学 - 英语 - 论文 - 写作 - 医学院校 - 教材 Ⅳ. ①R

中国版本图书馆 CIP 数据核字（2019）第 177970 号

| 人卫智网 | www.ipmph.com | 医学教育、学术、考试、健康，购书智慧智能综合服务平台 |
| 人卫官网 | www.pmph.com | 人卫官方资讯发布平台 |

医学英语学习与论文撰写

主　　编：刘　明　程　颜　韦建辉
出版发行：人民卫生出版社（中继线 010-59780011）
地　　址：北京市朝阳区潘家园南里 19 号
邮　　编：100021
E - mail：pmph @ pmph.com
购书热线：010-59787592　010-59787584　010-65264830
印　　刷：三河市宏达印刷有限公司（胜利）
经　　销：新华书店
开　　本：787 × 1092　1/16　印张：16
字　　数：369 千字
版　　次：2019 年 9 月第 1 版　2019 年 9 月第 1 版第 1 次印刷
标准书号：ISBN 978-7-117-28799-9
定　　价：49.00 元

打击盗版举报电话：010-59787491　E-mail：WQ @ pmph.com
（凡属印装质量问题请与本社市场营销中心联系退换）

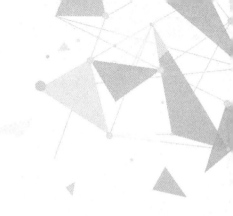

主 编 简 介

刘明,教授,1982 年毕业于黑龙江中医药大学医疗系后从事中西医内科工作,连续两年在我国援外医疗队中担任内科医生兼英语翻译,后在美国从事医生工作 12 年。2007 年回国后被黑龙江中医药大学聘任,组织讲授医学英语,任硕士生导师,教学督导,并被英国南岸大学中医孔子学院聘为高级顾问。主编出版了多本英文版专著和教材,包括《中医基础》《中医诊断学》《中医针灸学》《中医英语基础教程》《西医英语基础教程》《医学英语基础教程》等。任世界中联中医翻译国际研究中心研究员,并担任"世界中医学专业核心课程教材"《金匮要略》的主译工作。刘教授强调医学院校专业英语的学习内容应定位在全科医生(GP)需要掌握的主要医学知识上,主张我国西医医学英语的教学应以人体解剖系统为板块、词素为中心。

程颜,英语语言文学硕士、中医学学士,黑龙江中医药大学公共外语教研部副教授,世界中联翻译学会理事,中华中医药学会翻译分会委员。主要研究方向为医学英语、中医典籍翻译、ESP 课程建设。主编和参与编写出版了 8 部专著与教材,担任《西医英语基础教程》《中医针灸学》副主编。

韦建辉,副教授,现任广西医科大学国际教育学院副院长,主要从事教育国际交流和大学英语教学。为《西医英语基础教程》第三主编,对医学英语教学及其教学法、学习策略、医学生英语学习倦怠特征及成因进行了细致的研究,并发表文章多篇。2016 年 9 月至 2017 年 3 月在美国西俄勒冈大学访学。

前　言

　　西方专门用途英语（ESP）教学的研究始于20世纪60年代初，80年代中期走向成熟，医学英语的教学实践融于其中。国际上，医学英语教学在内容上达成的共识是：医学生在校应该学习全科医生（GP）需要掌握的医学知识内容，过深过浅均不适宜；教学的重点是词素的学习，所有有利于学习、记忆医学英语术语词素的方法都应被采纳。我国的医学英语教学开始于1977年，经历了约十年的发展后于1987年被搁置，于21世纪初重新开始，现已进入了兴旺发展阶段。但到目前为止，我国的ESP教学还远未成熟，医学英语的教学内容和学习方法还没有达成共识。医学英语领域的专业教师绝大部分具有英语专业背景，然而缺乏医学专业知识，医学英语知识掌握得也非常浅薄，没有经过系统培训（我国尚无提供这种训练的机构）。这些教师医学专业知识缺乏，自己系统学习医学英语又极其困难，因而，绝大多数教师没有能力给学生提供所需的医学英语知识和恰当的学习方法。

　　另外，临床与学术英语的教学也与实际需求差距较大。例如，没有专门讲授临床病例的阅读与撰写的教师，没有专门讲授药品说明书的阅读的教师，更没有专门讲授医学论文的阅读与撰写的教师。这是因为我国医学英语教师本身没有读过、更没有写过这类文章，也没有组织机构开设这样的课程来培训这些教师。国际的顶尖学者们于2006年成立了编撰高水平的医学论文指南和标准的组织，该组织被称作Equator Network。这个组织的专家们已经制定出了几乎所有常见医学论文的撰写标准和指南，并可在其网站中免费查询。指南和标准包括各类论文撰写的格式要求、内容要求和术语要求，但因为是英文版，而且文章撰写用词精深，语言水平高，很多学生读不懂，需要帮助。但绝大多数医学英语教师的能力不够，不能为这些学生提供帮助。

　　上述实际情况造成了市场上绝大多数的医学英语教材还是用科普医学文章编凑而成，而不是全面系统地学习医学英语的教材。因为教师没有能力讲授这些更适合医学生学习、更能满足他们需求的医学英语，仅有的几本全面系统地学习医学英语的教材也很难发挥作用。

　　缺乏有能力讲授医学英语的教师，我们怎么办？学生们不能等，而要想办法自学；教师们也不要等相关的培训班，要靠自己学；研究者们要设法开发出在这种情况下能使学生快速学到所需知识的方法，以及教师快速学到教学所需知识的方法。然而，我国目前尚无合适的专著能为他们提供此类帮助。本书的撰写目的正在于此。

前　言

　　本书包括了国内外专业英语（包括医学英语）教学的历史、医学英语的特点、英语学习理论与策略、医学英语术语的学习、医学英语句子篇章的学习、临床病例和药品说明书的阅读与撰写、医学论文的阅读与撰写、国际医学论文撰写标准的网站，并专门论述了系统综述文章的撰写指南、临床随机试验报告论文的撰写标准、个案报告论文的撰写指南。西方的医学英语教学基本成熟，有许多我们可以借鉴的经验和总结。了解了医学英语的特点，教学会更有的放矢；了解了相关的学习理论和策略，会使教与学更加容易、高效。术语学习是医学专业英语学习的重点，本书单设一章来讨论，帮助学生和教师掌握快速高效的学习方法与策略；句子篇章部分论述了怎样能够撰写出英语语言式而不是汉语语言式的英语篇章来。本书的其他章节专论了一些常见应用文的阅读与撰写，均按现行国际标准论述。例如，基于目前国际上刚刚制定的标准和指南来讨论医学论文的撰写标准，并对指南和标准的条目进行了逐条详细的讨论。本书主要讨论了三种常见的医学论文的撰写标准，而这些标准在我国还鲜有人知（西方医学工作者对这些标准了解得也不是很多）。需要明确的是，按这些标准撰写出来的文章会极大地提高在 SCI 杂志上的发表几率，因为这些标准是国际相关领域的顶尖专家们组成团队一起制定的，而目前国人撰写的有关论文撰写（特别是 SCI 论文）指导的专著无一参考了这些标准，也不是专家团队所写，更没有国际认可，因此指导 SCI 论文撰写的作用不强，不具权威性。SCI 杂志收录的论文必须参考目前的国际撰写标准。

　　本书是教师、学生和医疗工作者讲授与学习医学英语的指导性专著，界定了医学英语的学习内容，提出了高效的学习方法，并特别解读了 SCI 杂志的个案报告、临床随机试验报告、系统综述三种常见论文的撰写标准。因此，本书不仅是教授与学习医学英语的重要参考书，而且可以作为教材使用。

　　在本专著的编写过程中，得到了很多院校领导与专家的鼓励、支持和指导，在此表示由衷的感谢。

　　尽管作者在编写过程中做了很多的努力，并对书稿进行了严谨细致的审校，但本书仍可能存在不足之处，恳请使用者及时反馈并提出宝贵意见。

刘　明

2019 年 6 月 6 日

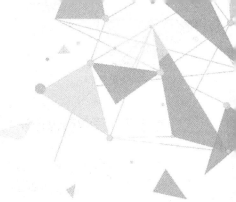

目　　录

第一章　医学英语教与学的发展史

医学英语（English for medical purpose，EMP）是指医生、护士和其他医学相关专业人员在医疗领域所使用的英语。医学英语作为科技英语（English for science and technology，EST）中的一种英语类别，有着职业英语（English for occupational purpose，EOP）的特点，具有非常强的学术性、专业性和逻辑性。

一、医学英语的产生

国际上医学英语（EMP）是伴随着专门用途英语（ESP）而产生的，ESP 的出现与很多因素有关，主要有三个：二战后新世界发展的需求、语言学变革的需求和学习者的主观需求。

（一）二战后新世界发展的需求

1945 年二战结束后，科学技术和经济进入了全球性的、迅速而空前的扩展阶段。这个扩展是科技和商贸两方面力量推动的结果。这两个推动力能量巨大、不可阻挡，寻找国际通用语言成为了迫切的需求。由于美国战后的经济力量和影响力强大，英语成为了国际通用语言。

由此，产生了很大一批想学英语的人。这些人学习英语不是因为英语可以带来享受或提高自己的身价，而是因为英语是技术和商贸领域的国际通用语。在此之前，学习语言（包括英语）的原因没有被很好地界定；那时，通才教育的标志是掌握一种外语知识，但几乎没有人提出为什么有必要学习外语。从这个角度看，学习一种语言的目的只是为了学习语言。但随着英语变成了技术和商贸的国际通用语后，便产生了一代明确自己为什么学习外语的新人。商人学习一种外语是为了卖他们的产品，机械师学习一种外语是因为他们想读懂机械说明手册，医生们学习外语是因为要跟上医学领域的发展。当时，在学生的全部课程中，有些教科书只用英语，课程中要求阅读的杂志有很多只有英语语言。这一切使新一代人明确了他们需要英语，尤其明确了他们为什么需要英语。

20 世纪 70 年代早期的石油危机加速了这种需求，这场危机导致了大量基金和专业知识流向石油资源丰富的国家。由于商贸压力等原因，英语突然变成了一个大生意。不懂英语会使做事滞后，进而限制了金钱赚取，这个现实促使社会对有明确目标的高效率英语课程的需求急剧上升。

所有这些发展的总体结果是要求语言教学专家们提供必需的产品。英语语言的历史决定了它需承担这个使命,英语应在更加宽广的世界里承担重要责任。传统的为了休闲或无明确目的的英语学习不再适合当时艰难的世界市场的实际需求。

(二)语言学的变革

随着以特殊需求为目的的英语课程需求的不断增长,语言学习开始出现了新理念。在学习英语方面,语言学的传统目的是解决英语应用的规则,即语法。然而,新的英语学习则从语言应用形式特点的学习转向实际交流的学习。这个研究的发现之一就是我们所讲的语言在不同领域里有很大区别,一个语境的语言和另外一个语境的语言也有很大的区别。这在英语语言教学上便出现了不同专业的英语要有不同的教学内容的观点,例如:医学英语和旅游英语因为区别非常大,教学内容也应不同;商贸英语和工程英语之间也有差异,教学内容也应该有区别。这个观点和特殊目的学习者的语言学习要求自然地、默契地相一致。不同领域的学生应学习不同内容的英语,持有该观点的人认为:如果一种情况下的语言和另一种情况下的语言不同的话,我们就有能力去确定两种情况下的特殊语言特点,然后把这些特点设定为学习者课程的基本内容。

Swales 在 1985 年给大家展示了 C.L.Barber[1] 撰写的关于科技英语类型方面的文章,这篇文章早在 1962 年就发表了。研究专门用途英语最热烈的时期是 60 年代末和 70 年代初,可见于 Ewer 和 Latorre,Swales,Selinker 和 Trimple 等关于科技英语写作的研究中。这段时间大多数的论文是关于科技英语(EST)领域,ESP 和 EST 几乎一度被认为是同义词。也有人研究了其他领域,例如 Candlin,Bruton 和 Learher[2] 于 1976 年发表的医—患交流分析。

简而言之,可以通过分析特殊学习人群工作或学习的专业领域英语的语言特点而设定他们需要学习的内容,这个观点被人们所接受。"告诉我你需要英语干什么,然后我告诉你你需要的英语"变成了 ESP 的指导原则。

(三)学习者的需求

教育心理学的新发展也对 ESP 的出现做出了一定的贡献,它强调学习者和学习者态度的重要性。学习者有不同的需求和兴趣,这些需求和兴趣极大地影响着他们的学习动力,也影响着他们的学习效果。这说明了开设与学习者需求和兴趣相关的课程极为重要。达到此目的的标准方法就是从学习者的专业中获得英语的课文——生物学的课文给生物学学生学习,针灸学的英文课文给学针灸的学生看,等等。这种方法的基础理念是"英语课程如果能和学习者的需求紧密相关会增强他们的学习动机,因而可使学习变得更好更快"。

[1]　BABER C L(1962). Some measurable characteristics of modern scientific prose. Contributions to english syntax and philology, gothenburg studies in English, 14. Reprinted, with a commentary, in SWALES J M(ed.)Episodes in ESP: a source and reference book on the development of English for science and technology. New York: Prentice-Hall, 1988.

[2]　CANDLIN C N, BRUTON C, LEATHER J. Doctors in casualty: applying components of communicative competence to specialist course design. International Journal of Applied Linguistics, 1976: 3.

二、国际医学英语的发展史

医学英语伴随着 ESP 而发展起来。国际上对 ESP 发展的分期存有不同的见解,例如,美国圣地亚哥州立大学(San Diego State University)Ann M.Johns 教授在 2012 年出版的《专门用途英语指南》(*The Handbook of English for Specific Purposes*, 2011, pp.5–30)中从 ESP 的研究角度把专门用途英语的历史分成四个阶段:早期(1962—1981),近期(1981—1990),现代阶段(1990—2011)和将来(2011—)。Hutchinson 和 Waters 于 1987 年出版的《特殊用途英语:以学习为中心的方法》①一书中,基于教学理念和方法将 ESP 分期。他们认为,ESP 于 60 年代早期产生以后经历了 5 个发展阶段:语域分析阶段、语篇分析阶段、目标情景分析阶段、技能与策略阶段和学习为中心的方法阶段。需要指出的是,无论用什么方法划分,ESP 的发展阶段在世界各地都不一致,在有些国家 ESP 起步的时间晚,并且各国发展速度也不尽相同。

值得注意的是,在 ESP 发展过程中的一个特别重要而活跃的领域是科技英语(EST)。事实上,Swales 于 1985 年用了 EST 的发展来说明整个 ESP 的发展。他指出,除了个别情况外,科技英语过去、现在一直在理论讨论、语言教学方法、实际教学材料选择等方面领航。下面简述 Hutchinson 和 Waters 的五个阶段。

(一)语域分析阶段(Register Analysis)

语域(register)是语言使用的场合或领域的总称。语言使用的领域很多,例如:新闻广播、演说语言、广告语言、课堂用语、办公用语、家常谈话、与幼童谈话、与外国人谈话、口头自述等。在不同的领域使用的语言会有不同的语体。

语域用于解释人们用语言做些什么。当我们观察各种语境中发生的语言活动时,我们发现,针对不同情境选用的语言类型是各不相同的。语域是按照不同语言活动中的语法和词汇等方面的差异来定义,是"适用于某一交际场合的语篇在词语、句式、修辞、结构等方面的诸特征的总和。"

按照功能语法理论,语域主要是由三方面构成,即语场(field of discourse)、语式(mode of discourse)和语旨(tenor of discourse)。语场用来解释人们用语言做些什么,包括主题、说话者还有所有其他参与者参加的整个言语活动。根据语场的变化,语篇可分为政治语篇、法律语篇、广告语篇,等等。语式指的是语篇信息是以何种方式传播的。语式可基本区分为口语、书面语以及基于此分类的众多排列。语旨体现的是话语参与者,以及参与者之间的关系。

研究语域能帮助我们更好地理解源语篇。语篇在交际过程中不仅表达语场的意义,同时也体现了语式和语旨的意义。译者应该按照与目标语篇同一语场的框架来分析源语篇,并应传递源语篇的语域特征,达到相同情景语境下,源语篇和目标语篇的语域对等。我们通

---

① HUTCHINSON T, WATERS A. English for specific purpose: A Learning-centered approach. Cambridge: Cambridge University Press, 1987.

过以下两个例子来体现语域分析和语篇翻译的关系。

例 1　Tiger, tiger, burning bright,

In the forests of the night,

What immortal hand or eye,

Could frame the fearful symmetry.

In what distant deeps or skies,

Burnt the fire of thine eyes.

On what wings dare he aspire.

What the hand dare seize the fire.

（William Blake：The Tiger）

例 2　Tiger is a large carnivorous quadruped feline mammal of Asia, with blackish transverse stripes on a tawny body and black rings on a long untufted tail. It slightly exceeds the lion in measurements, its total length being ordinarily nine to ten feet. It lives largely on mammals and often takes to man-eating.

例 1 使用了重复和排比，语言生动而富有激情，作者是在表达情感而不是传递信息。

语域分析如下：

Field：A humanist sings high praise for tiger.

Tenor：Relationship between the writer and ordinary readers.

Mode：Non-natural spoken language.

通过分析，我们可以看出，这是篇文学作品。根据文学作品的语言特征，可以把它译成以下版本：

老虎！老虎！你金色辉煌，

火似地照亮黑夜的林莽，

何种超凡的手和眼睛，

能塑造你这可怕的匀称。

在如何遥远的海底天空，

烧出给你做眼睛的火种，

凭何种翅膀他胆敢高翔，

敢于攫火的是何种手掌。

在例 2 中作者运用了一些对普通读者来说并不好懂的术语，语言正式，客观且富有逻辑。语域分析如下：

Field：A scientific worker describes tiger scientifically.

Tenor：Relationship between the writer and the professionals.

Mode：Written language.

通过语域分析，我们可以看出这是一篇说明文。根据说明文的语言特征，我们把它译成：

虎是亚洲产的一种大型食肉类哺乳动物，有四足，属猫科，在黄褐色的身体上有微黑横纹,尾长而无簇毛,有黑圈,体型比狮子略大,通常全长 9~10 英尺,大都以哺乳动物为食,但也时常食人。

故此可以得出结论:在相同语境下达到源语篇和目标语篇的语域对等,对翻译的准确度有着重要作用。明确语篇的语域成分是语篇分析必不可少的一个环节。通过语场、语式和语旨的分析可以使读者实现对语境的重新建构,对语场、语式和语旨的正确认识和把握,是译者选择正确翻译方法与策略的基础。只有保持三者的一致性,才能保证语言在具体使用中与其使用场合、使用目的和交际对象保持协调一致的关系。

专门用途英语的语域分析(register analysis)阶段主要发生在 60 年代和 70 年代初,很多人在此阶段做出了突出的贡献。有些人撰写并出版了非常重要的著作,特别值得提出的包括 1964 年 Halliday, McIntosh 和 Strevens 三人撰写出版的《语言科学和语言教学》(*The Linguistic Sciences and Language Teaching*[1])、1969 年 Ewer 和 Latorre 撰写出版的《基础科学英语课程》(*A Course in Basic Scientific English*[2])、1971 年 Swales 撰写出版的《科学英语写作》(*Writing Scientific English*[3])。不同科技领域英语的语域不同,例如电气工程的特点构成了一个电气工程的特殊语域,它的语域和生物学或通用英语的语域不同。专业英语课程设计的基本原则就是辨认出相关专业语域的语法和词汇特点,课程的设计和材料的选择要以这些语言学的特点为大纲。上述 Ewer 和 Latorre 的《基础科学英语课程》一书中有 ESP 教学大纲的典型例子。

实际上,如同 Ewer 和 Latorre 的大纲所展示的,语域分析揭示了科技英语的语法除了更多地运用了某些语法形式(如:一般现在时、被动语态、复合名词)外,几乎没有特殊的地方,即科技英语不存在任何通用英语中没有的语法形式。但是,我们必须慎重,以防做出不公平的评论。语域分析的主要动机(如:Ewer 和 Latorre 的动机)是明确教学方法,以使 ESP 课程和学生们的需求有更多的相关性;目的是根据学生的需求编制大纲,这个大纲要给予学生科学学习过程中将见到的语言形式以高优先权,同时给予他们不需要的语法形式以低优先权。例如:Ewer 和 Hughes Davies 比较了学科学的学生必须读的科学文本和当时大家都用的不分学科的学校的通用教科书文本,发现通用教科书忽视了科学文本里通常的语言形式,如复合名词、被动语态、条件句和情态动词。所以,他们的结论是 ESP 课程应该给予这些语言形式以优先权。

语域分析阶段着重研究某一领域的语言特点以及与其他语域的差异,以便有的放矢地进行教学活动。它重点突出了学生们在各自专业学习和将来工作中的常用语言的教学。

(二)语篇分析阶段(Rhetorical or Discourse Analysis)

这个阶段的英文命名是:rhetorical or discourse analysis。Rhetorical 的意思是"修辞的",

---

[1] HALLIDAY M A K, MCLNTOSH A, STREVENS P. The linguistic sciences and language teaching. Bloomington: Indiana University Press, 1964.

[2] EWER J R, LATORRE G. A course in basic scientific English. London: Longmans, 1969.

[3] SWALES J. Writing scientific English. London: Thomas Nelson, 1971.

而 discourse 的意思是"话语或语篇",因此出现了对此阶段标题汉语翻译的不一致,有的译成话语分析阶段,有的译成语篇分析阶段,等等。修辞(figure of speech, rhetoric),即文辞或修饰文辞。"修"是"修饰"的意思,"辞"的本来意思是"辩论"的言词,后引申为言论。修辞本义就是修饰言论,也就是在使用语言的过程中,利用多种语言手段以收到尽可能好的表达效果的一种语言活动。所谓好的表达,包括它的准确性、可理解性和感染力,并且是符合自己的表达目的,适合对象和场合的得体的、适度的表达。修辞运用语言(包括它的书面形式,即文字)的特点,同时也受语言特点的制约。

修辞是话语的艺术,是增进作者或讲话者在特殊情况下给予听众信息、特别是说服或激发这些特殊听众的能力的艺术。作为一个正规学习的学科和产出性实践,修辞在欧洲传统上起着中心作用。修辞的最著名定义来源于亚里士多德(Aristotle)。亚里士多德认为修辞与逻辑和政治同等重要,并将其称作"在任何情况下都可得到的用以说服事情的帮手"。修辞为理解、发现和发展对特殊情况下的争辩能力提供启发,例如亚里士多德的三个有说服力的听众呼吁手段:逻辑、情感、可信度(logos, pathos, and ethos)都需要修辞。古罗马传统上就有演讲修辞的五要点:创造、安排、类型、记忆和给予(invention, arrangement, style, memory, and delivery)。与语法、逻辑一起,修辞是三个古典话语艺术之一。

修辞,狭义上指的是文字修辞;广义上包括文章的谋篇布局、遣词造句的全过程,同时也包含文字修辞。

语篇(discourse)指实际使用的语言单位,是交流过程中的一系列连续语段或句子所构成的语言整体。从功能上来说,它相当于一种交际行为。总的来说,语篇由一个以上的语段或句子组成,其中各成分之间,在形式上是衔接(cohesion)的,在语义上是连贯(coherence)的。语篇是在句子之上的语言,是比句子长的语言延伸,语篇的学习是语言应用角度的学习。黄国文在《语篇分析概要》(1988)一书中对语篇的理解为"语篇通常指一系列连续的话语或句子构成的语言整体。它可以是讲话,也可以是文章;短者一二句可成篇,长者可洋洋万言以上"。

语篇可分为口语语篇和书面语篇。口语语篇是由声音组成的;书面语篇是由文字组成的。口语语篇利用语音语调、节律、速度;书面语篇利用标点和其他字系学手段(如斜体字);口语是暂时性的存留;书面相对永久;口语语篇的信息通过耳朵接收;书面语篇的信息通过眼睛获取;口语语篇的讲话者在现场;书面语篇的作者不在;口语可马上获得反馈;书面的反馈是延迟的;口语在传递信息时可以得到上下文、体态语的帮助;书面语必须在上下文中说清楚。

口语语篇可以分为下列六种:讲座、口信、报告、辩论、会话、采访(presentation, message, report, public debate, conversation, interview)语篇,书面语篇可分为下列五种:描述、叙述、阐述、论证、说明(description, narration, exposition, argumentation, instruction)语篇。描述是展现一件事情、一个人、一种情况、一个系列的事件;叙述是用一套技巧来编写展示一个故事;阐述的文章种类是以解释、提供信息甚至描述的形式去实现文章的目的;论证是用道理论证可信度,得出结论,目的是影响其他人的思维和/或活动;说明语篇是用应用文体的方式对某事或物来进行相对详细的描述,方便人们认识和了解。

任何一个语篇都有两种主要功能：一个是表明内容的"交易功能"（transactional）；一个是表明社会关系和个人态度的"交际功能"（interactional）。交易功能指的是传递信息；交际功能的主要目的是保持社会关系。

基于语域分析的教学大纲存在着严重的瑕疵。但是，就像已经发生的那样，语域分析在语言学领域里迅速发展起来。在其第一阶段的发展过程中，ESP 的重点在句子层面上，而随着语篇或修辞分析领域的浮出水面，语篇或修辞与 ESP 紧密地联系在一起，致使 ESP 发展的第二阶段将重点转移到句子的层面上。在这个发展浪潮中起着领导作用的人物包括英国的 Henry Widdowson 和华盛顿学派的美国的 Larry Selinker, Louis Trimble, John Lackstrom 和 Mary Todd Trimble。

Allen 和 Widdowson[1] 简洁地描述了此阶段的基本假设：

我们接受这样的看法：学生们遭遇的困难大多不是来源于英语系统知识的缺乏，而是来源于英语应用的不熟悉，结果学生们的需求不能通过简单的提供造句练习的课程而满足，而只能通过开发句子用于不同交际活动的知识课程来满足。

语域分析聚焦于句子语法，而现在注意力转向了基于语篇理解的句子的结合方式。因此，研究的重点是确定出语篇的组织模式，明确由此而采取的特殊语言手段。然后，这些组织模式将形成 ESP 课程的大纲。下面的修辞过程表（表 1-1）便是这个方法的代表。该表来源于 Louis Trimble[2]1985 年撰写的《科技英语：语篇角度》（*EST: A Discourse Approach*）一书。

表 1-1　Louis Trimble 修辞过程表

Level	Description of level	水平	水平描述
A. The objectives of total discourse		A. 整个语篇的目的	
Examples：	1. Detailing an experiment	实例	1. 详细讲述一个实验
	2. Making a recommendation		2. 提出一个建议
	3. Presenting new hypotheses or theory		3. 展示一个新假设或新理论
	4. Presenting other types of EST information		4. 展示 EST 信息的其他类型
B. The general rhetorical functions that develop the objectives of level A		B. 产生 A 级水平的一般修辞功能	
Examples	1. Stating purpose	实例	1. 陈述目的
	2. Reporting past research		2. 报告过去的研究
	3. Stating the problem		3. 陈述问题
	4. Presenting information on apparatus used in an experiment		4. 描述一个实验设备的信息

[1]　ALLEN J P B, WIDDOWSON H G. Teaching the communicative use of English. International Review of Applied Linguistics, 1974, XII（1）.

[2]　TRIMBLE L. English for science and technology: A discourse approach. Cambridge: Cambridge University Press, 1985.

续表

Level	Description of level	水平	水平描述
	a）Description		a）说明
	b）Operation		b）操作
	5. Presenting information on experimental procedures		5. 展示实验程序信息
C. The specific rhetorical functions that develope the general rhetorical functions of level B		C. 产生 B 级水平的通用修辞功能的特殊修辞功能	
Examples：	1. Description. Physical, function, and process	实例	1. 说明。物质、功能、过程上的说明
	2. Definition		2. 定义
	3. Classification		3. 分类
	4. Instructions		4. 指导
	5. Visual-verbal relationships		5. 视 - 说关系
D. The rhetorical techniques that provide relationships within and between the rhetorical units of level C		D. 提供 C 水平修辞单位内或修辞单位之间关系的修辞技巧	
Examples	Ⅰ. Orders	实例	Ⅰ. 顺序
	1. Time order		1. 时间顺序
	2. Space order		2. 位置顺序
	3. Cause and result		3. 原因和结果
	Ⅱ. Patterns		Ⅱ. 类型
	1. Cause and result		1. 原因和结果
	2. Order of importance		2. 重要性顺序
	3. Comparison and contrast		3. 比较和对照
	4. Analogy		4. 类比
	5. Exemplification		5. 举例
	6. Illustration		6. 图示

　　第一阶段的方法或多或少有心照不宣的假设，即文本组织的修辞类型在特殊领域间存在严重的不同：例如科学文本的修辞结构不同于商贸文本。然而，这个观点从来没有得到认真研究，进而荒谬地是，特殊主题学术文本的语篇研究的结果也被用于观察一般性语篇。

　　语篇分析阶段则超越了语法和句法而研究语言篇章的结构，将语言形式与意义联系起来。本阶段重点研究的是如何进行描述、认证、说明以及如何准确、简洁地表达意义。正如 Widdowson 所指出的，这是由于人们意识到，仅靠句子层面的语言能力还无法圆满完成交际任务，光有语言知识，而不熟悉用法，仍无法有效地进行交际。

（三）目标情景分析阶段（Target Situation Analysis）

所谓目标情景分析就是仔细地分析将来使用外语的情景以及在这些情景下进行交际的内容、方式、途径、媒介、手段等特点,语言特点和技能,分析学习者的必学知识、已经掌握的知识、欠缺知识、想学的知识等等,并根据分析结果来设置 ESP 课程和制定教学大纲,也就是把语言分析与学习者的学习目的紧密地结合起来。这个过程也称作"需求分析"（needs analysis）。

目标情景分析或需求分析是 ESP 的出发点和中心,是 ESP 的灵魂和精髓,是 ESP 产生和发展的原因,也是 ESP 大受垂青的根本原因。用什么就学什么,学用结合,可以收到立竿见影的效果,使 ESP 具有无限的生机和强大的生命力。我们可以把 target situation analysis or needs analysis 这个概念进一步扩大,目标情景分析或需求分析实际上也是各种性质的培训班的出发点和中心。进一步说,它也是一切教育的出发点和中心。

实际上,此阶段没有把任何新的东西加入到 ESP 知识的范围内。当时想要做的是利用已有的知识,把已有的知识建立在更加科学的基础之上,即更加科学地利用已有的知识,这使得研究者努力把语言分析和学习者学习的原因更加紧密地关联起来。一个 ESP 课程的目的是使学习者能够在目标环境下充分发挥作用,也就是说,在此环境中,学习者将用到他们学习的语言知识。ESP 课程设计,应该先辨认目标情景,然后分析该情景的语言特点,根据辨认出来的特点来设计 ESP 课程的大纲。这个过程就是我们通常所说的需求分析。然而,我们更喜欢把此过程用 Chambers 的"目标情景分析"这一术语来命名,因为这个术语更准确。

目标情景分析的最完全解释见于 John Mundy[①]1978 年出版的《交际性大纲的设计》（Communicative Syllabus Design）一书中。Mundy 模式建立了学习者需求的详细分析框架,框架中包括了交流目的、交流场所、交流手段、语言技巧、语言功能、语言结构,等等。目标情景分析阶段标志着 ESP 的一个成熟过程,过去所做的都是些零零碎碎的,而此阶段把他们系统地规划起来。而且,很明显,学习者的需求一定要放在课程设计过程的中心上。然而,事实证明这是个假曙光,因为基于的需求过于简单。

目标情景分析阶段,着重于分析将来使用英语的场景以及此场景下的交际内容、方式、途径及其语言特点,即将语言分析与学习者需求分析结合起来,这被称为 ESP 的起点和焦点,灵魂和精髓,是 ESP 产生和发展的动因,也是 ESP 大受欢迎的根本原因。用什么就学什么,学以致用,学用结合,这也正是职业技术教育的特点,是职业技术教育的生命力所在。

（四）技能与策略阶段（Skills and Strategies）

我们注意到 ESP 发展的最初的两个阶段,所有的分析都是在语言表面形式上的分析（语义分析阶段,是在句子水平上的研究分析;而在话语或篇章分析阶段,则是句子以上的水平的研究分析,包括句子与句子的连接等）。目标情景分析角度没有真正地改变第一、第二

---

① MUNBY J. Communicative syllabus design. Cambridge: Cambridge University Press, 1978.

阶段的研究。因为在学习者需求的分析上，这些研究仍然主要是在目标情景的表面语言学特点上。

ESP 的第四个阶段是研究表面之下的东西，不是研究语言本身，而是研究思维过程。我们用语言思维，思维是语言表达的前提或基础。在这一阶段的活动中，没有主宰性的人物，但下列人物在阅读技巧方面做出了杰出的贡献：Francose Grellet（1981）、Christine Nuttall（1982）、Charles Alderson 和 Sandy Urquhart（1984）。然而，巴西的国家 ESP 项目和马来西亚的马来亚大学（University of Malaya）的 ESP 项目在技巧和策略方面做得更彻底。

这两个项目都是针对学习情景的，用母语来指导说明这些情景，但是学生需要读很多专家撰写的英语文章。因而，这两个项目都聚焦于阅读策略上。

以技巧为中心的理念使所有语言的应用都有共同的分析和理解过程，这些分析和理解过程，无论表面形式如何，都能使我们从语篇中提取意义。所以，没有必要投入太多精力把语言表面的形式搞得很清楚，主要精力应该放在理解策略的基础知识训练上。例如，从上下文中猜词、利用文章结构判断文章的种类、利用同源词帮助理解（这里的同源词指的是母语和目标语相似的词。西方语言的两种语言中有很多同源词。汉语的词是由字组词的，因而和西方语言没有同源词，但可以用英语本身的同源词策略来判断新词的意思），等等。在这个方法下，主要集中于语域分析的工作是没有必要的，因为这些过程对于任何一个语域都不具有特殊性。

有人主张阅读技巧应无语言的特殊性，也就是说对任何语言都一样，而且总有一个核心语言部分可用于判断该文章是否是学术文章。

然而，值得注意的是，不是所有的项目都有这样的聚焦。例如，泰国曼谷的泰国孟克国王理工学院（King Mongkut's Institute of Technology）的 ESP 项目必须研究学习情况，集中所有的技巧，以帮助提高读、写、听、说能力。

如上所述，在资料方面，这个方法通常强调阅读和听的策略。这些针对性的练习会使学习者回忆和分析如何从一篇写出来或说出来的语篇中制造和获取语言的意义（意思）。认知学习理论提示，语言学习者被看作是思维动物，可以让这些思维动物去观察情况，用语言描述出他们所采用的通过语言的理解过程。

技能分析阶段从语言的表层分析转向语言学习和使用的更深层次，认为思维过程与功能意念和交际法相关。其指导思想是：使用一定的技能可应付语言的各种表面形式。

（五）学习为中心的方法阶段（A Learning-Centred Approach）

在概述 ESP 来源的过程中，我们指出了三股力量，这三股力量对我们提出了需求，建议了语言的新理念和学习的新理念。然而，应该清楚的是在 ESP 接下来的发展过程中，给予最后的力量——"学习"所做的事情太少了。到目前为止的所有阶段都有根本上的缺欠，即它们都基于语言"应用"的描述。无论这个描述是表面形式的（如语域分析）还是过程积淀的东西（如：技巧和策略方法），所考虑的都是描述人们用语言所做的事情。虽然语言的"应用"会帮助界定课程目的，但是 ESP 考虑的不是语言的"应用"。我们考虑的是语言的"学习"。我们不能简单地假设、描述和举例说明人们用语言所做的事情会使人们学习语言。如果这个假设是对的，我们只需要读一下语法书和词典来学习语言，而不需要别的什么东西。学习 ESP 的一个真正有效的方法必须是基于语言学习过程的理解。

这就把我们带到了 ESP 发展的第五个阶段——学习为中心的方法，语言"应用"和语言"学习"的区别的重要性及其应用变得越来越明确了。

以学习为中心阶段，探讨如何高效地学习语言，关注的焦点由教学方法转移到学习者的学习策略，以期将语言的运用和学习有机地结合起来。

语域分析阶段归结到底还是从句子层面关照话语习得的内容。然而，语域特点所揭示的句法结构并非是其目标 ESP 英语所独有，在共核英语中我们都能找出相同的句法结构，也就是说，ESP 英语与共核英语在句法结构上并无明确的区分，只是更多地用了哪些语法现象，如医学英语主要涉及的语法是一般现在时、一般过去时、将来时、完成时和被动语态。

作为以语篇结构为重心的话语分析阶段也存在与语域分析阶段一样的问题。ESP 的任何语篇结构都没有超越共核英语中语篇结构，在实际操作中，语篇分析阶段"以教师为中心"，教师常常以篇章为单位，讲解语篇的结构和修辞，学生被动地记忆和接受知识。

目标情景分析阶段在很长一段时间内成为 ESP 教学的主流方式，它能够从学习者的实际需要出发，找出了一些与共核英语教学的区别。然而，情景毕竟只是话语能力习得中的一个因素，没有重视学生的能力和如何来帮助学生学习等因素，但归根到底还是教授知识，而不是提供知识、帮助学生获得知识。

技能分析阶段强调语言技能与学习策略相结合，它从对语言表面结构的关注上升到了对学习者的认知能力的关注，这是一大进步。只是在操作上，它依然无法摆脱注重语言形式的实质，它所强调的还是在语言的使用中掌握生词的问题。这最终还是滑入了语言能力内容的片面习得。

"以学习为中心"的提出使 ESP 领域的学者们开始将重心从"语言的应用（language use）"转移到"语言的学习（language learning）"上。"以学习为中心"充分关注学习者的认知能力，英语学习不再以那一方面为重点，而是关注与认知个体（学习者）的整个学习过程有关的所有认知能力。

专门用途英语教学所经过的 5 个发展阶段是对语言习得过程中的多个个别因素的分别强调，前两个阶段重视语言形式因素的两个分因素，后两个阶段则重视个体认知能力因素的个别与整体的两个层次。这五个发展阶段对同一过程的个别因素的强调，不可避免地存在着片面性，或者说，对同一过程的个别因素的强调这一思路本身就是错误的。当然，应该特别指明的是，这五个发展阶段中的第五阶段——"以学习为中心"应属于例外，例外的原因在于它避免了前四个阶段的片面思路，而将重点落在贯穿整个语言习得过程的始终，且横跨语言形式和认知能力两个领域的"语言学习（language learning）"。

经历了这五个阶段后，也就是 1987 年以后，国际上的 ESP 教学趋于成熟，以学习为中心的教与学方法和策略不断出现，包括 PBL 教学法、任务型教学法、词素学习法、语境学习法，等等。现代技术的发明和应用也给 ESP 教与学提供了方便与新的途径。例如，海报、电传系统、幻灯片，特别是电脑介导的教学（包括基于网络开展的教与学）都在努力为学习创造条件，开辟新方法。虽然电脑在 1981—1990 年期间没有被广泛应用，但各种研究者可以应用。Betty Lou DuBois[①] 研究了在生物医学演讲中应用幻灯片,后来研究了生物医学会议海报的设计和展示。Zak 和 Dudley-Evans[②] 考究了电传的两个特点:词汇省略和词汇缩略,同时建议了在商业英语中怎样教授这些知识。1988 年在商业领域 Murray 的"新交流媒体"的纵向研究中出现了应用计算机来开展的研究。在她的研究中,作者将电脑介导的教学和更加传统的书面交流并置在一起。在其他 ESP 的研究中,当时电脑的作用越来越重要。例如,在 1988 年 8 月,荷兰爱因霍芬科技大学召开了专门用途语言(LSP)会议,这次会议上把更传统的主题(如:不同学科中单词的数)的论文和像"通过电脑程序摘要的技术交流"这样前瞻性论文结合了起来。

在过去的 20 年里,语言的教与学发生了明显的改变,由过去的重视教师和教,转变为更重视学生和学。因而,研究者们在外语学习方面最关心的就是学习者怎样处理新信息、用哪些策略去理解、学习、和记忆信息。Nation(1994)[③] 指出,在学习出现频率低的词的时候,要学生用学习策略是极其必要的。进而,Schmitt 也建议,教师可能只需要讲解一下高频词,而对低频词,学生则需要学习策略。在词汇学习上,词汇的复习和巩固策略、词典策略、词汇来源、猜词、重复(或称背诵)策略、已知词汇策略、语义分群策略、想象策略、语境策略等被学者们总结出来。在医学英语学习过程中,词素学习策略、背诵策略、重复策略被视为最为有效。

无论英语国家还是非英语国家,医学英语的学习通常是在学习者有了一定的公共英语基础、有了一些医学知识之后开始的。因此,医学英语学习的重点不是语法方面的学习,不是段落分析技巧等方面的学习,而是术语的学习。医学术语的特点是词汇长、多、难记,所以目前,世界上绝大多数国家的医学英语学习都重点放在医学术语的学习上,出现了很多医学术语学习记忆策略。

总之,现阶段的医学英语的学习理念是:使学生快速、容易地学到所需的知识,一切有助于学习者快速、容易地学到医学英语的方法策略都是好的方法策略。

三、我国医学英语的发展史

新中国成立后至 1977 年"文革"结束,外语教学主要采用苏联的教学模式,而且以俄语为主,英语为辅,外语教学实践与理论研究也处于起步阶段。其研究内容主要涉及教学漫谈、教学方法、语法教学、教材编写等,与课堂教学紧密相关。由于长期的闭关锁国,我国的 ESP 教育非常滞后,此阶段我国没有跟着世界一道开展 ESP 教学,同时也没有医学英语教学。

我国的 ESP 教学始于"文革"结束后,在恢复高考的第一批大学生中进行的。至此,我国的 ESP 教学(包括医学英语教学)可以说经历了萌芽阶段、搁置阶段,现在进入了兴旺

①　DUBOIS B L. The use of slides in biomedical speeches. ESP Journal, 1980, 1:45–50.

②　ZAK H, D–E T. Features of word omission and abbreviation in telexes. English for Specific Purposes, 1986, 5:59–72.

③　NATION I S P. The word on words:a interview with Paul Nation. The Language Teacher, 1994, 19(2):5–7.

阶段。

（一）萌芽阶段（1977—1987 年）

1977 年招收的大学生是"文革"结束后的第一批大学生。当时的大学外语教学是从零开始，而且以专业内容为背景，即外语教材和专业相结合，例如医学专业学生学习的教材的篇章与例句是医学内容。杨惠中（科技英语的教学与研究 . 外语教学与研究，1978）认为："由于英语已成为国际科技界用来进行学术交流的主要语言，国际上 ESP 教学研究就发展起来。ESP 是为特殊目的而学习的英语，因此公共外语是属于专门用途英语性质。"在杨惠中等人的倡导下，1979 年上海交通大学成立了科技外语系（即今天的外语学院前身），并和上海外国语学院《外国语》杂志编辑部在 1979 年 5 月联合发起召开了"科技英语研讨会"，探讨科技英语或 ESP 在大学英语教学中的可行性。1980 年在国家教委的支持下《公共英语教学大纲》正式颁布，这个"文革"以来的第一个大学英语教学大纲把大学英语教学定位在科技英语上。《公共英语教学大纲》规定的公共英语教学目标分为两个阶段。"基础英语教学阶段为学生阅读英语科技书刊打下较扎实的语言基础；专业阅读教学阶段使学生具备顺利阅读有关专业英语书刊的能力"。于是，ESP 在我国出现了一个发展高潮。许多院校大力开设科技英语、石油英语、材料英语、冶金英语和医学英语等课程。

由于我国刚刚恢复大学本科教学，此阶段的研究工作都是语言学上非常基础的研究。专业外语的研究工作与公共外语的研究类似，主要集中在语法和词汇学习上。

（二）搁置阶段（1987—2000 年）

反对科技英语定位的意见有很多，并且很强烈。当时有几种反对 ESP 的理由，理由之一是我国大学生的公共英语基础还很差，不适合进行 ESP 教学；理由之二是 ESP 中所谓的语言特点也只是 EGP 语言中的内容，只是侧重了 EGP 的某些方面，无非就是长句多、被动语态多、非谓语动词用得多，而这些语言现象在普通题材的文章中也频繁出现。当时甚至有的大学管理人员和中科院院士也主张大学生学习公共英语而不学习 ESP，认为普通英语的功底是决定大学生今后能否有效地进行国际交流与竞争的关键。他们当时可能不知道英美等国家的医学生也要学习医学英语（我国当时还没有一所医学院校开设医学汉语课），而且英美等国家的学者们认为，医学英语相当于一门外语那样难学。进而，国家教委于 1987 年在全国实施了大学英语四、六级统一考试。由于四、六级考试是基于普通英语的，同时又规定所有大学生在结束大学英语学习后必须参加，其反拨作用是巨大的。在全国大学英语四、六级统考的压力下，全国高校纷纷选择讲授普通英语，这样大学英语为普通英语教学的定位最终确定了下来，ESP 教学最终告吹。

（三）复苏争鸣阶段（2000—现在）

ESP 在我国复苏是在本世纪初。当时大学英语四、六级考试在客观上造成了全国性的应试教学和高分低能性的费时低效，不仅受到李岚清副总理的批评，也遭到广大教师和学生的强烈不满。我国加入世界贸易，与国际的交流激增，但我们的毕业生根本无法胜任国际交流,因此很多学者呼吁 ESP 教学。在此阶段,ESP 教学开始复苏,各大专院校陆续开展了不同程度的 ESP 课程,内容范围逐渐扩大,不断加深。

在此阶段,ESP 教学的科研工作如火如荼,每年都有大量关于 ESP 教学的论文出现,分享研究所见。例如,2002 年,程雨民[1] 在其"入世形势下的外语教改"一文中指出:我国外语教学面临从基础外语教学向高校应用外语教学转型时期,即中学培养基本外语能力,高校则要结合专业提高外语能力。2003 年章振邦[2] 在其"也谈我国外语教改问题"一文中认为:我国外语教育要做战略性调整,把普通英语教学全部下放到中学阶段去完成,大学生应专注于专业英语学习。

医学生学英语是为了在医学领域进行交流;外贸专业学生是为了开展国际贸易;理科生则是为了在科技领域获取专业所需要信息,进而进行交流。卢思源[3] 认为,英语专业"经院式"培养模式和单纯的语言文学方向已不能适应社会对外语人才多元化的需求。社会需要的是应用性强、知识面宽的复合型外语人才。

此阶段的研究成果之一就是很多人认为我国大学生学习英语的主要目的是把英语作为交际工具,通过英语获取专业所需要的信息、表达自己的专业研究所见,因此大学英语教学在性质上应该属于专门用途英语。

在此阶段中,学者们的研究层次较深、内容广泛,同时开展了西方 ESP 各个阶段研究的内容,即语域研究、语篇研究、目标情景研究、技能与策略研究,和以学习为中心的方法学研究。而在 ESP 至关重要的教学内容界定上的研究非常少,更没有达成共识;教学方法的研究非常宽泛,但无明显集中倾向。国外西医英语的研究中,词素学习法的研究较多、较集中,他们把词素学习法作为医学英语学习的最重要方法。因此,众多的论文和教材集中在怎样记忆常见词素上,而我国尚未把词素教学作为医学英语教学的重点,研究词素教学的并不明显多于其他研究,未达成医学英语应以词素教学为重点的共识。此阶段的论文数量非常大,但通过问卷调查和教学对比等实证研究少,论文价值较低。

值得重视的是,ESP 的教学内容应根据学生的需求而定,医学院校应讲授全科医生(GP)需要掌握的深度和广度的医学知识的英语,让学生们在决定了自己今后从事的专业后更深入地自学本专业知识的英语。学生在校学习的医学英语的内容应该是各科医生都需要的通识内容。如果内容过深,他们毕业后工作中可能用不到;如果某一学科内容过深,从事其他学科的学生将来会用不到。例如:心脏的内容学得很深对将来从事心脏科工作的学生会有帮助,但对其他多数学科的学生(如消化、神经等)则是负担,因为有些心脏专科需要掌握的知识可能其他学科学生一生中都不需要。而学习内容过少,就不能充分给予学生将来工作需要的医学英语知识,教学不到位,学生将来在工作中进一步学习的能力就要低于同时代的同事。

还有一点已经达成共识,那就是医学英语教师的不胜任是阻碍医学英语教学发展的重

① 程雨民 . 入世形势下的外语教改 . 外国语,2002(6):10-12.
② 章振邦 . 也谈我国外语教改问题 . 外国语,2003(4):1-6.
③ 卢思源 . ESP/EST 纵横谈 . 中国外语教育发展战略论坛 . 上海:上海外语教育出版社,2009.

要原因之一,而作者认为,这是关键原因。西方在此阶段着重培养教师,一般培养后发资格证书(certificate),而我国的医学英语教学,对教师的培训罕见,绝大多数医学英语教师没有系统地学过医学英语。他们不认识医学英语常见词,理解不了用英语书写的医学文章,当然也就很难胜任医学英语的教学工作。如果不采取行政措施,公立大学的教师们没有危机感而不思进取的“推着干”思想,将难以实现我国大学英语向专业英语教学的成功转型。

我国的医学英语教学发展不快,还在徘徊中前进,绝大多数大专院校开展的医学英语教学还仅限于科普医学水平上的教学。绝大多数医学英语教师还不明确医学英语的教学内容、教学重点和教学方法,大多数的教材以科普医学原文为载体,而不是以医学原文为载体。医学英语教学距离成熟还很远,还有许多工作需要做。

四、著名的研究者

除了 John Swales 外,还有一些人对 ESP 做出了杰出的贡献,在此讨论其中的几位。Vijay Bhatia 可能是在学术领域之外最杰出的 ESP 研究者。他于 1993 年以名为《分析文体:专业环境下的语言使用》的卷本[①],开始了长时间相关职业写作(特别是在法学方面)、研究和出版之路,编辑或合作编辑了在国际视角下对法律方面的看法和在社会法律环境下的多样性和宽容性方面的书籍。例如:2008 出版的《书面专业语篇的创造性与可达性》(Creativity and accessibility in written professional discourse. World Englishes, 27: 319–26),同时给正在增长的 ESP 文体理论的理解做着不断的贡献。例如:2009 年出版的《英语法律语篇的互文性模式》(Intertextual patterns in English legal discourse. In D. Belcher(ed.), English for specific purposes in theory and practice. 186–204. Ann Arbor, MI: University of Michigan Press)。他以语体为基础,如:话语实现(discourse realization),超越了语言和法律去研究更加宽泛的内容。

Charles Bazerman 的历史性研究(特别见于《形成书面知识:实验性文章的体裁与活动》(Shaping written knowledge: the genre and activity of the experimental article, 1988),以及他与同事们在写作方面的活动[②] 对于理论学家、研究者和实践者都具有很高价值。在最近的几年中他编辑了被称作“修辞、知识和社会”的系列卷本,该系列卷本报道了在学术和职业两方面的写作领域有影响的研究。如 1998 年 Prior 撰写的《写作/学科性:学术文化活动的社会历史解释》(Writing/disciplinarity: a sociohistorical account of literate activity in the academy. Mahwah, NJ: Lawrence Erlbaum),Winsor 1996 年撰写的《写作者像个工程师:修辞教育》(Writing like an engineer: a rhetorical education. Mahwah, NJ: Lawrence Erlbaum)。Bazeman 还在语体理论学家和跨学科学者之间创建联盟。他的创建联盟行动可见于他在 2011 年组织召开的“跨越边界的写作研究会议”上。他最主要的兴趣之一是通过国际会议和出版物为在世界不同地方的研究者们之间搭桥。

---

① BHATIA V. Analyzing genre: language use in professional settings. London: Longman, 1993.

② Bazerman C, Prior P. What writing does and how it does it. Mahwah, NJ: Lawrence Erlbaum, 2004.

　　Diane Belcher 在 1998—2008 年期间做专门用途英语合作编辑的工作,并做了 TESOL 季刊这方面写作的合作编辑,对国际性研究做出了很大贡献。她在研究和实践领域编辑的 ESP 卷本的工作以及在 ESP 调查研究方面的文章使世界范围的学生和职业者们领会到她对现代 ESP 的贡献。除此之外,她在一个千变万化的世界里通过对出版物方面的研究探究了国际学者的挫折与胜利。

　　Brian Paltridge 是《专门用途英语杂志》(*English for Specific Purposes Journal*)的前合作编辑。他和 Sue Starfield 不但一起担当本杂志的编辑,还是其作品集的合作编辑及《特殊目的英语新方向》(*New Directions in English for Specific Purposes Research*)的合作编辑。很多 ESP 专家的主要贡献(像 Belcher 的作品)能在他们的杂志里找到。他们可使学生和实践教师能理解较难的概念和获知目前最新的研究。例如,他和 Sue Starfield 一起于 2007 年编写出版了《论文和毕业论文的二语写作》(Thesis and dissertation writing in a second language. London: Routledge)。除此之外,他关于语篇分析的卷本、语体和语言学习课堂以及顶尖水平的综述都被大家广泛阅读。如同 Belcher 和很多 ESP 研究者,他把大部分精力投给了研究生和学者们,并且特别重视中国。在中国,他的大学和上海复旦大学建立了联合硕士课程。

　　在这个综述之前,虽然 Anthony(Tony)Dudley-Evans 和 Maggie Jo St John 没有在 ESP 中发表文章,但需要知道的是他们的《专门用途英语的发展:多学科方法》(Developments in English for specific purposes: a multi-disciplinary approach. Cambridge: Cambridge University Press, 1998)(已经第 12 次印刷),继续被世界上很多地方当作必备的教科书。因为他早期以研究驱动的教学工作出众,Tony 是唯一两次出现在 ESP 系列集(Episodes)中的人物,一次是与 Martin Bates 合著的《核科学》(*Nucleus General Science*)的作者,另一次是和 Tim Johns 写的关于科学团队教学的一篇文章。Tim Johns 也是一位著名的学者。后来,Tony 成为了经济语篇的专家,和 Henderson 就这个主题合著了一卷,即:《经济学的语言:经济学语篇的分析》[The language of economics: the analysis of economics discourse. London: Modern English Publications(in cooperation with the British Council)]。Maggie Jo 的兴趣是商业英语,在这个主题上除了合作编辑一本关于 ESPJ 的特刊[Vol. 15(1)1996]外,她还为英语为外语(EFL)的商业学生撰写了两本书,一本撰写于 1992 年,另一本撰写于 1994 年。她还以推特(Twitter)和她指导的网站 NEST Trust(http://www.thenesttrust.org.uk)积极推荐自愿者赴南尼加拉瓜教英语。

　　此外,不同地区可能用不同的方式探讨同一个主题或同一个方法学。中国台湾学者给 ESPJ 投了大量的稿件。亚洲 ESP 杂志(*Asian ESP Journal*)也发表了这个地区用现代方法学撰写的不同主题的文章。在整个欧洲,研究者们也保持活跃,他们尤其热衷于研究二语说话者如何应用英语。

　　以西班牙语和葡萄牙语为母语的国家的学者们,特别是拉丁美洲国家的学者们,在继续发表论文和举办会议。除此之外,西班牙学者做了相当多的研究工作。James I 大学(Universitat Jaume I)的 Santiago Posteguillo 于 2002 年写了一篇文章,文章展示了在线活动怎样模糊了文章的语体和怎样改变了人们对语言的看法,主张为每个 ESP 专业开设在线亚区域(例如,e-BE:电子商业英语;e-ME:电子医学英语),每个专业都有特殊的数字申请。James I 大学建立于 1993 年，目标是技术研究。James I 大学的其他成员，如：Inmaculada Fortanet–Gómez，Juan Carlos Palmer–Silvera 和 Miguel Ruiz–Garrido，都涉及跨文化修辞的研究。里昂大学（University of Léon）的 Ana I. Moreno 投递了一篇基于共同写作任务的文章——原因 / 结果分析论文，用以说明研究者们需要使他们特殊语篇类型的理论描述与实际课堂教学及课文相匹配。萨拉戈萨大学（University of Zaragoza）的员工也很活跃。在这个大学，团队力量在研究过程中起着非常重要的作用。

Mohamed Daoud 是一位在北非努力推进研究信息型的 ESP 教学专家[1,2]。他指出他和他的同事，以及他的学生们在写作相关教科书，论文和毕业论文的需求分析、技巧和策略发展和语体研究等项目上都非常活跃。

从上面这些例子可以推测，在世界其他很多地方，还有许多发生在 ESP 领域里的事情。

---

① 　DAOUD M. English language development in Tunisia. TESOL Quarterly, 1996, 30：598–605.

② 　DAOUD M. LSP in North Africa：Status, problems, and challenges. Annual Review of Applied Linguistics, 2000, 30：76–77.

第二章 医学英语的特点

医学英语是科技英语的一个重要分支,具有科技英语的一些共同特点,如高度的概念性、抽象性、客观性、语言平淡、描述精确。同时医学英语作为一个特殊的专业领域,又具备自身的术语特点、语句特点和文体特点。

一、医学英语术语的特点

术语是一个具有特殊含义的词或词组,尤其是在特殊领域。每个领域都有其专业人员所熟知的术语。

(一)构成复杂

科技英语中,医学术语(medical terms)的特点是构成复杂。其术语一般有三种来源:普通词汇术语、简单医学术语和复合医学术语。

普通词汇术语(terms from common English)是从普通英语中借用的术语,如 attack 在公共英语中的意思是"袭击",而我们把它用在医学英语中表示"发作",因此 heart attack 的意思是"心脏病发作";delivery 公共英语的意思是"传送、投递",而在医学术语中可以是"分娩",如 Premature birth is three times more likely for twins, and delivery at 36 to 38 weeks is normal./ 双胞胎的早产率要比一般的高出两倍,在 36 到 38 周之间分娩很正常;general 在公共英语中有"一般的、普遍的"等意思,在医学英语中有多种词义,不学医学英语就很难读懂。如: general anesthesia/ 全身麻醉、general peritonitis/ 弥漫性腹膜炎、general health condition/ 一般健康状况、general check-up/ 全身检查(体检)、general hospital/ 综合性医院、general practitioners/ 全科医生。

简单医学术语(simple terms)指的是构成简单而不可拆分的术语,即不能被拆分成几个部分(如前缀、词根、后缀)的术语。例如,heart/ 心脏、spleen/ 脾脏、muscle/ 肌肉、mumps/ 腮腺炎等。

复合医学术语指的是由词素组成的术语(terms formed by morphemes)。词素包括前缀、词根、后缀、结合元音和结合形式。结合形式指的是词根加上结合元音。例如 myocarditis/ 心肌炎、leucocytopenia/ 白细胞减少症,前者是由 myo/ 肌肉、cardi/ 心脏和 itis/ 炎症三个词素组成,后者是由 leuco/ 白色、cito/ 细胞和 penia/ 不足三个词素组成。常用的三千多个医学术语是由七百多个词素组成的,一个词素可以是很多单词的成分。根据美国 MediLexicon 网络词典,词根 gastr/ 胃可构成 500 多个医学单词,如 gastritis/ 胃炎等;而词尾 –itis/ 炎症则可构成 2 000 余个医学单词。常见的西医词根有 500 多个、后缀有 200 多个、前缀有 70 多个。这些词素主要来源于希腊语和拉丁语,有明确的科学概念。绝大多数术语是由词素组成的长而难记的复合术语,这是医学术语的主要特点。

(二)缩略语多

医学英语的另一个特点是专业缩略语多和新词的不断出现。缩略语是词或词组的简略形式,具有专业性强、信息量大、简明便捷等特点。医学专业术语长且比较繁复,为了便于医学信息交流,常常会创造一个缩略语来浓缩常用信息。据统计,英语缩略语有 10 万多条,常用的缩略语也有很多。例如:AIDS(acquired immune deficiency syndrome)/ 获得性免疫缺陷综合征、艾滋病,ECG(electrocardiogram)/ 心电图,PCR(polymerase chain reaction)/ 聚合酶链反应,ATP(adenosine triphosphate)/ 三磷酸腺苷,等等。在医学的不断发展进步中,会不断出现一些新的疾病、药物、治疗仪器和方法等,因此新的医学术语也不断出现。

(三)大量源于拉丁语和希腊语

医学中大量的名词术语来源于拉丁语和希腊语。这些名词的复数变化复杂,有自己的变化规律,不同于来源于英语本身的名词。记住这些名词的复数变化规律对学习者来说是个挑战。进而,有些名词的复数变化特殊,不符合这些规律,学习者还要特殊记忆那些没有规律的名词。

医学是在科技领域所有学科中术语最多的学科。基础医学就包括生物化学、免疫学、组织胚胎学、人体解剖学、生理学、病理学等学科,其他医学还包括预防医学、临床医学、口腔医学等应用学科,每个学科都包含有大量的术语。随着"生理—心理—社会"医学新模式的提出,医学与心理学、社会学,甚至环境科学都密切相关。由此可见,医学英语词汇所涉及的范围非常广。

二、医学英语的句子特点

医学英语属于科技英语范畴,具有科技英语的句法特点,包括名词化结构、非人称主语和长复合句多。然而,医学英语的这些句子特点是我国学生在进入大学前在公共英语的学习过程中学习过的语法现象,只是某些语法现象在医学英语里出现的频率高而已。

(一)名词化结构多

医学英语多用名词化结构,特别是大量使用动词衍变而来的名词。这种结构既可减少句子或分句的出现,又能包容大量的信息,简单明了、行文紧凑、表达客观。

例 1 Suppression of a portion of the microflora inevitably results in proliferation of other organisms./抑制菌群的某一部分,无疑会导致其他(没被抑制的)微生物的增殖。

这里的"suppression"和"proliferation"均为名词化结构,简化了句子,也强调了事实。这里没有说成"Suppressing a part of microflora inevitably results in proliferating other organisms.",而在公共英语中,这句话可能要表达成:"If you suppress a part of microflosa, you will inevitably cause the growth of other organisms."

例 2　Relapse following initial improvement is a common signal of this event. / 病情开始好转后又复发,是这种病的常见信号。

句中"relapse"和"improvement"均为动词衍变而来的名词。

名称修饰名称也是科技英语句子的一大特点,这使文章显得严谨、正规。

例 3　Nerve growth factor(NGF)is a neurotrophic factor and neuropeptide primarily involved in the regulation of growth, maintenance, proliferation, and survival of certain target neurons. / 神经生长因子(NGF)是一种神经营养因子、一种神经肽,主要功能是调节某些靶神经元的生长、维持、繁殖和存活。

本句用了 nerve growth factor,而没有用 nervous growing factor;用了 in the regulation of growth,没有用 in regulating growth;用了 certain target neurons,没有用 certain targeting neurons,体现了用名词修饰名词的特点。

(二)非人称主语多

非人称主语在医学英语中使用非常普遍,这种结构的表达注重理论、事实、实验过程、数据、结果等内容,而较少涉及不必提及的动词施动者,目的是强调客观性,排除人的感情、好恶和个人见解等对事物认识的影响。同时,非人称化主语使行文更加简洁紧凑,符合科技文体的特点。

例 1　Biliary colic usually arises with suddenness and takes the form of spasms. 胆绞痛通常突然发展,并呈痉挛性。

该句以 biliary colic(胆绞痛)这一现象做主语,行文简洁紧凑。

例 2　Among Echinococcus species, E. granulosus and E. multilocularis are commonly reported to be responsible for human hydatidosis. The endemicity of this parasitic infection may vary across countries. Echinococcus larvae develop in cystic form, mostly in the liver or the lungs. The involvement of other organs, and particularly the muscles, is relatively rare. Only 0.5% to 2% of hydatid cysts are skeletally localized. 导致人包虫病的棘球绦虫属中,通常报道细粒棘球绦虫和多房棘球绦虫是导致棘球蚴病(包虫病)的原因。该寄生虫感染在各个国家的地方流行性不同。棘球绦虫蚴呈囊状生长,主要寄生在肝和肺。很少侵犯其他器官,尤其是肌肉组织更为罕见。只有 0.5% 到 2% 的棘球囊位于骨组织。

该段第一句话的主语是 E. granulosus and E. multilocularis 两种绦虫,以物做主语;第二句的主语是 endemicity/ 流行性,以行为现象作主语;第三句话的主语是 Echinococcus larvae/细粒棘球绦虫的幼虫;第四句话用 The involvement 作主语。这段没有采取人作主语的句子。

例 3　Aspirin has been recognized as inhibiting normal platelet function and the mechanism has been clearly delineated. 人们发现阿司匹林有抑制正常血小板功能的作用,其机制曾有人清楚地描述过。

这句话除了以物作主语,同时还用了两次被动语态:been recognized 和 been clearly delineated。汉语中也有被动语态的句子,但比英语少得多。英语中被动结构强调叙述的是一项客观事实。

然而,应该指出的是,目前 SCI 医学英语论文主张用主动态,主动语态在医学论文中的使用呈上升趋势。科技文章的目的是传递知识,不是摆弄文风、显示文学水平,因此近年来,科技文章的写作形式趋向于大众化,用简洁易懂的语言论证和陈述事实,节省读者理解的时间。因此,少用从句、多用主动语态、尽可能一句话一个意思是科技语言的发展方向。方梦之等认为主动语态表达清晰、明确、亲切,主张在学术论文或报告中适当使用人称代词,以加强学术交流中的亲和力,阐发作者对科研工作的真实感情(方梦之,毛忠明.英汉—汉英应用翻译综合教程.上海:上海外语教育出版社,2008:68)。James Watson 和 Francis Crick 在著名的英国《自然》杂志上撰文并宣布他俩发现 DNA 双螺旋形结构时用了“our”和“we”:

It has not escaped our notice that the specific pairing we have postulated immediately suggests a possible copying mechanism for the genetic material. 我们不会不注意到:我们假定存在的特殊配对立即提示遗传物质可能复制的机制。

虽然目前主张用主动语态,但实际上科技文章的被动态还是比一般文章更常见。

(三)大量使用非谓语动词

非谓语动词是指在句子中不是谓语的动词,主要包括不定式、动名词和分词(现在分词和过去分词),即动词的非谓语形式。非谓语动词除了不能独立作谓语外,可以承担句子的其他成分。

科技文章要求行文简练、结构紧凑、语言精练,为此常常用非限定性动词代替各种从句或并列分句。

例 1　Most materials encountered in nature and in chemical process systems are mixtures of various species. 自然界和化学过程中遇到的大部分物质是不同物种的混合物。

句中过去分词 encountered 做定语修饰 Most materials,没有使用结构复杂的定语从句 that are encountered。

例 2　Just before and after leaving the bone marrow, the developing cells are known as reticulocytes; these comprise about 1% of circulating red blood cells. 在刚刚离开骨髓前后,发育中的细胞被称作网织细胞,这些细胞大约组成循环红细胞的 1%。

句中,before and after leaving the bone marrow 是现在分词短语做时间状语,代替了时间状语从句 before and after they leave the bone marrow,使句子更加精练。

例 3　All the rapeutic programmes designed to decrease the cardiac load begin with “rest”. In the normal subject, the amount of blood that the heart is called upon to eject is matched, to the level of metabolic activity, automatically rising and falling with the oxygen consumption. By decreasing the metabolic requirements via restricting activity, the work required of the heart is decreased. 所有

减少心脏负荷的治疗方案都开始于"休息"。正常情况下需要心脏射出的血液和代谢活动的需求水平相匹配,心脏射血量随着氧气消耗的增加和减少而自动调整。通过限制活动来减少代谢需求,需要心脏做的工作就减少了。

此段落中的第一句有一个过去分词和一个动词不定式;第二句有一个动词不定式、两个现在分词;第三句有两个动名词和一个过去分词;这些非谓语动词的穿插使用既清楚正确地反映了前后事物之间的相互关系,又避免了太多的主从复合句结构,使句子既精练、多样化,又避免了单一、枯燥。

（四）从句较多

科技文章中从句较多,这是因为科技文章要求结构严谨,在表达一个完整内容时,如果用过多的短句就会使结构变得松散。

例 1 A milky white fluid called lymph carries impurities and waste away from the tissues and passes through gland like structures which are spaced throughout the lymphatic system. 乳白色的淋巴（被称作淋巴的乳白色液体）通过存在于整个淋巴系统的一些腺体样结构把不纯净物和废物从组织中带走。

此句中用了一个定语从句,由 which 引导,修饰的是 structures。也用了一个非谓语动词 called。

例 2 HEV-1 is also the predominant cause of hepatitis in Egypt, which has a distinctive epidemiology of hepatitis E, resembling that of hepatitis A virus（HAV）, with distinct subtypes not seen in the Asian population. 1 型戊型肝炎病毒也是埃及肝炎的主要病因,有其特异的戊肝的流行病学特征,与甲型肝炎病毒的流行病学特征相似,但有亚洲人群中见不到的明显的亚型。

这句中的 which 代替了它前面的 HEV-1。同时也用了非谓语动词（现在分词）短语表伴随。

在各种从句中最难处理的就是定语从句,这主要是因为英语中的定语从句与汉语相差较大,主要表现在语序方面。在汉语中,无论定语多么长,一般都要放在它所修饰的名词之前,即"前置定语"。而英语中的定语从句都是后置的,读者必须清楚这个定语从句是修饰名词,还是修饰前面整个句子的。如果修饰某个名词,就要确定这个"先行词",如果找不准先行词,就不能正确地理解整个句子的意思。

（五）长复合句多

由于从句较多,同时兼有并列结构、或者省略、倒装等语序、或者多个非谓语结构等原因,英语中长复合句较多。如前所示,一个复合句不一定只用非谓语动词,也不一定只用从句,有时几种修饰形式同时存在,因此长复合句是科技英语难读懂的主要原因。

例 1 The information thus obtained is of no value unless the physician is familiar with the ways in which various maladies affect the body to be able to select and correlate the pertinent facts in any given case and to recognize the clinical pictures which they indicate. 如果医生不熟悉各种

疾病影响机体的方式，不能在任何特定的患者中选择出有关的事实症状，把它们联系起来并认识这些事实症状所提示的临床疾病，那么所得资料是没有价值的。

这是个长而复杂的一句话，意思是说每种疾病影响身体的方式不同，从而导致每一种疾病都有它的特殊症状，在具体工作中，患者所陈述的和医生检查等获得的临床信息有的和所患疾病有关，有的无关，医生要有能力判断出有用和无关的信息而诊断疾病。"The information... is of no value/ 这个信息没有价值"是句子的主要框架，"thus obtained"用来说明了这个信息是"这样获得的"。随后紧跟着的是由"unless/ 除非"引导的条件状语，"unless the physician is familiar with the ways.../ 除非医生熟悉……这些方式"（不然这样获得的信息是没有用的），后面用"in which various maladies affect the body/ 各种各样的疾病在这些方式下影响身体"来限定说明"the ways/ 方式"，"which"代替"the ways"。"unless the physician is familiar with the ways in which various maladies affect the body"的意思是"除非医生熟悉每个疾病影响机体的方式"。最后用了两个 to do something 作目的状语来说明"医生熟悉每个疾病影响机体的方式"的目的是"能在任何一个给定的患者中选择出相关的事实（即临床信息）并把这些相关事实与患者结合起来①，能辨认出这些相关事实提示的临床画面（即临床信息所提示的疾病画面）/to be able to select and correlate the pertinent facts in any given case and to recognize the clinical pictures which they indicate"。这里的"they"指的是"facts"。整句话比较复杂，比较难，但如果有了上下文就会容易得多。当遇到长而复杂难懂的句子时，不要停下来，要继续把整篇文章读完，然后再回头（如果觉得需要）结合上下文和我们的医学知识分析这个句子就会容易得多。如果不影响整篇文章的理解，有时也可以不去管它。

例 2　The facts that inferior vena cava ligation may be associated with a rise in venous pressure up to 79.8kPa without clinical evidence of edema, that intracapillary pressure in that feet of a standing person is greater than that in the arms in the absence of edema, that congestive failure may vary independently of demonstrable changes in venous pressure, that cardiac output studies have not always correlated well with congestive failure and that experimentally extensive damage of right side of the heart does not result in congestive failure are cited as objections to the backward failure theory. 有人援引下列事实反对后向性衰竭学说：结扎下腔静脉可使静脉压升高至79.8kPa 而无临床水肿征象；站立时足部毛细血管内压力大于臂部毛细血管的压力而无水肿出现；充血性心衰竭的变化与所证实的静脉压改变无关；心排血量的检查结果并非总是与充血性心衰竭相关；实验上的右心广泛性损害并不引起充血性心衰竭。

这句话虽然很长，但结构并不复杂，用了 5 个 that（除了 is greater than that 中的 that）引导的定语从句来修饰主要 "The facts"，句子的主要框架是 "The facts... are cited as objections to the backward failure theory/……的事实被引用来反对后向性衰竭学说"。

然而，如前所述，医学英语的长复合句多为定语从句，而定语不难掌握，尤其是结合我们的医学知识，在实际阅读医学英语文章时英语的长复合句并不难理解。事实上，目前的医学

---

① 医生从患者那里获得的症状可能很多，有些对诊断本次疾病可能没有意义，有些非常重要，医生应该有能力加以区别，以给出恰当的诊断。

文章也越来越少用长复合句。

（六）所用时态少

英语中共有十六种时态,相对普通英语来说,科技英语中运用的时态很有限,常用的只有一般现在时、一般过去时、一般将来时、现在完成时和现在进行时这几种。

医学英语文献中多用一般现在时、过去时和完成时态,叙述基本规律、结论时多用现在时;而叙述研究对象、方法、结果时,则多用过去时。如:The datum/result/experiment shows/reveals/indicates that...;It is estimated/reported that...;It has been proved/can be shown that...;The conclusions are.... .

被动语态也是医学英语的特点之一,在医学论文中为避免主观武断,作者会有意地使用被动语态,以突出文章的科学性和客观性。请看下面的文章标题和摘要。

Gestational Diabetes: Postpartum Glucose Tolerance Testing

Objective　To determine and evaluate the incidence and risk factors of postpartum glucose intolerance among predominantly gestational diabetic women.

Methods　One hundred and forty-five gestational diabetics underwent a standard 2-hour glucose tolerance test in the early puerperium according to the criteria of the National Diabetes Data Group.

Results　Fourteen patients (9.6%) were diabetic and of them eight (5.5%) showed impaired glucose tolerance. Maternal age, race, or obesity did not predict abnormal postpartum GTT results. Insulin requirement in pregnancy for glucose control and gestational age at diagnosis were significantly associated with abnormal postpartum glucose tolerance ($P<0.000\ 1$ and $P=0.012$, respectively).

Conclusion　Patients who have gestational diabetes are at increased risk of glucose intolerance during the early postpartum period. Abnormal glucose tolerance occurs predominantly among those patients requiring insulin therapy during gestation or those diagnosed before 24 weeks' gestation.

妊娠糖尿病:产后糖耐量试验

目的　测定和评价妊娠的糖尿病妇女产后糖耐受异常的发生率与危险因素。

方法　根据国家糖尿病资料组的标准,145 例妊娠糖尿病患者在产褥早期接受标准的 2 小时糖耐量试验。

结果　14 例(10%)糖尿病患者中,8 例(5%)糖耐量受损。孕妇年龄、种族、肥胖症不能预测产后糖耐量试验异常。妊娠期因控制血糖而对胰岛素的需求及诊断时妊娠年龄与产后糖耐量异常有明显关系(分别为 $P<0.000\ 1$ 和 $P=0.012$)。

结论　妊娠糖尿病的患者,产褥早期糖耐量异常的危险性增加。糖耐量异常主要发生于妊娠期胰岛素治疗的患者中和妊娠 24 周以前诊断出该病的患者中。

在这个摘要中,第一句话用了不定式表目的;方法部分的谓语动词用了过去时 underwent;结果部分的第一句话用了两个动词的过去时,were 和 showed,后两句话用的是动词过去时的被动态;结论部分的两句话用的谓语动词是一般现在时。从而可见医学英语的时态少,语法现象简单。

三、医学英语的文体特点

医学是科学,英语的文体拥有科学文体的特点,同时也有其自身的特点。

(一)科技文体

医学英语总是力求少用或不用描述性形容词以及具有抒情作用的副词、感叹词及疑问词。医学英语要求结构平易(plainness)、朴实无华、陈述精准(preciseness),因此应尽力避免使用旨在加强语言感染力和宣传效果的各种修辞格,忌用夸张、借喻、讥讽、反话、双关及押韵等修辞手段,以免使读者产生行文浮华、内容虚饰之感。此外,医学英语具有高度的概念性、抽象性、客观性和说理性。在语义表达上力求措辞精确、结构严谨、层次清晰、逻辑严密。用词上讲究术语的专业性、书面性和国际通用性。

首先需要注意的是,医学语篇以交代清楚事实为目的,不可以煽情,要朴实无华。请看下文。

例 1 In the mediastinum, at the level of the fifth thoracic vertebra, the trachea divides into the right and left primary bronchi. The bronchi branch into smaller and smaller passageways, together with the trachea, forming a tree-like respiratory passage way. The smallest of the bronchial branches are the bronchioles. At the end of bronchioles are clusters of air sacs called alveoli. 在纵隔内,第五胸椎水平,气管分成左右两个初级支气管。初级支气管继续分成越来越小的通道,与主气管一起构成树状的呼吸道结构。最小的支气管分支叫做小支气管。小支气管的终端处与称作肺泡的气囊簇相连。

这段话文体朴实无华,无夸张、煽情、形容之词,陈述了气管与支气管、小支气管、肺泡的关系的解剖事实。

继而需要注意的是,医学是科学,要重视交代逻辑关系。科技论著的主要目的是要讲清楚客观现象、事实以及假设、推理、认识的过程等,这都要有严密的逻辑,以排除歧义,防止误解,因此科技英语十分重视交代逻辑关系。实际上例 1 中陈述结构就有非常明确的解剖逻辑关系,先介绍了主气管,之后介绍了支气管,接下来是小支气管,最后是肺泡,从大的主气管逐渐陈述到小的肺泡。再看下列例文。

例 2 Locally aggressive, benign bone tumors require specific techniques to avoid recurrence, thus the experience from their treatment can be used as an analogy for the treatment of musculoskeletal hydatidosis. Surgeons usually perform intralesional curettage, together with some form of adjuvant therapy(the use of intralesional curettage alone can be followed by a recurrence rate of up to 50%). The most commonly applied adjuvant therapies/procedures are cautery, high-speed burning, exothermic cement polymerization and the use of phenol. Capanna et al. reported on a series of 165 benign bone tumors with a high rate of recurrence(e. g. aneurysmal bone cysts, chondroblastomas and giant cell tumors）and noted that the utilization of phenol decreased the local recurrence rate from 41% to 7%. 局部浸润的良性骨肿瘤需要专业技术避免复发,因而他们的治疗经验可用于治疗骨骼肌包虫病的治疗。外科医生常常实施病变部位的刮除术联合辅助治疗(仅行病变部位刮除术可使复发率高达 50%)。最常使用的辅助治疗/手段是烧灼,高速烧灼,热交合剂聚合和使用苯酚。Capanna 等人报道了 165 例具有高复发性的良性骨肿瘤(如:动脉瘤样骨囊肿、软骨母细胞瘤和巨细胞瘤),发现苯酚的使用可使局部复发率从 41% 降低到 7%。

这一段的第一句话提出了主题:局部浸润的良性骨肿瘤需要专业技术避免复发,进而指出了他们的治疗方法是什么样的,然后提出了外科医生避免复发的常用方法,并在括号中进一步说明了不用辅助治疗会怎样,接着又介绍了最常用的几种方法,最后陈述了一个研究报告,研究报告指出最常用的几种方法中用苯酚的方法最好。在陈述过程中先引出主题,然后从总体到细节,一环扣一环,摆事实,不夸张,步步推进,有逻辑道理,有说服力,用事实的逻辑关系说明了苯酚方法好到什么程度,从而使读者认识到其重要性。如果没有严密的逻辑性是难以达到这样效果的。

同时还要注意的是,医学文章的篇章结构要求紧凑、严密,语言表达简练、清晰,使读者一目了然。科技语言最忌拖沓累赘,所有科技英语的语体,都追求简练,但以交代清楚事实为前提。上述两篇文章都有这些明显的特点,再看下面例文。

例 3　The cartilage and mucous membrane of the primary bronchi are similar to that in the trachea. As the branching continues through the bronchial tree, the amount of cartilage in the walls decreases until it is absent in the bronchioles. As the cartilage decreases, the amount of smooth muscle increases. 初级支气管软骨和黏膜与主气管的相似。随着气管沿着气管树的不断继续分支,气管壁的软骨数量逐渐减少,直到小支气管,而到小支气管软骨就不存在了。随着软骨的减少,平滑肌的数量逐渐增加。

例 4　Each alveolus is lined with a one-cell layer of epithelium. This very thin wall permits an exchange of gases between the alveolus and the capillary surrounding it. Blood flowing through the capillary accepts oxygen from the alveolus while depositing carbon dioxide into the alveolus. Erythrocytes in the blood carry oxygen to all parts of the body and carbon dioxide to the lungs for exhalation. 每个肺泡都有一层上皮细胞围绕形成的肺泡壁。这层非常薄的壁允许肺泡里的气体和围绕着肺泡的毛细血管里的气体进行交换。流经毛细血管里的血液从肺泡里接收氧气,与此同时,将二氧化碳从血管内排除到肺泡内。血液中的红细胞把氧气携带到机体的所有部分,把二氧化碳带到肺脏而被排出体外。

这两段与本节中的例 1 来源于同一篇文章,是例 1 的继续。例 1 讲述的是包括气管、肺泡、支气管树的解剖关系情况;例 3 说明的是气管、支气管、小支气管壁的结构;例 4 阐述了肺泡壁的结构,并结合肺泡壁的结构阐述了气体通过肺泡壁中毛细血管进行的交换。每段的语言都非常精练,每句话都是事实和逻辑的需要,去掉一句话也不完整,三个自然段之间同样如此,它们从大体解剖到细致解剖,再到功能介绍。篇章结构层次清楚、紧凑,语言严谨、简练,实现了用最小的篇章、平淡而容易理解的语言阐述科学事实和道理的科技英语特点。

更需要注意的是强调客观性。医学论著都是以客观事实为依据,假设、推理、判断等也是基于已有的客观现象。因此,科技英语的语体重要特点之一就是强调客观性。请看下面一篇文章讨论部分的两个段落。

例 5　The overall prevalence of H Pylori infection differed according to age, and within children aged 12–16 the prevalence of infection was similar to that found in a population based study performed in San Marino, an area not far from Campogalliano, but different from other reported values. The prevalence of H Pylori infection in children was, for example, 40% in Saudi Arabia, 60% in India, and only 10%–15% in the United States. This is probably related both to the different age groups considered (5–10 years, 3–10 years, and 3–5 years, in the three countries), and to the different conditions that the children live in. 幽门螺杆菌(Hp)总感染率视年龄不同而异,12~16 岁儿童的感染率与在距离 Campogalliano 市不远的 San Marino 进行的人群调查结果相似,但与其他报道的数字不同。例如,沙特阿拉伯儿童 Hp 感染率为 40%,印度为 60%,而美国只有 10%~15%。这很可能既与年龄段不同有关(这三个国家调查的年龄段分别为 5~10 岁, 3~10 岁和 3~5 岁),也与儿童生活条件不同有关。

本段的第一句话是总结性的引导句,然后根据报道的具体数据分析其不同,推理其原因,强调的都是客观性。

例 6　In our study the prevalence of H Pylori infection in children was higher if the social conditions were lower. H pylori prevalence was significantly higher (P<0.005) among children of farmers than among children of blue and white collar families. Moreover, children living in white collar families had a lower risk of being positive for H pylori. Their findings confirm the results of a study by Malaty and Graham which showed a strong inverse correlation between childhood social class and H Pylori infection. However, we found no correlation between occupancy rates and H pylori infection, and this is consistent with the fact that the hygiene conditions of families belonging to the same community should be similar. 本研究发现:社会条件越差,儿童 Hp 感染率越高。农村儿童中的 Hp 感染率明显高于蓝领和白领家庭的儿童(P<0.005)。而且,白领家庭儿童 Hp 阳性的危险性较低。这些发现证实了 Malaty 和 Graham 的研究结果,他们的研究发现,儿童的社会条件与 Hp 感染之间明显呈反比关系。但是,我们发现家庭人口数目和 Hp 感染不相关,这个发现与这一事实一致:属于同一社区的家庭,其卫生条件应该是相似的。

这段实际上是上段的继续,陈述了他们的客观发现,并通过统计学数据说明问题,同时报道了与过去的研究结果一致和不一致之处,并分析了导致不一致的可能原因。整个篇章摆事实,讲道理,逻辑性强。

还需要注意的是医学文章频繁采用图表和统计学数据。图表可使数据清晰,一目了然,容易理解,统计学数据说服力强。

最后需要提及的是在医学文献中,单义词与同义词用得多。医学英语多用表示一个精确意义的单个动词,特别少用能表示数个意义的短语动词,这是因为单个动词不仅词义比较确切,不像短语动词语义复杂,而且单个动词可以使行文简洁。比如,用 to consume 代替 to use up，用 to insert 代替 to put into，用 to absorb 代替 to take in，用 to discover 代替 to find out 等。进而，医学文献通常尽量不使用或少用同一个词去重复描述同一个意思。例如，一篇文章中可能需要"使用"这个词义多次，如果在英文中每次都用"use"就显得作者术语匮乏，文章苍白。因此，这时就要用它的同义词 employ 或 apply 等来交换使用，显得文章有生机。

（二）语篇题材特殊化

医学英语题材种类繁多，包括医院的检查报告、药品说明书、病历、医学论文、医学教科书、医用函件等。不同题材文章的写作目的不同，读者群体不同，在词汇、句法、风格上各有特色，呈现出高度"语篇题材特殊"（genre-specific）的特点，即同类题材具备大致相同的格式要求和表达方式，而且这些风格和形式上的特点也为语篇使用者所熟知。例如病例的格式框架包括：主诉、现病史、体格检查、实验室及设备检查、系统复习、诊断及诊疗方案。所有的病例都要求以这样的格式框架来撰写，是病例独有的格式，而其他文献不可以按照这个格式撰写。药品说明书的格式框架包括药品名称、适应证、用法用量、剂型与规格、禁忌证、注意事项、不良反应、药物相互作用、特殊人群用药、成分与性状、包装规格/贮藏与搬运等，这是药品说明书的格式，是药品说明书专有的。检查报告有检查报告的格式、医学论文有医学论文的格式、教科书有教科书的格式、信函有信函的格式，等等。每种医学文献都有其约定俗成的格式框架，都有其特殊的语篇结构。下面以论文摘要为例再加以进一步说明。

随着医学科学的迅猛地发展，新的医学知识不断地快速出现，每天都有大量文献问世。为扩大科技信息交流范围，促进国际合作，联合国教科文组织规定，全世界公开发表的科技论文，不论其文种，都必须附有短小精悍的英文摘要。摘要是一篇独立于全文而存在的短文，需用最简洁的文字向读者介绍本课题研究的主要内容和获得的结果，包括研究目的、研究过程、研究方法、研究结果及所获得的结论等。摘要是全文的浓缩。目前，摘要分为结构式和非结构式。无论结构式还是非结构式摘要，其内容大体都包括引言（introduction）、材料与方法（materials and methods）、结果（results）、讨论（discussion）、结论（conclusion）等主要几个方面。结构式摘要和非结构式摘要的主要区别在于结构式摘要要求用醒目的字体（如黑体、大写、斜体等）标出目的、方法、结果、结论等小标题，并在这些标题下撰写相应的内容。请看下列例文。

【**Abstract**】**Objectives** To evaluate the measures targeting measles control. **Methods** Measles cases were studied serologically under AFP surveillance system. **Results** The incidence of measles among children aged between 1 and 6 was 1.36/100 000 in 1999. The incidence of measles among children under 5 was 3.65/100 000，with 84.00% and 87.49% reduction，as compared with the incidence in 1991 and 1997 before intensified vaccination campaigns in children aged 16. The indicators of surveillance showed an improvement in 1999 than that in 1998. **Conclusion** Training for health staff in county，township，village levels played an important role in improving the sensibility and timeliness of measles surveillance system. Routine immunization is a key element in curbing measles outbreaks and reducing measles incidence.【**摘要**】目的：评价控制麻疹的措施。**方法**：运用急性迟缓性麻痹（AFP）检测系统对麻疹病例进行血清学研究。

结果：1999 年 1~6 岁儿童麻疹发病率为 1.36/10 万，5 岁以下年龄发病率为 3.65/10 万，分别较 1991 年和 1997 年对 16 岁以下青少年进行强化免疫前下降了 84.00% 和 87.49%。各项监测指标显示 1999 年比 1998 年有所改善。**结论**：不断加强县、乡、村三级卫生人员的培训对于提高监测系统的敏感性、及时性至关重要；常规免疫是控制局部疫情暴发、降低发病率的关键。

　　这段文章的语体格式是科技论文摘要语体中独有的，别的任何文章都很难见到的，因此题材已经特殊化了。医学领域中几乎所有的文献都特殊化了，包括临床病例、论文、药品说明书、海报等。对于特殊化了的题材的科技文献，只要了解了它的格式及其内容要求，阅读起来很容易，有了真实素材后写起来也不难。

第三章 外语学习理论、学习活动与学习策略

一、外语学习理论

（一）Krashen 的输入假设理论

70 年代末，Krashen 发表了一系列文章和著作，对第二语言习得过程进行了解释性描述。1985 年，他提出了"输入假设理论"（the Input Hypothesis Model）。这个理论由五个相互连接的"假设"组成：①输入假设（Input Hypothesis）；②习得 / 学得假设（Acquisition/Learning Hypothesis）；③监控假设（Monitor Hypothesis）；④自然顺序假设（Natural Order Hypothesis）；⑤情感过滤假设（Affective Filter Hypothesis）。

1. 输入假设 Krashen 认为，人类只通过一种方式获得语言，那就是对信息的理解，通过吸收可理解的输入信息（comprehensible input）来获取语言知识。只要学习者听到有意义的语言信息并设法对其进行理解，就会产生语言习得的效果。如果语言信息只是那些课堂教学中常出现的语言形式，就没有什么意义与内容，或者由于某些心理障碍，有意义的语言信息无法进入学习者的头脑，那么就不会产生任何语言习得效果。Krashen 认为听力活动对语言习得至关重要。他主张输入的语言信息既不能过难，也不能过易。他用 i+1 的公式来代表他的主张。i 代表学习者目前所处的语言水平，i+1 是学习者下一步应达到的水平。为了使学习者有所进步，向他输入的语言信息只能是稍微超出他目前所处的水平（+1）。Krashen 所说的可理解的输入语言信息，是指像母亲或大人对幼儿说的话（motherese），或者人们对学说自己母语的外国人的说话方式（foreigner talk），这些话往往很短，语法相对简单，人们往往将自己的话语调整到针对外国人水平的速度和难度。语言知识不是通过说来获得的，说常常是没有必要的，有时甚至是有害的。Krashen 只强调听，不强调对语言的使用，这与"交际法"教学理论相反。

2. 习得与学得 Krashen 认为，外语语言的习得（language acquisition）与儿童时期语言的习得相似，语言习得过程是一个下意识的过程。语言学习者不需要过分在意语言形式，仅仅关注他们理解的意义或所要表达的意义即可。学得与习得存在明显区别，学得是有意识

地学习显性知识,而习得则是潜意识地学习隐性知识。具体而言,学得是在正式学习场所通过有意识的语言学习规则,如学生阅读语法书籍或通过教师讲解,获得语言显性知识。通过学得获得的知识能够发挥监察作用,即在口语或语言书写中监察语言是否符合语法规范。Krashen 认为,语言学习中,习得更能实现语言输入与输出的自动化。这是一种潜意识地对隐性知识的习得,是自然地运用语言的过程。习得对第二语言使用的重要性明显高于学得,一个人习得了语言便能够进行交际,即使不懂语法知识也不会影响交际。目前,中国绝大多数英语学习者是学得,而非习得。通过学得掌握语法知识的人会阅读、会做题,但不会运用语言进行良好的交流。他们往往考试得高分,但交流较为困难。这符合 Krashen 的理论观点,即学得的知识发挥了监察作用,但对语言使用不如习得。一般而言,发挥学得的监察作用应满足三大条件:掌握语法规则、拥有足够时间、把注意力集中在语言形式上。

成年人用两种不同的方式来发展其第二语言能力。一种是通过习得的方式,另一种是通过学习的方式。习得在这里指的是使用语言进行自然交际,以便获得潜 / 无意识的语言知识;而学习指的是在课堂教学环境中对语言规则进行有意识的学习。

Krashen 认为,对语言输入的理解是人习得语言的基本途径,且人类在习得语言的过程中,可理解性语言输入是必要条件。可理解性输入是向语言学习者提供难度略高于其目前语言水平的语言学习材料。Krashen 认为,语言教学应稍高于学习者目前的语言水平,才能对学习者的语言发展产生积极影响。因此,英语教师应尽可能进行较多的可理解性语言输入。

3. 监控假设　通过学习获得的语言知识在头脑中起监控语言的作用。监控就是指说话者对自己所说的语言进行检查和控制,用所学的有意识的语言规则、知识等对所说的语言进行质量检查。这种检查可以在话语说出之前、同时或之后,也就是我们常见的自我改正。一个人使用监控的程度取决于多种因素,包括用语言做什么事情。如果是在做语法填空练习,那么监控的使用程度会很高。一个人的性格也会影响使用监控的程度。有的性格促使人过多使用监控,有的性格鼓励人少使用监控。另外,语言使用者所受的时间限制也会影响监控的使用,在激烈辩论和写作中所使用监控的程度会相差很大。

4. 自然顺序假设　自然顺序假设(The Natural Order Hypothesis)认为,人们对语言结构知识的习得是按自然顺序进行的。例如,一些实验表明,儿童和成人将英语作为第二语言学习时,掌握进行时先于掌握过去时,掌握名词复数先于掌握名词所有格等。Krashen 认为,自然顺序假设并不要求人们按这种顺序来制定教学大纲。实际上,如果我们的目的是要习得某种语言能力的话,就有理由不按任何语法顺序来教学。

5. 情感过滤假设　Krashen 注意到,输入的语言信息并不总是被吸收,即便是极容易的语言信息也是如此。Krashen 断言,在人类头脑中会出现对语言的堵塞现象,使学习者常常无法理解所接受的语言输入信息。他称这种堵塞为情感过滤。当一个学习者处于没有学习的动力或积极性,没有信心,非常焦虑,精神和身体状况不佳时,都会启动情感过滤,使语言信息无法通过,达不到获得语言知识的效果。如果情感过滤关闭,学习者就能够充分利用所输入的语言信息。Krashen 推测,在人体发育的青春期前后,情感过滤的作用力会有巨大的增长。

语言习得装置（LAD）在 Krashen 的理论中占有重要的地位。Krashen 认为该装置是由人类头脑中学习自然语言的各种能力组成的。在学习第一语言时，人们可以对其进行充分利用，而在第二语言习得中，语言习得装置的作用取决于情感对语言信息过滤的程度和输入语言信息的可理解性。当输入的语言信息被吸收到语言习得装置时，语言习得装置就可以对这些信息进行处理。在这个基础上，学习者构成自己为第二语言所构思的一套语法。Krashen 认为第一语言对第二语言的影响并不是一种必然的现象，在第二语言习得中出现第一语言迁移的现象是由于学习者缺乏足够的第二语言知识来表达思想的结果。由于用来表达思想的语言和所要表达的思想存在着差距，因此第二语言学习者常常不得不借助于第一语言。出现第一语言迁移的原因往往正是由于在某些课堂练习活动中，或者在某些场合，第二语言学习者被迫过早地使用第二语言来表达他们的思想。Krashen 还认为在第二语言习得初期，总是有一段无语期（silent period）。在无语期内，学习者保持静默状态，极少用所学语言讲话，他们只是通过听和读来理解向他们输入的语言信息，用这种办法来不断建立自己的语言能力。

Krashen 有关第二语言习得的理论给了人们很多的启发，同时也引起很多的争论。他主张向学习者输入的语言必须是能够被其理解的语言，不能过难也不能过易。他这一观点是不言而喻的，无法理解的语言信息当然是无助于语言学习的。

（二）Swain 的输出假说

在语言习得过程中，语言输入对语言能力的重要作用在理论和教学实践上引起了众多学者的研究和讨论，如 Krashen 的语言输入假说。他认为促成语言习得成功的两个基本条件是丰富的可理解性语言输入和学习者本身内在的语言习得机制。同时 VanPatten 的输入加工理论从认知心理学和信息加工论的角度来考察语言输入是如何被学习者吸收和内化的过程。这些研究者都强调语言输入的重要性，认为没有语言输入，语言习得就不可能发生。而 Swain 在长期的法语沉浸式教学实践中发现，语言输入固然重要，但并不是实现语言习得的充分条件，可理解性语言输出对语言习得有非常重要的作用。

Swain 提出的输出假说有其特定的理论和教学实践背景。在理论上，20 世纪 80 年代初期，二语习得研究领域起主导作用的理论范式是信息处理论（information-processing theory）。在这个理论范式之下，研究的焦点主要关注语言的输入，如 Krashen 提出为学习者提供可理解性输入是二语习得的唯一充分且必要条件。在教学实践上，Swain 长期在加拿大从事法语沉浸式教学项目的研究。在沉浸式教学模式中学生可以获得丰富的可理解性输入，但是对这种教学模式的教学效果评估中发现，尽管学生在考察语言理解的听力和阅读项目上与法语本族语学生水平相当，但在口语和写作等语言输出项目上与本族语学生有显著差异。大量丰富的可理解性语言输入并没有导致相应的、准确的语言输出。因此，Swain 对 Krashen 的可理解性输入是促成二语习得的唯一真正原因的这一论点提出质疑。Swain 认为导致这一结果的真正原因在于学习者缺乏使用第二语言的压力，没有足够的机会使用目的语进行交流，学习者的语言水平仅仅停留在简单的对语言进行理解的层面上，在沉浸式教学中教师没有促使学生使用正确的语法和符合目的语语用要求的方式进行语言交流，以至于学生不能准确地使用语言。

Swain 提出的输出假说认为可理解性输出（comprehensible output）是语言习得过程中不可或缺的关键环节。语言输入是实现语言习得的必要条件，但不是充分条件；要使学习者成功地习得语言，仅仅依靠语言输入是不够的，还要迫使学习者进行大量的语言输出练习（pushed output）。可理解性输出在提高学习者语言能力的过程中起着重要的作用。语言的输出活动有助于学习者检验目的语语法结构和词汇、语用使用得体性和促进语言运用的自动化，从而有效地促进二语习得。

Swain 除提出了学习者能够通过输出练习不断提高语言使用的流利性之外，还进一步归纳了可理解性输出在二语习得中的三大功能，这些功能能够提高语言表达的准确性，即注意/触发功能（the noticing/triggering function）、假设检验功能（the hypothesis testing function）和元语言反思功能（the metalinguistic reflective function）。Swain 本人和其他研究者开展了这方面的研究，从理论和实证两方面验证和分析了这三大功能。

1. 注意/触发功能　注意/触发功能指的是语言输出活动能促使学习者意识到自身语言表达存在的问题和不足，因此他们会有意识地关注语言输入中的相关信息，发现自身语言表达和目的语形式之间的差异，从而触发第二语言学习过程中的认知加工过程，生成新的语言知识或者巩固原有的语言知识。认知心理学和二语习得研究都认为注意力是导致习得发生的必要条件。

2. 假设检验功能　语言输出具有假设检验功能，学习者在语言的学习过程中对目的语做出假设，根据所得到的反馈不断地调整自己的语言输出。针对反馈而产生的输出调整是二语习得过程的组成部分。在以交际为导向的二语课堂中，学习者更倾向于检验对语言形成的假设。面对教师课堂提供的形式反馈，大多数学习者调整了自己的语言输出。只有当学习者调整后的输出正确且符合目的语要求时，学习者才能真正吸收语言知识。二语学习者把语言输出视为检验自己在学习过程中形成的有关语言形式和语言结构假设的途径，通过不断地调整自己的语言输出加强对语言的控制，从而达到语言运用的自动性。

3. 元语言反思功能　语言输出还具有元语言反思功能，学习者运用语言来思考和分析自己和他人的语言使用、语言形式、结构和语言系统方面的知识，对语言学习起着中介（mediation）作用。当学习者反思自己的目的语用法时，他们运用已经掌握的知识对语言进行反思，有助于加深对语言的形式、功能和意义三者之间联系的理解，这种元语言活动能够促进学习者对语言知识的控制和内化。语言产出，即通过口语和写作等语言输出活动来协调复杂的认知任务，个体可以在认知和情感两方面都得到发展。口头和书面的语言输出活动是思维的进步，对学习者理解复杂的概念起关键性的作用，而这种理解是个体通过与自己、他人、社会和文化之间进行互动才能达到的。通过语言产出活动，学习者将自己的思维表达出来并转化为文化形式，这些文化形式又成为进一步反思的来源。

（三）输入加工理论

在二语习得过程中，语言输入（input）的作用是不可忽视的。没有某种形式的输入，就没有第二语言学习。因此，在二语习得研究领域，语言输入是众多学者关注和研究的热点问题。

20世纪70年代,以Krashen为代表的一些学者认为可理解性输入(comprehensible input)是决定语言习得的关键因素。Krashen认为,习得一门外语是一个潜意识的过程。在这个过程中学习者以获取意义为首要目标,而语言的习得则是理解过程的副产品(by-product)。另一些学者在此基础上将研究的重心转移到学习者对语言形式的关注度上,他们认为在语言习得过程中仅有可理解性输入是不够的,对目标语的语言形式的有意"注意"(conscious attention)是决定语言习得的重要因素。Swain[1]的输出假说(output hypothesis)认为输出(output)能使学习者注意到他们想表达的意义和能够表达的意义之间的差距,从而认识到他们在语言学习上的不足和空白。与注意(noticing)相关的更为具体的论断来自于注意假说(noticing hypothesis[2])。根据该假说,学习者是否有大量的机会关注输入中的语言特征是语言习得的关键。Schmidt和Frota[3]在其名为 Developing Basic Conversational Ability in A Second Language 的著作中总结到:除非学习者注意到,否则可理解性输入中的语言形式不会出现在其语言输出中。

对于输入在二语习得过程中的种种争议引发了研究者们对输入加工(input processing)过程的探索与讨论。课堂上对语言材料的展示并不能确保输入在习得过程中的作用,只有学习者本人才能控制这种输入,或者说是摄入。有人将输入加工分为三个阶段,即:①预摄入(对输入的感知);②对语义信息的重新解码和编码并使其成为长时记忆(long-term memory);③最终摄入。在最终摄入阶段,学习者将输入中的语言信息融入自己的中介语言(interlanguage)系统。简单说来,这一输入加工模式阐释了学习者从感知输入、理解输入到摄入的过程。在输入加工过程中学习者会对输入中的语言信息和自己的中介语(interlanguage)进行对比,从而寻找两种语义表征(semantic representation)间的差距(gap)或不一致,继而根据这些差距来调整与重建现有语言系统。注意是实现摄入的重要条件,然而,学习者在二语习得的过程中,面对众多的输入,可能摄入的是学习者注意到并能理解的部分,也只有这部分输入才对学习者的输出起作用。Schmidt和Frota认为学习者是否注意到输入与原有中介语间的差距是语言习得的关键。

尽管越来越多的研究者对注意(noticing)在语言习得中的积极作用已达成共识,认知心理学的研究却表明人类对外部刺激(stimuli)的关注能力是有限的。鉴于这种关注能力的有限性,学习者很难同时兼顾输入中的内容和语言形式。VanPatten[4]提出在输入加工过程中

① SWAIN M. Three functions of output in second language learning. In COOK G & SEIDLHOFER B. Principles and practice in applied linguistics. Oxford: Oxford University Press, 1995: 125-144.

② LEOW R. Do learners notice enhanced forms while interacting with the L2? An online and offline study of the role of written input enhancement in L2 reading. Hispania, 2001, 84: 496-509; ROSINSON P. Consciousness, rules, and instructed second language acquisiton [M]. SCHMIDT R (1996). The role of consciousness in second language learning. Applied Linguistics, 1990, 11: 17-46.

③ SCHMIDT R, FROTA S. Developing basic conversational ability in a second language: a case study of an adult learner. In DAY R. Talking to Learn. Rowley, Mass: Newbury House, 1986.

④ VANPATTERN B. Communicative value and information processing in second language acquisition. In LARSON P, JUDD E and MESSERSCHMITT D. TESOL, 1985, 84: 89-100.

内容和形式为争得注意力资源而相互竞争。他同时指出,只有在内容理解成为学习者的一种自发技能(automatized)的前提下,学习者才有可能兼顾输入中的语言内容和形式。在处理输入数据过程中,学习者的大部分注意力集中在对语言内容的理解上,个别受试者偶尔会关注语言形式。值得一提的是,这种对语言形式的关注只是在学习者能自发理解语言内容时出现。

VanPatten[1]在其发表的一篇文章中报道了一项试验,受试者为 202 名学习西班牙语的大学生,VanPatten 将受试者分成四个组,在听力过程中分别完成以下四项任务:①理解语篇内容;②理解语篇内容并标记关键词 inflation;③理解语篇内容并标记定冠词 the;④理解语篇内容并标记动词词尾 –ed。听完录音后学生用母语(英语)写下自己所能回忆起来的文章内容。研究结果证明了他的两个假设,即:①如果学习者对同时关注话语内容和语言形式存在困难,那么关注话语中语义不明显的语法形式会对内容理解产生负面影响;②如果在输入加工过程中学习者以理解意义为首要步骤,那么注意话语中有明显语言意义的语言形式不会影响对话语内容的理解。

在过去的 3~10 年间,基于 Krashen(1982)的输入假说的外语教学革新一直在统治着应用语言学。多数的研究结果都没有能证实这个假说能使学习者习得准确的语法,而VanPatten[2]的加工教学理论则是个例外。

VanPatten 接受了输入理论的基本作用,进而考虑到,输入被理解和被融入到中介语是个认知过程,即输入加工理论(IP)。他认为输入加工涉及了学习者怎样理解明白句中的基础语法并习得它。但是,他也认为简单的通过课堂学习的输入不足以使学生准确地习得二语。

为解决这一问题,他提出教师需要给学习者讲授怎样来加工输入,以便使学习者获得基本的语法。这种教学形式为加工教学(processing instruction, PI)。这种教学使学习者在输入过程中辨认出所学到的语法结构。PI 有三个基本内容:①给学习者提供涉及的语法解释;②使学习者警觉在输入的过程中可能遇到的问题,特别是目标语和母语之间出现的语法问题;③然后,学习者在做这些练习的过程中,为了理解句子的意思,必须理解结构(structure)。

例如,为了展示词的顺序与句子意思之间的关系,教师可能用 have 来举例,在 have 的不同用法中,教师可能举例:"The teachers have the students do the task",教师首先要解释这个语法现象,然后教授给学生听:"My father had me clean up my bedroom",讲后问学生,"Who cleaned the room",来确保学生明白了这个语法结构。在此过程中,教师要把相近的语言形式混入进去,以练习学习者的辨认能力。例如:教师可以参入 "My father cleaned the room for me"。

因此,从根本上来说,加工教学过程中,需要教师让学习者去听/读输入的学习内容和辨认所学内容的基本结构。这当然不是容易的事。在听力方面,语言的正常速度是很快的,

---

[1]　VANPATTERN B. Attending to form and content in the input: an experiment in consciousness. Studies in Second Language Acquisition, 1990, 12: 287–301.

[2]　VANTATTERN B. Processing instruction: an update. Language Learning, 2002, 52: 4755–803.

很多学习者只能辨认出某些词，然后用这些词去猜听到的内容的意思，这就会出现学习者不容易学到所听到内容的基本结构，因此需要频繁练习 PI。

有研究显示，PI、传统的语法教学（traditional grammar teaching，TGT）和没有语法讲授的交际性语言教学（communicative language teaching，SCLT）的三种教学效果中，PI 是最有效的，SCLT 最没有效果，TGT 仅次于 PI。

输入加工理论认为二语习得过程分为四个步骤：输入、吸收、发展系统和输出，包含三个心理加工过程：输入加工、系统变化和输出加工。在习得过程中，学习者首先接触输入，然后注意输入，然后在形式与意义之间建立联系。为了在形式与意义之间建立联系，仅有注意是不够的，学习者还需要理解输入的形式所附有的意义，进行输入加工并整合。最后，融入系统中的语言素材可能最终被学习者在输出时利用起来，这个过程叫做输出加工。

首先学习者进行指示性练习，即倾听或阅读含有目标语结构的句子，然后根据听到或阅读到的内容选择正确的答案。然后学习者再进行情感性练习，根据输入内容选择"同意"或"不同意"，"符合我的情况"或"不符合我的情况"等。

Potowski 等（2009）则探讨了美国大学生对较为复杂的西班牙语虚拟语气的学习，研究结果也进一步证明输入加工教学法显著优于传统语法教学。输入加工教学从学习者认知机制出发，在语言输入到语言吸收环节推动形式与意义联结的建立，从而促进中介语发展。输入加工教学不仅让学习者理解输入，提高学习者的理解能力，还能提高学习者的输出能力。输入加工教学法强调注意语言形式，是一种输入强化方式，能够促使学习者在正确理解输入意义的同时注意语言形式，从而促进语言能力的提高。

基于输入加工理论的输入加工教学法，通过对语言输入的有效处理能使学习者不仅注意到语言形式本身，也注意到自己的加工策略，通过意识增进改变可能阻碍高效输入加工的默认策略，因此该教学方法不失为促进学习者从语言输入得以吸收的积极尝试。

二、外语学习活动

传统上，外语学习活动包括听、说、读、写、译等五个方面的学习。这五个方面的学习互相促进，缺一不可。其中听和读属于输入活动，说和写属于输出活动，英译汉属于英语学习的理解性输入活动，汉译英属于英语学习的理解性输出活动。这些输出输入活动可以在单词和短语层面上进行、可以在句子层面上进行、可以在段落篇章层面上进行。传统的输入输出对二语的习得作用是可靠的，也是不可或缺的。

然而，为了提高学习效果，研究者们提出了一些学习活动来帮助学习，西方普遍认为结构式输入、结构式输出、交际性输出活动在二语习得上是非常有意义的活动。

（一）结构式输入活动（Structured Input Activities）

Lee 和 VanPatten[①] 在他们编写出版的 *Making Communicative Language Happen* 一书中将

---

① LEE J, VANPATTERN B. Making communicative language happen. New York: McGraw Hill, 2003.

结构式输入定义为：用特殊方法使学习者依赖于语言的形式和结构去理解语言。开展结构式输入活动包括：

- 每次展示一个语言点（present one thing at a time）
- 聚焦于语义（keep meaning in focus）
- 把句子向语篇方向迁移（move from sentences to connected discourse）
- 用口语和书面语（即听和读）两种形式输入（use both oral and written input）
- 让学习者用输入做些事情（have the learners do something with the input）
- 保持学习者注意加工策略（keep the learner's processing strategies in mind）

对学生来说，除了一般性练习有意义外，VanPatten 还强调真正交际性练习的重要性，只有交换新信息的时候，学习任务才被认为是交际性的。练习的重点在于真正的语言应用和交际技巧的发展而不是语法结构的练习。结构式输入活动主要有如下几种：

- 提供信息（Supplying information）
- 调查（Surveys）
- 匹配（Matching）
- 二分法选项（Binary options），包括：正确的 / 错误的，符合逻辑的 / 不合逻辑的，正常的 / 奇怪的，等等（True/False, Logical/Ilogical, Normal/Strange, etc.）
- 顺序 / 等级（Ordering/Ranking）
- 选择替代（Selecting alternatives）

结构式输入活动可以有很多，例如先让学生看一遍 Audrey and Camille 的视频，然后给出下列句子，这些句子描述了在视频中发生的事情。

Audrey and Camille are dancing.

Camille is looking for Audrey.

Camille is singing.

Audrey and Camille are watching television.

Audrey is listening to classical music.

Camille is talking on the phone.

Audrey and Camille are swimming.

Audrey is introducing her cat, Arthur.

Audrey and Camille are playing in the park.

Audrey is kissing her aunts.

但实际发生的顺序并非如上所示，因此可以在学生们看过视频后，要求学生把这些事情按视频中出现的顺序排列出来。

还可以根据视频内容让学生做下列 yes、no 问答，以帮助学生对输入内容的理解，例如：

（1）Audrey and Camille play at the park often.

（2）Audrey finds Camille.

（3）Audrey likes to read.

（4）Audrey loves the Teletubbies.

（5）Camille has a cat.

下面是成人一年级口语学习练习的一个实例（用英语表述）：

Ask your classmates the following questions. 问同学下列问题。

Use only English! Do not ask a person more than one question in a row. If you find someone who answers "Yes," ask for that person's signature. When asked a question, listen carefully. Do NOT sign your name unless you have been asked a complete question. 用英语！一次只问一个问题。如果对方的答案是"yes"，就让对方签字。被问者要仔细听好，如果对方要你签字，对方必须用完整句子。如果不用完整句子你就不签字。

Do you...

1. ...call your parents often？

2. ...fall in love often？

3. ...play soccer？

4. ...hate television？

5. ...like to study？

6. ...travel a lot？

7. ...play the piano？

8. ...sing？

9. ...love hip-hop？

10. ...listen to classical music？

（二）结构式输出活动

为获得流利和准确的表达能力，语言学习者必须有机会输出。Lee and VanPatten 指出，结构式输出是鼓励学习者用创造的方式应用新学到的词汇的活动。就学习过程而言，结构式输出活动应紧跟在结构式输入活动之后。

Lee and VanPatten 把结构式输出定义为在自然交际过程中重视形式活动的一种特殊形式。

这些活动涉及以前不知道信息的交换。要求学习者应用特定的语言形式或结构以表达意义。

Lee and VanPatten 建立的开展结构式输出活动的指南包括：

- 每次展示一个语言点（present one thing at a time）
- 聚焦于语义（keep meaning in focus）
- 把句子向语篇方向连接（move from sentences to connected discourse）
- 用口语和书面语（即听和读）两种形式输出（use both oral and written output）
- 其他人必须对输出的内容做出应答（others must respond to the content of the output）。
- 学习者必须有些所练习语言形式或结构的知识（the learner must have some knowledge of the form or structure）。

需要时刻保持清醒的是，跟结构式输入活动一样，结构式输出活动永远不能与意思脱离。

对输出反映的种类。

如上所述,结构式输出活动关键之一是学习者的输出是一个应答反映。这意味着这种输出有其目的并包含有信息。Lee and VanPatten 建议对输出可有如下的反映方式:

- 和别人比较
- 记笔记,然后就所说的写一个段落
- 针对问题做个清单,然后采访自己的伙伴以获得新的信息
- 基于所说的内容填写一个表
- 为某事签字
- 表述出同意还是不同意
- 决定所陈述的真实性
- 用某个分级方法来反映
- 画些东西
- 回答问题

下面实际练习的题目是:你是更认真的人还是更轻率的人。

A. 看一段去法国旅行的视频,然后决定视频中表 3-1 出现的活动是为了玩(leisure)还是为了完成任务(obligation)。

表 3-1　视频中出现的活动

	traveling to France	leisure	obligation
1	listening to the professor		
2	working at Mcdonalds		
3	studying franch		
4	playing cards		
5	dreaming		

写出视频中的 4 个其他活动,并标出这些活动是为了玩还是为了完成任务。

1. _____
2. _____
3. _____
4. _____

B. 和班级讨论你的看法,每个人都同意你的看法吗? 你同意其他人的看法吗? 写出 6 句话,并将其组成一个段落来陈述。

C.(听和写)听一下你伙伴的活动,把你的活动和你的一个伙伴对比一下,告诉他/她你多长时间做一次这些活动,用副词去表述你的活动。有没有你从来没有做的事情? 用下列词汇回答问题:

Many, sometimes, a little, rarely, occasionally, often, always, never.

听完你伙伴的答案后决定你伙伴比你更认真还是更轻率，然后准备好至少两句话向班级解释你的决定。

传统的课堂口语练习通常用句型练习，在这些练习中，一个人提问题，另一个人回答。问题和答案是结构式的和预知的，而且通常只有一个预先决定的正确答案。问题问答的目的是展示问答问题的能力。

相反，真正的交流目的是去完成一个任务，如传递一个电话信息、获得信息或表达一个观点。在真正的交流中，参与者必须处理别人所说事情的不确定性（即你不知道别人会说什么，但你必须要处理，这是所有会话参与者都知道的）。真正的交流涉及信息沟（information gap），一个参与者拥有其他参与者没有的信息。此外，为了达到会话的目的，说话人可能必须澄清或通过确认的方式来明确大家已经明白了他所说的话。

为了创造增强交际能力的课堂口语活动，教师需要既包括目的又包括信息沟，允许多种表达形式。但是，数量本身不是产出胜任的讲话者所必需的。教师需要结合结构式输出活动，这种结构式的活动允许出错，纠正错误，增加正确性，结合交际性输出活动，以给学习者更自由地练习语言的机会。

两种常见的结构式输出活动是信息沟和拼版活动。在这两种活动中，学生们通过获得缺失的信息来完成任务，这和生活中真正的交际有共同的特点。然而，信息沟和拼版活动也要在语言的特殊条目上设定练习。在这方面，信息沟和拼版活动练习就更像句型练习，而不像交流了。

信息沟活动包括在进度表或时刻表中把缺失的信息填满。例如，伙伴 A 拿着一个飞机航班时刻表，这个时刻表中缺失了飞机入港和离港时间。伙伴 B 有同样的飞机航班时刻表但缺失的内容不同。两个伙伴都不允许看对方的时刻表，但必须把缺失的内容通过问对方填上。这种练习的语言特点包括以 when 或 at what time 来问话。回答多限制在时间的表达上，例如 at 8：15 或 at ten in the evening。再如，共同完成一个图，两个伙伴有同样的图，每个伙伴缺失的详细信息不同，他们通过合作把所有缺失的信息填上。另一种情况下的练习是不缺信息的练习，但是同样的东西在外表上看有不同。例如，在一个图里，一个在街上走路的人穿着夹克衫，而在另一个伙伴的同样的图里，这个人穿的是大衣。在这种练习中所练习的语法和词汇的特点决定于图里的内容和缺失的东西。所描述活动的不同致使学习者练习不同的动词。数量、尺寸和形状方面的不同使学习者练习形容词，位置的不同可以使学习者练习描述学习过的短语。

可以把这些活动设计好以便使参与者必须练习比语法和词汇还要多的内容。例如，时刻表活动，如果一个同伴扮演学生，另一个同伴扮演教授去参会，学生为教授定时间、买机票，那么这个活动就会成为社会层面上的交际学习了。在时间那页上，两者都有时间信息，有的飞行时间已经没有位置了，有的飞行时间还有位置。位置和飞行时间在给学生和教授的信息中不一定完全一样，以便建立一个讨论，需要和航空公司确认等活动，到最后达成令各方都满意、方便的一致性，教授能按时、按地点参会。

拼版活动是更细致的信息缺失活动，这种活动可以由几个人来完成。在这种活动中，每个参与者有一个或几个拼版，参与者必须合作把所有的拼版拼成一整个图。一个拼版一个样式,拼版之间不同,可以是个连环漫画,或一个有故事的照片;可以是一句话,或者是记录一个会话的磁带。总之,每个人的拼版内容都不同。例如,一个需要四个学生的拼版活动,组里的每个学生有一个连环漫画的拼版,参与者可以不把自己的拼版展示给组里的其他人。这四个人的拼版拼到一起是一个故事,四个拼版分别写道: A man takes a container of ice cream from the freezer/ 一个人从冰柜里取出一盒冰激凌;He serves himself several scoops of ice cream/ 他给自己盛了几勺冰激凌;He sits in front of the TV eating his ice cream/ 他坐在电视前吃冰激凌;He returns with the empty bowl to the kitchen and finds that he left the container of ice cream, now melting, on the kitchen counter/ 他拿着空碗回到了厨房,结果发现他把那盒冰激凌留在了厨房的灶台上,里面的冰激凌正在融化。

　　这几个拼版有明确的故事线,所以参与者们在每个拼版应该放在哪个位置的问题上不会有异议。然而,我们还可以把拼版活动设计得更难些,使拼版的顺序有争议,这样,参与者就必须用英语讨论一下拼版的顺序,最后达成一致。更细致的拼版活动可以分成两个阶段。在第一阶段是信息输入阶段,先把学生分成 A、B、C、D 四个组,每个组接受总信息的不同部分。然后把这些学生重新分组,每组 4 人,分别来自 A、B、C、D 四个组,他们用所得到的信息来完成任务。这可以是用录音带的形式进行,A、B、C、D 每个组听录音中新闻简报的一部分。第二阶段,学生们通过对比自己的信息在新的组里排成顺序。

　　在信息沟和拼版活动中,教师需要明确对学生的要求,明确要他们练习什么,学会什么。如果练习的活动中需要学生们没有练习过的内容,教师要通过头脑风暴的形式预习一下,强调一下他们已经知道的内容,补充他们不知道但可以创造出来的内容。

　　结构性输出活动可以在指导模式和交际性输出之间创造有效的桥梁,因为这些活动部分是真实的,部分是虚构的。真实交际活动有信息沟的特点,而这些信息沟需要桥梁,然后才能成功地完成这个交际任务。但是,真实的交际允许说话者应用他们已知的所有语言,结构性输出活动把学生引导向实际应用语言的具有特殊特点的语境中,而且只用简单的句子去练习,不是用长话语。进而,结构性输出情景更像个真正交流的游戏,这种结构控制着学生必须掌握的学习内容,随着学生们逐渐轻松起来后,他们就可以进行真正的语言交际输出活动了。

(三)交际性输出活动

　　交际性输出活动允许学生用他们掌握的所有语言知识模拟真正的语言环境进行练习,在这些活动中,学生们必须一起努力构思计划,解决问题,或完成一个任务。最常见的交际性输出种类是角色扮演和讨论。

　　在角色扮演过程中,学生们要扮演角色,这些角色存在于实际生活中,学生也会用得上,因此每个学生都要扮演实际生活中可能存在的各种角色。因为角色扮演模拟生活,语言范围可能被广泛地扩展。角色关系也要求学生们练习和发展语言以胜任社会的真实语言。他们必须用适合于不同场合和角色特点的语言。

　　通常,学生们会发现角色扮演很有趣,但是缺乏信心或熟练程度差的学生会在开始的时候胆怯。下列方法会有助于角色扮演的成功。

- 精心准备:把活动解释给学生,表述活动情况,确保所有的学生明白这个活动。
- 设定要求的目标和结果:确保每个学生都明白自己所承担的角色要有什么产出,如计划、时刻表、小组的观点、其他产出。
- 用角色卡:给每个学生一个卡,卡上给出这个学生的情况或这个学生应该起到的作用。对于那些水平低的学生,可以在卡上包括有这个学生可能需要的单词或短语。
- 头脑风暴:在开始练习之前,要学生通过头脑风暴的方式预测他们会用到哪些词汇、语法和习语。
- 小组要小:信心不强的学生在较少语言声音中会觉得参与感更强。
- 给学生时间准备:给学生足够的时间准备,设计他们的想法和他们需要表达的语言。
- 教师存在的作用是提供语言资源,而不是监控者:在回答问题时,保持交流模式。除非他们特意问及,否则不去纠正他们的发音和语法。
- 允许学生用他们自己的水平交流:在活动中,每个学生有其自己的语言技巧,有其自己在小组里交流的方法,有其自己的特殊角色作用。不要期待每个学生都能以同样的水平,或用他们学到过的每一种语法进行交流。
- 进行话题跟踪:要学生把他们组角色扮演的结果汇报给整个班级。
- 进行语言方面的跟踪:在角色扮演活动结束后,就教师发现的语法和发音问题给学生讲一下,以期获得反馈。

和角色扮演相似,在讨论练习上,教师先帮助学生准备但不去干扰他们(包括在练习的过程中),讨论更会成功。下列方法有助于讨论练习的成功。

- 帮助学生准备:输入,包括主题信息和语言形式两个方面的输入,这样一来,他们会有东西说和知道用哪些语言去说。
- 给学生提供选择:让学生建议讨论的主题或给学生一些主题要他们选一个。讨论不必总是严肃的话题。学生通常更喜欢电视节目、假期计划、或关于朋友等的话题,而沉重的话题,例如怎样去减少污染这个话题,学生不会非常喜欢参与。
- 设定目标和结果:这可以是小组活动,例如一个发给编辑的信,或者汇报对自己小组里面某个人的评价报告。
- 采取小组讨论而不是整个班级的大讨论:大组会使学生难以参与。
- 讨论活动要短:给学生一个确定的时间,不多于8~10分钟,并且在他们没有什么可以说的时候,允许他们提前结束。
- 允许学生用自己的方式参与:不是每个学生对所有的话题都有话说。不要期待他们对会话有同等的贡献。
- 进行话题跟踪:要学生把他们组角色扮演的结果汇报给整个班级。
- 进行语言方面的跟踪:在角色扮演活动结束后,就教师发现的语法和发音问题给学生讲一下,以期获得反馈。

通过充分准备好的交际性输出活动,如角色扮演和讨论,教师可以激励学生去体验和创新语言,创造一个支持的环境,允许学生犯错误,勿使学生怕犯错误或对犯错误感到尴尬。这会使学生们对自己的练习参与更有信心并会鼓励自己学得更多。

三、外语学习策略

70 年代研究者们开始研究怎样提高学习者的学习能力和学习效果。Rubin 是早期进行此类研究的学者,并于 1975 年发表了题为 "What the Good Language Learner Can Tell Us[①]" 的文章。她发现:①好的学习者善于猜测;②好的学习者有很强的交流欲望或学习交流的欲望;③好的学习者在使用语言练习时不拘谨,为了学习宁愿出错,不介意表现愚蠢;④好的学习者喜欢构造,在语言中不断地寻找句型,不断地分析、分类、总结;⑤好的学习者注重实际练习;⑥好的学习者监测自己和其他人的语言;⑦好的学习者注意语言的含义,而不限于语法和语言表面所传达的意思。她发现,好的语言学习者不只是应用上述一种语言学习策略,越好的语言学习者用的策略越多、越灵活。她还发现,学习者所用的学习策略是随着下列因素而改变的:①任务,例如有的学习可能需要机械性记忆,有的学习可能需要进行口语操练;②学习阶段,学习过程的不同阶段需要的学习策略不同;③学习者的年龄,例如成人善于猜测,而孩子善于融入环境;④语境,没有机会练习二语的课堂语境比起学生们必须用二语进行交流的课堂语境来说,前者使用学习策略的机会就会受到更多的限制;⑤个体类型,如果没有写出来的东西或语法参考摆在面前,有些人就会没信心练习语言,有些人通过看学得好,有些人则通过听学得好;⑥文化差异,有的文化侧重先听,直到吸收了整个编码,一个人才能说得好;有的文化里,机械性的学习是最常见的学习策略。

Naiman 在其发表的 *The Good Language Learner*[②] 一书中认为,学习策略与学习者的个人智力、语言潜能、态度、性格、认知风格等变量因素相关。而 Reid 在其发表的 "The Learning Style Preferences of EFL Students[③]" 一文中把学习者分为听觉型、视觉型、动觉型和触觉型四种类型。听觉型的学习者喜欢听,对听的内容不易忘记,上课能注意听教师的讲解。视觉型的学习者多依赖文字或图画,偏爱默读,注意教师板书的内容,但不太注意听教师的讲解。动觉型的学习者喜欢读、写和动作表演,对实际操作较感兴趣。触觉型的学习者喜欢一边学习一边动手操作,比如制作模型等。Reid 的归类实际上就是语言学习者采用不同的认知方式和策略的体现,即不同的学习者倾向用不同的感知器官去感知外界事物。在语言学习中这个外界事物就是语言。

可见,学习者们在自觉不自觉地运用着自己的学习策略。所谓学习策略(learning strategies)指的是学习者在学习活动中开发出来并有意识地应用着的学习过程与行为,这些过程与行为能帮助学习者有效地学习和应用语言。凡是有助于提高学习质量、学习效率的程序、规则、方法、技巧及调控方式都属于学习策略范畴;学习策略既有内隐、外显之分,又有水平、层次之别;学习策略是会不会学习的标志;学习策略可以通过教学来发展。我国的大学英语教学过程很少有学习策略设计的专论课程。学习策略一般由学习者自己有意、无意地形成和使用。然而,通过教师有意识的教学,学习者的学习策略是可以形成和改善的。好

---

① RUBIN. What the good language learner can tell us. TESOL Quarterly, 1975.

② NAIMAN. The good language learner. Toronto: The Modern Language Center, 1978.

③ REID J. The learning style preferences of EFL students[J]. TESOL Quarterly, 1987(21): 87–111.

的学习策略会帮助学习者更快、更容易地学好外语,因此对于最为难学的医学英语则更显得不容忽视。

学习策略有主动性、有效性、过程性、程序性等特征。一般来说,学习者采用学习策略都是有意识的心理过程。学习时,学习者先要分析学习任务和自己的特点,然后,根据这些条件,制订适当的学习计划。对于较新的学习任务,学习者总是在有意识、有目的地思考着学习过程,只有反复使用的策略才能达到自动化的水平。

策略实际上是相对效果和效率而言的。一个人在做某件事时,使用最原始的方法,最终也可能达到目的,但效果不好,效率也不会高。比如,记忆一列英语单词,如果一遍又一遍地朗读,只要有足够的时间,最终也会记住。但是,保持时间不会长,记得也不会很牢固;如果采用分散复习或尝试背诵的方法,记忆的效果和效率一下子会有很大的提高。

Rubin 和 Wenden[1] 把学习策略归纳成直接策略和间接策略,他们的直接策略指的是学习策略,包括认知和元认知策略,而间接策略包括交际策略和社会策略。

O'Malley 和 Chamot[2] 把学习策略分为三大类:认知策略、元认知策略和情感 / 社会策略,并对如何进行策略培训进行了研究。

Oxford[3] 把学习策略分为六类:认知策略、元认知策略、记忆策略、补偿策略、情感策略、社会策略,并根据所学语言材料的关系划分了两个大类:直接策略和间接策略(见表 3-2)。

表 3-2　Oxford 学习策略分类

Direct strategies/ 直接策略	Indirect strategies/ 间接策略
Memory strategies/ 记忆策略	Metacognitive strategies/ 元认知策略
Cognitive strategies/ 认知策略	Affective strategies/ 情感策略
Compensation strategies/ 补偿策略	Social strategies/ 社会策略

1992 年 Stern[4] 提出了下列学习策略:管理和计划策略、认知策略、交流策略、实验策略、人际间策略和情感策略。Bimmel 和 Rampillon 于 2000 年[5] 将学习策略分为直接策略:记忆、语言加工;间接策略:自我调节、情感、社会、语言应用策略。

2006 年 Cohen 和 Weaver[6] 将语言学习策略分成 a 和 b 两种,策略 a 是提取、复述、交流和总结策略;策略 b 是听、说、读、写、词汇和翻译策略。

上述各策略中,Rubin 研究得较早,Oxford 研究得较完全。学者们认为 Oxford 学习策略是一个比较完整成熟的策略,被很多教学者们采纳。下面就这一策略进行详细解释。

---

[1]　WENDEN A, RUBIN, J. Learner strategies in language learning. New Jersey: Prentice Hall, 1987.

[2]　O'Malley & Chamot. Learning strategies in second language acquisition. New York: Cambridge University Press, 1990.

[3]　OXFORD R L. Language learning strategies: what every teacher should know. New York: Newbury House Publishers & Beijing: World Publishing Corporation, 1990, 2008.

[4]　STERN H H. Issues and options in language teaching. Oxford: Oxford University Press, 1992.

[5]　BIMMELP, RAMPILLON U. Lernautonomie und lernstrategien. Fernstudieneinheit 23. München: Langenscheidt, 2000.

[6]　COHEN A D, WEAVER S J Styles and strategies-based instruction. A teachers' guide. Minneapolis: Centre for Advanced research on language Acquisition, University of minnesota, 2006.

（一）直接策略

如表 3-2 所示，直接策略包括记忆策略、认知策略和补偿策略。

1. 记忆策略　记忆策略包括创造思维连接、应用图像和声音、动作策略和复习得体。记忆策略帮助学生储存和提取信息，有时被称为"记忆术"（memonics）。这种方法当与元认知策略一同应用时会更有效。

A. 创造思维连接（creating mental linkages）。创造思维连接包括分组、联系/设计和把词汇用于语境三种策略。

分组（grouping）指的是在大脑中或用写出来的办法将所学材料分成或重新分成有意义的单位，可以根据词的种类（名词、动词等），根据话题（天气、服装等），根据相似性（温暖的、热的、热带的），根据反义词（如友善的、非友善的），根据感觉（如喜欢、不喜欢），根据语言功能（如道歉、请求、要求）等来进行。

联系/设计（associating/elaborating）指的是把新的语言信息和已存在记忆中的概念联系起来，或将一个信息和另外一个信息联系起来。联系必须是对学习者有意义的，例如可以把面包和黄油联系起来，把学校、书、纸张联系起来。

把词汇用于语境（contextualizing words）指的是为了记住一个词或短语，把一个新词或短语放在一个有意义的句子中，用在一个会话或一段故事中，这和猜测不同。例如，列举出和做针线活有关的一些词：hook/ 钩，eye/ 眼，seam/ 线缝，zipper/ 拉链，button/ 纽扣，snap/ 按扣，要求学生把这些词用在有意义的语境中（如写一篇小短文或口述一个故事）。

B. 应用图像和声音（applying images and sounds）。这个策略包括意像法（imagery）、语义图法（semantic mapping）、声音记忆法（sounds in memory）和关键词法（key words）。

意像法（imagery）。在新的语言学习过程中，所听到的或所读到的东西如能及时在脑海中创造出图像，便有利于记住这些新东西。例如记忆苹果一词时，脑海中回忆吃一次鲜美苹果的故事。进而，可以用图像故事法让学生利用图编故事，也可以利用喜剧漫画，教师可以把漫画故事中的语言字母删除，让学生填补上去，还可以把所有的喜剧漫画的语言混合起来，要求学生找出正确的语言来对应漫画。

语义图法（semantic mapping）。在一张纸上勾画出一个概念与关系图，图中重要的概念放在中间并用荧光笔标出，使其醒目，再通过箭头或连线把这个概念与其他相关内容连接起来。例如，把不同的运输方法（英语词汇）用语义图连接起来记忆。

关键词法（key words）。语义图法要用关键词，记忆某一特殊句子也可应用关键词。

声音记忆法（sounds in memory）。"I before E except after C." 是将押韵用于记忆的典型代表。

C. 复习得体（reviewing well）。得体的复习可以显著提高长期学习的效率。心理学告诉我们，识记一结束，遗忘就开始了。遗忘的进程是先快后慢，先多后少。据此，学习结束后要及时复习，趁热打铁。学习后在当天内复习一刻钟往往比一星期后复习一小时的效果更佳。特别是对外语单词、符号、公式等意义不强的学习材料的复习更需如此。及时复习犹如加固大厦，待大厦倒塌了再修补则为时晚矣。长期记忆一般采用逐渐加长复习间隔时间的办法。例如学了一组词后，采取即刻复习、等待 15 分钟以后再次复习、一个小时之后再次复习、三个小时之后再次复习、第二天再次复习、两天以后再次复习、4 天以后再次复习、第二周再次复习，等等，直到把这些词记住为止。我国好的学习者多采取即时复习，先把刚刚学到的一组词背诵下来，背诵下来的第二日复习、第三日再复习、第五日再复习、一周后再复习，效果非常好。复习的方法包括：及时复习、睡前复习与清晨复习、分散复习与集中复习、试图回忆、过电影等。及时复习指的是在没有忘记的时候复习。睡前复习消除了复习后记忆的干扰。研究表明遗忘的原因之一是活动的干扰防碍了记忆。国外有人做了这样的试验，让两名大学生识记同样的内容，一个熟记后睡眠，一个熟记后仍进行日常活动。结果表明后者的遗忘远远高于前者的遗忘。这是因为后者的日常活动干扰了之前的识记内容，睡眠则无此干扰。因此，若能在每天睡觉前坚持用一刻钟时间将当天学习的重要内容回顾一下，定能取得更好的效果。此外，清晨复习十分钟左右也能取得类似效果，这是因为清晨复习则无前行活动干扰。若能既坚持清晨复习，又保证睡前复习，当然效果更好。

分散复习优于时间过长的集中复习。遗忘规律告诉我们，及时复习并不能完全解决遗忘问题，还需要不断地定时复习。研究表明在定时复习时分散复习优于集中复习，即一次复习两个小时，不如分为四次，每次复习半小时效果为好。此外，随着复习次数的增多，定时复习的时间间隔可逐步延长。然而，在实际学习中，分散和集中复习相结合可能效果会更好。

试图回忆策略优于阅读中记忆。有许多同学复习时习惯于一遍又一遍地读，实际上这是一种少、慢、差、费的复习方式。研究表明，有效的复习应多以试图回忆方式复习为好。即在阅读材料几遍后，就掩卷而思，尝试背诵，实在回忆不起的地方再重复阅读、尝试背诵。如此反复循环，直到记牢为止，且将全部练习时间的 80% 用来试图回忆，20% 用来诵读的效果更佳。这种方法之所以能提高复习效果，主要是充分调动了思维的积极性，增强了学习反馈；避免了反复阅读，平均使用力量以及被动接受知识的状况。

过电影是总复习的有效方法。"过电影"就是指把所学主要内容、难点内容在脑中逐一闪现，全部回忆一遍。若能顺利、清晰过完电影，则说明掌握的知识比较牢固。若过电影卡壳，或若隐若现，则说明这些知识有待进一步复习。若在考试或测验之前，以过电影方式进行心理彩排，不仅可自我考察学习的效果，而且顺利地过完电影，成竹在胸，有助于增强信心。"过电影"通常是进行阶段复习或总复习的一种有效方式。

进而，多样化的复习形式也是值得注意的，零散学习和集中复习方式相结合更会增大产出。

D. **动作法**（employing action）。包括利用机体反应或感觉（physical response or sensation）以及利用机械性技巧来帮助记忆的方法（mechanical techniques）。教师用英语发出指令、学生按照老师的英语指令来做事，就属于利用机体反应或感觉的记忆策略。例如，老师用英语告诉一个学生 to take the pencil, go to the pencil sharpener, sharpen your pencil, write two heart diseases with it, and then give it to John。学生便按照老师所说的拿起那个铅笔，去削铅笔刀处削铅笔，写下两个心脏的疾病，然后把这支笔给 John。抽认卡（flashcards）的方式是利用机械性技巧的记忆方法。在卡的一面写上生词，在卡的另一面写上这个词的意思，一个词一个卡，将很多词卡放在一起，随机抽取记忆。

此外，复述也是记忆的一种好方法。复述指对学习材料的维持性的言语重复或在选择基础上的保留重复。复述是维持注意、保持信息的主要途径之一。例如，当某人告诉我们一个多位数的电话号码,若不经复述,转眼就会遗忘。复述包括机械重复和意义复述,记忆外语单词的复述主要是机械性的重复,而文章内容的复述多为意义复述。

教学是发展复述策略的有效途径,教师可通过多方面来发展学生的复述能力:第一,应经常要求学生复述,培养学生的复述习惯;第二,通过多种方式发展学生的复述能力。例如:①要求复述新内容。有经验的教师在讲完某个重要定理或某段重要内容后,总是要求学生小声复述几遍,以促进内容的保持;②要求学生用自己的话复述课文主要内容、主要信息;③复述思路或思考过程。第三,对学生的复述要给予引导,不能把复述搞成简单的死记硬背,而应通过复述更好地了解材料之间的意义、连接、关系或使之变得明显,易于从记忆中恢复。第四,对复述的要求应逐步提高,不能只停留在原内容的重复水平上,应逐步过渡到有选择性的重点复述上。

进而,要注意理解后记忆,先理解而后记忆会增加记忆效果。单词最好是理解后记忆,特别是医学术语,因为医学术语长,短语和句子更需要理解后再去记忆。我们在努力记忆英语时,要注意以下几个方面:第一,要有明确的记忆意识,清楚知道记忆要达到的目标、记忆的内容、乃至采用什么方法来记。第二,要提高自我参与的程度,无论记什么内容都要有强烈的记忆欲望。第三,限时记忆。规定识记的内容在一定时限内完成。限时记忆加强了对记忆时间的意识,能增强紧迫感,迫使具有惰性的大脑全面紧张起来,使识记效果大大提高。第四,树立长远的识记目标,保证记住的内容经久不忘。

2. 认知策略　认知(cognition)指通过心理活动(如形成概念、知觉、判断或想象)获取知识,是个体认识客观世界的信息加工活动。习惯上将认知与情感、意志相对应,是指人们获得知识或应用知识的过程,或信息加工的过程,即对作用于人的感觉器官的外界事物进行信息加工的过程。认知是人类最基本的心理过程,它包括感觉、知觉、记忆、想象、思维和语言等形式。人脑接受外界输入的信息,经过头脑的加工处理,转换成内在的心理活动,再进而支配人的行为,这个过程就是信息加工的过程,也就是认知过程。认知过程包括信息的获得、编码、贮存、提取和使用等。信息的编码是将一种形式的信息转换为另一种形式的信息,以利于信息的贮存、提取和使用。个体在知觉、表象、想象、记忆、思维等认知活动中都有相应的信息编码方式。信息的贮存就是信息在大脑中的保持。在记忆活动中,信息的贮存有多种形式。信息的提取就是依据一定的线索从记忆中寻找所需要的信息并将它取出来。信息的使用就是利用所提取的信息对新信息进行认知加工。

认知策略是学习者加工信息的一些方法和技术,有助于有效地从记忆中提取信息。其基本功能有两个方面:一是对信息进行有效的加工与整理;二是对信息进行分门别类的系统储存。在学习过程中,学习者针对所学内容画出网络关系图,这种策略属于认知策略。认知策略分为复述策略、精加工策略和组织策略等三个方面内容。在外语学习的过程中,它包括练习、接受和发出信息、分析与推理和创建输入输出结构等四部分内容。

A. 练习(practicing)。包括重复、正规法、重组法和自然法。

重复(repeating)指的是反复地说或做某事,反复地听几次新内容,反复地背诵需要记下来的词语,演练(rehearsing)和模仿本族语说话的人等。

正规法(formally)指的是正规地按语音和写作系统练习语音和写作,包括听觉感受练习。练习听觉感受时建议录音。例如,利用固定语句、句型(formulaics)的练习,固定语句指的是无法分开的表达方式,如 "Hello,how are you？",而句型练习至少有一个需要补上去的空缺,如 "It's time to _____."。这和听力理解练习不同。

重组法(recombining)指的是把学到的东西用于新的组合中而造一个更长的句子。

自然法(naturalistically)指的是按实际交流练习语言的方法。例如模仿本地人说英语。模仿本地人说英语可以提高词汇量、改进发音、应用方言习语、应用机体语言、应用不同类型的语言、改善语调。但无意识地或不懂其义地盲目地复述一般是没有价值的。

B. 接受和发出信息(receiving and sending messages)。包括快速获得信息和应用资源(getting the idea quickly,using resources)。前者涉及应用各种资源去理解大意,后者指的是应用技巧来提取信息。

C. 分析与推理(analyzing and reasoning)。包括推论演绎、对表达的分析、迁移法、翻译法和对比分析。

推理演绎(reasoning deductively)。根据已知的一般规律来猜测所读到或听到的语言。例如,June 知道 "Would you like to go to the library？" 是句问话,因为他学过 would 放在名词前是问话。但不能过分用这个策略,例如动词过去时的一般规律是加上 ed,当遇到 go 时误认为 go 的过去时是 goed。

对表达的分析(analyzing expressions)。主要涉及把生词拆开、把短语拆开、把句子拆开或把段落拆成几部分。例如,如果看不懂短语 "premeditated crime" 时,尝试把这个短语分成:crime(bad act),meditate(think about),pre(before),就会发现这个短语的意思是 a bad act that is planned in advance/ 一个事先计划好的不良行动(预谋犯罪)。

对比分析(analyzing contrastively)。多数学生都自然而然地用着这个方法。这个方法涉及通过对比自己的母语,分析新语言的成分(声音、单词、句法)来决定相似和不同。例如,英语单词的 "papa" 的发音与汉语的 "爸爸" 相似,而两者的意思都是父亲,这样就很容易把一个新单词记下来了。这一策略在西方人学习西方外语(如英国人学法语)的时候常用,因为他们的语言中发音相似意思也相近、拼写相近意思也相近的单词非常多。

翻译法(translating)。翻译法在二语学习的早期最有效,这是以 L1 为基础去理解 L2 的方法。但这种方法有时会出错,例如 "chief complaint" 如果字对字的翻译则会理解成 "主要的抱怨",而实际是医学中 "主诉" 的意思。

迁移法(transferring)。指的是把 L1 的语言知识迁移到 L2 中。如单词迁移,汉语的 "痛" 在英语构词中可用 -ache。于是迁移出 headache/ 头痛,earache/ 耳痛,toothache/ 牙痛,stomachache/ 胃痛。但需注意,有的不能这样迁移,例如按上述的办法迁移出来的词 legache 是不存在的。

D. 创建输入输出结构(creating structure for input and output)。各种语言都有其结构,学习者在学习的过程中需要有这些结构的输入练习和输出练习。这就需要教师根据学生的具体情况设计好学习者必学的结构,结合实例讲解给学习者。根据 VanPatten 的输入加工理论和输出加工理论,创建实际应用的、学生们需要掌握的语言结构的语言,帮助学生学习。学习者也要通过记笔记、总结或用荧光笔标记等方法来重点学习自己不熟悉的结构或术语,有针对性地通过创建结构来学习。

3. 补偿策略　补偿策略帮助学生应用语言,这些策略的目的是补偿学习者在语法和词汇方面的知识不足。补偿策略包括灵活猜测和克服局限性。

猜测:猜测在听和阅读过程中非常重要。学生不必辨认出每个词就能理解听读材料,也就是说,即使有不懂的词也并不影响学生理解文章的大体意思。所有的学习说和写的补偿策略的关键是使学习者坚持进行足够的说写练习。包括如下办法:

应用语言线索:应用以前掌握的目的语的知识,或学习者自己语言的知识,这些知识可以提供理解所听或所读内容的语言线索。

应用其他现索:有些其他现索可能和语言有关,例如提示社会关系的头衔(Mr.Mrs. Miss, Prof., Dr., Dean, President, Madam, Governor, Judge, Mayor, Senator)。

提供线索的实例:

(1)John 知道下列英语单词的意思:shovel/ 铁锹, grass/ 青草, mower/ 割草机, lawn/ 草坪,当他听到这些词的时候,他就会知道这个会话很可能是在谈论园艺。

(2)Sarah 知道 sink/ 洗脸盆, toilet/ 抽水马桶, bathroom/ 卫生间,当她读到或听到一个带有这些词的广告时,她遇到了 faucet/ 水龙头和 tile/ 瓷砖,她便会猜出这两个词是卫生间用品或卫生间的一部分。

提供线索的角度很多,还包括:

头衔,观察非语言的动作(如身体语言),知道已经说了什么,视、听线索,在文章结构方面的意思,人物的描写,一般背景知识。

通过掌握整体知识可以提高听、读的猜测能力,在训练学生听、读前,问学生一些和听、读内容有关的问题。可以通过给学生一个或几个目的语的句子来让他们完成。如,

On the one hand he was right, but on the other hand...

The dying king called for a priest to...

The man dropped his shopping bag and everything spilled out.He went up to a young girl watching and...

克服局限性:克服局限性包括如下方法:转用母语,获取帮助,用哑语或姿势语言,部分或全部地躲避,选择主题,选择近似意思的语言或词汇,造新词,用迂回或同义词的办法。

获取帮助可以是通过在说到不认识的词的时候停下来,或表示犹豫,或直接找人帮忙,例如可以问一个人:英语的……怎么说?

用哑语或姿势语言:包括在会话中用机体的姿势来代替单词或表达形式来表示意思。大家熟知的哑语或姿势语言包括:指示,表示一个物件(飞机、铅笔、汽车等),拍手鼓掌或竖大拇指。

部分或全部躲避指的是当困难出现的时候或预测到困难将要出现时停止讲话,甚至可以避开某些情况,甚至某些主题。对说话者展示一些情感保护(以示不想说),展示给说话者你准备稍后再说。

选择主题指的是由学习者选择会话的主题,这允许说话者挑选他们所熟知和感兴趣的主题来会话。

选择近似意思的语言或词汇的策略就是当讲话者不知道一个词或一个意思怎么说时,

他可能省掉这些信息。例如，Nina 说 "I have to leave"，但她没有说她有个约会，在 20 分钟内去看牙医。她的英语水平限制了她把这部分信息说出来，所以她只说了她要离开。

造新词是在 L2 学习过程中，说话者词汇量不够多时采用的策略。例如，Michael 不知道气球（balloon）用英语怎么说，他就用了 "airball" 来代替，对方也能听明白，并且会用 balloon 纠正给他。又如，Jenny 不知道牙医（dentist）怎么说，所以她用了她知道的词 "tooth doctor"。

迂回或同义词法指的是近似的表达方法，用几个单词来解释一个概念，或在找不到恰当词的时候用同义词来解决的办法。例如，当 Robert 不知道 seatbelt 怎么说的时候，他可能说："I'd better tie myself in"；Tommy 不记得 briefcase/ 手提包怎么说了，所以他说："I lost my leather packet"。

（二）间接策略

间接策略包括元认知策略、情感策略和社会策略。

1. 元认知策略 元认知是一个人所具有的关于自己思维活动和学习活动的认知和监控，其核心是对认知的认知。元认知实质是描述了人类自我意识在认知、调节上的一种功能，活动对象是认知过程，是个体对自己的认知加工过程的自我觉察、自我反省、自我评价与自我调节。

元认知和认知都属于人的认识和思维活动，二者的区别主要表现在以下几个方面：

（1）认识和思考的对象不同。认知活动的对象是外在的、具体的，如记忆的对象是某个具体的事件或某篇文章，阅读的对象是某段具体的文字；而元认知的对象是内在的、抽象的，是主体自身正在进行的认知活动。

（2）活动的内容不同。认知活动的内容是对认识对象进行某种智力操作。例如，阅读某一篇文章，通过对这篇文章的字词进行辨认，句子、段落进行理解，最后达到对文章的整体把握。元认知活动的内容是对认知活动进行调节和监控，如阅读中的元认知活动有明确阅读目的，将注意力集中在阅读材料中的主要内容上，对当前阅读活动不断进行调节，自我提问以检查阅读效果，随时采取修正策略等。

（3）作用方式不同。认知活动可以直接使认知主体取得认知活动的进展。例如，个体阅读一篇文章，就可以知道这篇文章的大意、中心思想。而元认知只能通过对认知活动的调控，间接地影响主体的认知活动。例如，通过自我检查确认主体的阅读是否达到预期目标。

（4）发展速度不同。从个体认知发展看，元认知落后于认知的发展。研究表明，婴儿出生以后就有了一定的认知能力。而幼儿到了学前期才开始获得一些零星的、肤浅的元认知能力，这时元认知能力才开始发展。在大学生中，元认知能力存在着极大的个体差异，通过加强对元认知的学习和培养，能使大学生的元认知能力获得迅速发展和提高。

从本质上讲，元认知是不同于认知的另一种现象，它反映了主体对自己"认知"的认知。同时两者又是相互联系、不可分割的，认知是元认知的基础。没有认知，元认知便没有对象；元认知通过对认知的调控，促进认知的发展。元认知和认知共同作用，促进和保证认知主体完成认知任务，实现认知目标。

所谓元认知策略是指控制信息的流程，监控和指导认知过程进行的策略。元认知策略是利用认知过程中获得的知识，通过确立学习目标与计划，监控学习过程和评估学习结果等手段来调节语言行为。在英语的学习过程中,元认知策略包括:学习为中心、计划学习和评价学习。

A. 学习为中心(centering your learning)。学习为中心包括总复习和连接、集中精力等两种主要方式。

总复习和连接(overviewing and linking)指预习学习过的相关总体知识和材料(包括词汇)从而为学习新内容做好准备,把新学的内容和学习者已知的内容联系起来。词汇的复习与建设是总复习与连接的重要部分。

集中精力(paying attention)有两种模式:直接注意和选择性注意。直接注意指的是把主要精力放在任务上,同时避开不相关的干扰。选择性注意包括在听读前决定要注意哪些特殊内容。听、说、读可有这两种模式,而写作只能有直接注意模式。

听(listening)。以学习为中心的听,要在听前做准备,特别适用于测试之前。例如,告诉学生下一次测试是关于大学生活的听力测试,包括男女混合大学、入学、申请、宿舍、校友等,这时学习者会非常认真地做听前准备,包括词汇的准备。这时,也可以把相关的内容用汉语或汉英对照的形式发给学生,帮助他们准备。学生要养成习惯,在练习二语听力时,时刻提醒自己在精神溜号时要有意识地把精力转移回来,回到这个听力中。听可以是集中全部精力听整个文章,也可以听文章中一个特定的内容。例如:在听一段关于犯人作案的文章时,可以主要集中精力听哪些人涉及了这个犯罪活动。

读(reading)。以学习为中心的读,要求学习者联系实际生活中的经历,特别是自己的经历来拓宽阅读内容。例如,当学习者知道下一个阅读内容是关于找工作的,这个学习者就要假设自己找工作,准备找工作需要的材料和知识,预测找工作会遇到的各种情景以及应答措施,通过这一种方式预习、学习和复习这篇文章。读也可以是选择性地读,例如,读者只想知道某人分别在什么时间去了某地。

写(writing)。以学习为中心的写要在真正写文章前练习写。可以在真正写之前通过头脑风暴的形式不停地写 10 分钟作为准备,这 10 分钟所写的内容是一种不需要很多大脑监控下的写,即不需要上下文的逻辑关系。

说(speaking)。以学习为中心的说要求学习者在可能的情况下有准备,准备好自己要练习的主题、术语、语法、句子等内容。说要特别注意语言的逻辑性。

B. 安排与计划学习(arranging and planning your learning)。包括二语语法、词汇、词组等(meta-linguistics)基本知识的计划学习,组织(organizing),设定目标(setting goals),确定目的(identifying purposes),针对任务做计划(planning for a task),寻找时间和机会练习(seeking time and opportunities to practice)。其中包括:

努力为学生创造最好的语言环境,恰当的语言环境很重要,听和读都需要舒适和安静的环境,这个环境首先就要求没有背景噪音。建立一个好的教室环境能起到对学生学习英语的鼓励作用。周计划是一个可行的策略,可以实现课堂内外学习,放松的时间也要做在计划里以防过度劳累。每个学生都要有语言学习笔记,并做好笔记,做笔记对学习可以起到非常大的帮助。学生可以把课堂学到的表达形式、语法、特殊结构、课堂任务、目的、策略等记在笔记里,完成一定内容的最后期限也要记在笔记里。笔记里还要包括学习时间、自主学习时间和内容,甚至兼职、吃饭、睡觉等计划。有一点需要经常提及给学生的是,在同样的总学习时间里,多次短时间的学习比少次长时间的学习效果好。

C. **评估自己的学习**(evaluating your learning)。该项包括自我监控(self-monitoring)和自我评估(self-evaluating)。自我评估总体语言进程和四项基本技能即听、说、读、写中任何一项语言学习进程,评估对自己学习的满意程度、有哪些不足等,然后加以改正或调整。通过自我监控,根据学到的知识,学生能及时发现自己的学习进度是快还是慢,学习有没有按计划进行,在交流过程中及时发现错误并加以纠正。

2. 情感策略 情感策略包括降低焦虑、测量自己的情感温度和鼓励自己。

A. **降低焦虑**(lowering your anxiety)。降低焦虑包括放松/冥想、利用音乐和出声地笑等三个策略。焦虑涉及情感、态度、动机和价值。学习者的情感对语言学习成功与否的影响最大,因此要鼓励自己。鼓励的策略包括用正能量看问题、明智地探索、奖励自己等,并要经常测量自己的情感温度以调整自己。

定期放松、深呼吸、冥想或祈祷。定期放松所有的主要肌肉群,一次一组肌肉群。深呼吸指的是用膈肌以下部分的呼吸,而不是只用肺脏的呼吸。冥想或祈祷指的是把精力集中于一个图片或把精力集中在一个想法上,以便集中自己的思维。

利用音乐指的是倾听那些有抚慰作用的音乐,例如参加经典音乐会就是一种放松的方法。音乐有镇定、安静的作用,教师可以在课间或上课之前播放轻音乐,给学生有一个安静的环境,也可以播放优美宁静的音乐以安静学生的心绪。有人喜欢在练习英语之前听他最喜欢的乡村音乐、有人喜欢在学习英语前听爵士音乐来帮助学习,"心对理解有一定的影响,因此值得让我们的心参与到我们的兴趣中"。

笑是最好的药物,有些医院用"笑疗法"来帮助患者放松。大笑能把娱乐带到教室,从而帮助学生放松。使人大笑的实例包括喜剧性书、笑话和朋友们谈笑、喜剧性角色扮演游戏等。教师在授课期间结合教学内容不时地穿插些笑话、幽默语言等,会大大减少学生的注意力分散。学生在课间调侃、大笑会大大提高学习兴奋度。

某种程度上的焦虑有时可以使学习者达到学习效果的最高峰,但太多的焦虑会阻止语言的学习。

B. **鼓励自己**(encouraging yourself)。鼓励自己包括经常说正能量语言(positive statements)、明智地冒险(wise risk-taking)和自我奖励(rewarding yourself)。跟别人或自己总说或多说正能量的语言(最好用英语说)或有助于学习。包括我喜欢学习外语(enjoy learning the new language),我在不知道每一个词的时候能明白语言的意思(I can understand without knowing every word),我比一个月前读得快了(I'm reading faster than I was a month ago),我的流利程度在增加(I can tell my fluency is increasing),我在冒险但做得很好(I'm taking risks and doing well),为了学习,语言弄错了不要紧(It's OK if I make mistakes for learning)。语言练习要敢于冒着犯语言错误的危险,包括语法错误、用词错误等,但不能胆大妄为地犯错误,而是应该基于一些道理分析判断做出来的。学习语言过程中的冒险也会支持其他的情感策略,例如说正能量的语言和奖励自己。自己奖励自己不同于老师给的奖励,老师给的奖励是外奖励(external rewards),自己给自己的奖励是内奖励。学习者需要确定当自己外语学好的时候怎样来奖励自己,自我奖励不必是可触及的或可看到的东西。

C. **测量自己的情感温度**(taking your emotional temperature)。测量的方法包括倾听自己身体在说什么或自我意识(body awareness),以判断自己身体是不是太疲倦了、是不是太紧张了、是不是正处于情愿学习的高峰期。情感温度也可以通过应用情感检测清单(emotion checklist),撰写语言学习笔记(keep a diary),和别人讨论自己的感觉(sharing feelings)等方法来测量。学生的日记中,要包括自己对学习外语的感觉,努力做到每天都撰写,写得不用很长。日记是为自己写的,不必展示别人,当然如果自己愿意展示给别人也可以。这可以帮助学生宣泄被压抑的情感,并可以发现问题,在语言学习上获得进步。

目前,随着网络的进步,我们也可以考虑用微博(Twitter)取代日记。要求学生在微博上每天写一小段记录自己外语学习的情况,以及他们当天应用的语言学习策略。在测量学生的情感方面,教师需要掌握学生的下列情况。

- 班级里哪些学生表现最好
- 哪些学生需要教师的管理
- 哪些学生需要老师拉近他们与老师的关系
- 哪些学生需要进行学习目标的教育
- 哪些行为影响学生的学习动机
- 哪些行为是学生们期待的
- 哪些行为与六类学习策略有关(认知策略、元认知策略、记忆策略、补偿策略、情感策略、社会策略)。

宣泄情感还可以通过和别人交流的方式。和别人讨论自己的感觉是个情感释放过程,在这个过程中,别人可能对你负性的情感提出一些好的解决建议,你自己也能在讨论过程中领悟出克服不利于自己学习的情感的办法。

3. 社会策略 社会策略包括问问题、与他人合作和移情。

A. 问问题(asking questions)。问问题是一个最基本的社会交际活动之一,问问题能够帮助学习者更好地理解学习者对理解原话语的隐含意思,还能鼓励参加说话的人用目标语提供更多的输入,同时也显示了参与者对说话人的兴趣,并体现了参与者的参与跟合作。问问题包括确认(clarification/verification)和请求纠正(correction)。确认包括要求更熟练的讲话者减慢说话速度、用不同的句子和短语等不同的方式重新表达、复述、解释,或确定他 / 她所说的意思,问问题的过程是一个很好的实际生活中需要的过程,非常具有学习意义。问问题包括下面的一些简单的问题,例如,请把刚才的话重新说一遍(Would you please repeat that ?),请慢点说(Please speak more slowly),对不起,我没有明白(I'm sorry, I don't understand),抱歉,请重复一下(Pardon me),再说一遍刚才的话(What was that again ?),你刚才说了……吗(Did you say _____ ?),……是什么意思(What does _____ mean ?)。

请求纠正主要应用于说和写的练习中,这涉及自我监控策略。通过自我监控,学生能注意到自己的困难,发现自己的问题,然后通过自己问自己来纠正和请求他人来帮助纠正。然而,学生自己不要成为语言警察,老师也不要成为语言警察,换句话说,不要监督每句话、每个句子,一般来说,不影响理解就是好句子。教师纠正学生错误时不要一次纠正太多,因为这会影响学生的学习热情,最好是学生自己意识到或要求教师给予纠正时才给予纠正。然而,这对于我国学生的外语学习不太符合,因为我国学生很少会请老师来纠正。然而,我国好的学习者当发现英语老师觉得奇怪时,会意识到自己有不恰当的地方,这时他/她会要求老师来给予纠正。也经常会有学生想改进自己写作水平时找老师评价自己写的文章,找出严重问题,然后自己去加以纠正。

B. 与他人合作(cooperating with others)。包括与同行的合作及互相支持(peer support)、与流利外语应用者的合作交流或说本族语人士的交流(interaction with native speakers)。

C. 移情(emphathizing with others)。移情包括增进文化理解(developing cultural understanding)和理解他人的想法和感觉(becoming aware of others' thoughts and feelings)。交流和移情是成为胜任交际者的两个关键因素。

(三)Oxford 学习策略量表

Oxford 学习策略量表(Strategy Inventory for Language Learning, SILL)是基于上述六类学习策略编制出来的,被世界上外语教学与学习者广泛应用。该表列有 A、B、C、D、E、F 六个分量表,分别对应上述六种学习策略,可以帮助评价学习者运用不同学习策略的情况,从而改进学习策略,提高学习能力和学习效果,提高外语学习的成功率。为使读者充分理解该表,本文将该表以英汉两种文字列出。

1. Oxford 学习策略量表英文版

Strategy Inventory for Language Learning(SILL)

This form of the strategy inventory for language learning(SILL)is for students of a second language(SL). Please read each statement and fill in the bubble of the response(1, 2, 3, 4, or 5)that tells HOW TRUE THE STATEMENT IS.

1. Never or almost never true of me

2. Usually not true of me

3. Somewhat true of me

4. Usually true of me

5. Always or almost always true of me

Answer in terms of how well the statement describes you. Do not answer how you think you should be, or what other people do. **There are no right or wrong answers** to these statements.

Part A

1   I think of relationships between what I already know and new things I   1   2   3   4   5
     learn in the SL.

2   I use new SL words in a sentence so I can remember them.

3   I connect the sound of a new SL word and an image or picture of the
     word to help me remember the word.

4   I remember a new SL word by making a mental picture of a situation in
     which the word might be used.

5   I use rhymes to remember new SL words.

6   I use flashcards to remember new SL words.

7   I physically act out new SL words.

8   I review SL lessons often.

9   I remember new SL words or phrases by remembering their location on the page, on the board, or on a street sign.

Part B

10   I say or write new SL words several times.

11   I try to talk like native SL speakers.

12   I practice the sounds of SL.

13   I use the SL words I know in different ways.

14   I start conversations in the SL.

15   I watch SL language TV shows spoken in SL or go to movies spoken in SL.

16   I read for pleasure in the SL.

17   I write notes, messages, letters, or reports in the SL.

18   I first skim an SL passage(read over the passage quickly)then go back and read carefully.

19   I look for words in my own language that are similar to new words in the SL.

20   I try to find patterns in the SL.

21   I find the meaning of an SL word by dividing it into parts that I understand.

22   I try not to translate word for word.

23   I make summaries of information that I hear or read in the SL.

Part C

24   To understand unfamiliar SL words, I make guesses.

25   When I can't think of a word during a conversation in the SL, I use gestures.

26   I make up new words if I do not know the right ones in the SL.

27   I read SL without looking up every new word.

28   I try to guess what the other person will say next in the SL.

29   If I can't think of an SL word, I use a word or phrase that means the same thing.

Part D

30   I try to find as many ways as I can to use my SL.

31   I notice my SL mistakes and use that information to help me do better.

32   I pay attention when someone is speaking SL.

33   I try to find out how to be a better learner of SL.

34   I plan my schedule so I will have enough time to study SL.

35   I look for people I can talk to in SL.

36   I look for opportunities to read as much as possible in SL.

37   I have clear goals for improving my SL skills.

38   I think about my progress in learning SL.

Part E

39   I try to relax whenever I feel afraid of using SL.

40   I encourage myself to speak SL even when I am afraid of making a mistake.

41   I give myself a reward or treat when I do well in SL.

42   I notice if I am tense or nervous when I am studying or using SL.

43   I write down my feelings in a language learning dairy.

44   I talk to someone else about how I feel when I am learning SL.

Part F

45   If I do not understand something in SL, I ask the other person to slow down or say it again.

46   I ask SL speakers to correct me when I talk.

47   I practice SL with other students.

48   I ask for help from SL speakers.

49   I ask questions in SL.

50   I try to learn about the culture of SL speakers.

2. Oxford 学习策略量表汉语版（7.0 版）

该 Oxford 学习策略量表是为学习二语的学生设计的。请仔细读每一项，然后选择你对该问题的反映等级（1、2、3、4、5）。

1– 完全不符合我的情况

2– 通常不是我的情况

3– 有时候是这样

4– 通常是这样

5– 完全符合我的情况

A. 记忆策略

1. 我会思考在英语中学到的新知识与我已有的知识间的联系。　　1–2–3–4–5

2. 为了记忆生词,我尽量使用生词造句。　　1–2–3–4–5

3. 我尽量将单词的音、形、义结合起来记忆单词。　　1–2–3–4–5

4. 为了记住单词,我经常想在什么情景下这个单词有可能用到。　　　1–2–3–4–5

5. 我用英语的节奏来记生词。　　　1–2–3–4–5

6. 我将生词写在卡片上以便更好地记忆单词。　　　1–2–3–4–5

7. 我借助肢体语言记忆生词。　　　1–2–3–4–5

8. 我经常复习英语课文。　　　1–2–3–4–5

9. 我通过记忆单词在书页、广告牌或路标上的位置来记忆生词。　　　1–2–3–4–5

B. 认知策略

10. 我通过重复读写来记忆单词。　　　1–2–3–4–5

11. 我尝试像英语为母语的人一样说英语。　　　1–2–3–4–5

12. 我经常练习英语的发音。　　　1–2–3–4–5

13. 我通过多种方式来运用已经掌握的英语单词。　　　1–2–3–4–5

14. 我尝试用英语交谈。　　　1–2–3–4–5

15. 我经常看一些英语电视节目或电影。　　　1–2–3–4–5

16. 用英语阅读对我来说是一种享受。　　　1–2–3–4–5

17. 我用英语记笔记、写便条、信件或报告等。　　　1–2–3–4–5

18. 我通常先快速地浏览一下英语短文,然后再从头仔细地阅读。　　　1–2–3–4–5

19. 遇到新词时,我通常回想一下它与汉语中哪些单词相对应。　　　1–2–3–4–5

20. 我注意总结英语句型。　　　1–2–3–4–5

21. 如果知道单词各部分的含义,我就能知道整个单词的意思。　　　1–2–3–4–5

22. 我尽量不字对字地直译。　　　1–2–3–4–5

23. 对于听到或读到的英语内容,我要作一下总结。　　　1–2–3–4–5

C. 补偿策略

24. 对于不太熟悉的单词我就猜它的意思。　　　1–2–3–4–5

25. 当我在用英语对话中想不出一个词时,我会用手势。　　　1–2–3–4–5

26. 当不知道应该用哪个单词时,我就用知道的单词造词。　　　1–2–3–4–5

27. 在阅读英语文章时,我不会去查每个生词的意思。　　　1–2–3–4–5

28. 我尽量预测讲话者将要说什么。　　　1–2–3–4–5

29. 如果想不起用准确的单词来表达,我就用意义最相近的单词或短语来代替。　　　1–2–3–4–5

30. 我通过一切途径来练习英语。　　　1–2–3–4–5

D. 元认知策略

31. 我通过意识到自己的错误,来提高自己的英语水平。　　　1–2–3–4–5

32. 有人讲英语时,我的注意力非常集中。	1–2–3–4–5
33. 我试着找出如何学好英语的办法。	1–2–3–4–5
34. 我制订时间表,以便有足够的时间来学习英语。	1–2–3–4–5
35. 我注意寻找那些能够和我用英语交谈的人。	1–2–3–4–5
36. 我寻找一切机会尽可能多的用英语进行阅读。	1–2–3–4–5
37. 对于如何提高自己的英语技能,我有明确的目标。	1–2–3–4–5
38. 我经常回想自己在英语学习中的进步。	1–2–3–4–5

E. 情感策略

39. 每当感到害怕英语时,我便努力放松自己。	1–2–3–4–5
40. 尽管我害怕出错,但我还是鼓励自己去讲英语。	1–2–3–4–5
41. 每当在英语学习取得进步时,我就奖励自己。	1–2–3–4–5
42. 我尽力去注意在学习或运用英语时自己是否情绪紧张。	1–2–3–4–5
43. 我在日记中写下自己学习英语的感受。	1–2–3–4–5
44. 我与他人交流学习英语的心得体会。	1–2–3–4–5

F. 社交策略

45. 如果我听不懂,我会请求讲话者放慢速度或重复。	1–2–3–4–5
46. 当我讲英语时,我请别人改正我的错误。	1–2–3–4–5
47. 我与其他同学一起练习英语。	1–2–3–4–5
48. 我经常从英语老师那里寻求帮助。	1–2–3–4–5
49. 我用英语来提问题。	1–2–3–4–5
50. 我努力学习英语国家的文化。	1–2–3–4–5

　　学习策略量表(SILL)是学生和老师用于评估学生们学习外语策略的工具,主要用于学生自我应用策略的自我评估。通过学生选择表中某项策略的等级来决定他们使用该策略的频率,等级数量越高代表他们应用这个策略越频繁。目前,学习策略量表被用于语言学习研究的不同方面,首先作为一个标准工具用来评估外语学习策略的应用,同时也用来评估语言学习新方法的可靠性;这个量表还被应用于研究学生的学习类型和教师的教学类型。外语学习策略量表是于 1987 年制作的第二语言分析的工具,《Oxford 的语言学习策略:每个教师应该知道的》(*Oxford's book Language Learning Strategies*:*What Every Teacher Should Know*)[①]公布了研究者对其了解和使用的一些事实。其中的 5.1 版本是为评估英语为本族语的人学习外语用的,而 7.0 版本是为了评估外国人学习英语而设计的。通过该量表,可以发现学习者需要在哪方面加强,同时可使学习者了解不同的学习策略并加以学习应用。不仅有利于公共英语的学习,也有利于专业英语的学习,包括医学英语。

---

① OXFORD R L. Language learning strategies:what every teacher should know. Boston:Heinle & Heinle Publishers,1990.

第四章 医学英语术语的学习

　　我国学生医学英语的学习是在大学期间进行的,他们中的绝大多数在入大学之前学习了公共英语,有的已经到了大学英语4级水平,有的甚至到了6级水平,已经掌握了医学英语需要的基本语法。因此,大学期间医学英语的学习重点应该是医学术语及特定篇章类型的学习,而不再是短语、语法等内容的学习。

一、医学术语的来源、发音规则与复数变化规律

　　医学术语的来源、发音规则与复数变化均较普通英语复杂得多,但有一定的规律性,掌握了这些规律会使医学英语的学习容易得多。

(一)医学术语的来源

　　西方医学经历了巴比伦和亚述、古希腊、古罗马、意大利和拜占庭等的古代发展史,以及西方各国共同贡献的近代发展史,决定了西医术语有三个来源:希腊语、拉丁语和英语。这就造成了有时一个词义只有一个词、有时会有两个词、有时甚至会有三个词。表4-1列举了几个常见的有三个来源的术语词汇。

表 4-1　一个词义有三个词、出自三个不同来源的实例

汉语	英语	希腊语	拉丁语
体	body	soma	corpus
心	heart	cardia	cor
肾	kidney	nephrus	renes
肠	bowel	enteron	intestine
耳	ear	otos	auris

　　如果英语本身有这个词,在句子中一般用英语本身的单词,很少用希腊或拉丁来源的单词,例如"人体是由9个系统组成的"一般说成 the human body is composed of nine systems,而不用 the human soma...。而绝大多数的希腊和拉丁来源的术语被用于词素来造词,因此他们的词型和原词会有些不同。例如,躯体神经系统的英文为 somatic nervous system,而黄体的英文是

corpus luteum,前者的躯"体"用了"soma"这个词根,而后者的黄"体"则用了"corpus"。科学新词基本都采用拉丁和希腊词为主干的词素构成,英语词汇基本不用于构成科学新词。

在词根上附加前缀或后缀可组成新词,如 cardio(心)+ pathy(疾病)=cardiopathy(心脏病),这里的 cardi 是词根,pathy 是后缀,而 "o" 是结合元音。这些词根和词缀绝大多数源自希腊语和拉丁语,他们根据需要,形成各种不同的组合,衍生无数新词。一个词可以有两个或更多个词根,如 oto(希腊源:耳)+ neur(希腊源:神经)+ algia(希腊源:疼痛)=otoneuralgia(耳神经痛),其中 "oto" 和 "neur" 都是词根。构成单词的有意义成分称为词素,例如前缀、词根和后缀等。拉丁、希腊词素在医学英语词汇中之所以具有举足轻重的作用和影响,除了历史的原因以外,还与它们都拥有丰富的词根和词缀有关,请看表 4-2,表 4-3 和表 4-4,其中 G 代表希腊语 Greek,L 代表拉丁语 Latin。

表 4-2　希腊和拉丁词根组成的合成词实例

词根	来源及含义	例词
aden/o	(G)gland 腺体	adenoma 腺瘤
cerrebr/o	(L)cerebrum 大脑	cerebrovascular 脑血管的
gastr/o	(G)stomach 胃	gastroptosis 胃下垂
laryng/o	(L)larynx 喉	laryngitis 喉炎
anthr/o	(G)joint 关节	arthritis 关节炎
ped/o	(L)foot 足	pedopathy 足病

表 4-3　希腊和拉丁前缀组成的合成词实例

前缀	来源及含义	例词
ante-	(L)before 前	antenatal 产前
hyper-	(G)more than normal 高	hypercalcemia 高血钙
brady-	(G)slow 慢	bradypnea 呼吸过缓
mal-	(L)bad 不好	maldigestion 消化不良

表 4-4　希腊和拉丁后缀组成的合成词实例

后缀	来源及含义	例词
-cele	(L)hearnia 疝	esophagocele 食管疝
-penia	(G)deficiency 缺乏	leucopenia 白细胞缺乏症
-ectomy	(G)removal 切除术	tonsillectomy 扁桃体摘除术
-rrhea	(G)discharge 排泄	diarrhea 腹泻

正是由于这些搭配能力很强的源于希腊语和拉丁语词根和词缀的存在,当医学有新的发现需要新词汇时,他们可以从中选择相应的成分组成新词汇,丰富医学英语词汇。

对医学英语词汇稍加分析即可看出,源于希腊语和拉丁语的词汇主要分两种,一种是通过借用源于希腊语和拉丁语的词根和词缀派生出来,如上面谈到的那样。另一种是整个单词被英语吸收，即直接来自希腊、拉丁语的医学词、只是词形上稍有变化甚至保持不变,这种单词在医学术语中所占比例不多。例如,lumen/ 腔,拉丁语,原意为一个开口,后演变为解剖学上的"腔",即管状器官的内部腔室,比如血管腔或肠腔;jejunum 来源于拉丁语,意为"空的",现指小肠的"空肠"部分,之所以得名是因为古时的解剖学家发现人死之后这部分是空的;cecum 来源于拉丁语,"盲的,堵死的",医学上大肠的第一部分起于封闭的端,故得此名;hystera 在希腊语中意思是"子宫,发源地",在医学英语中把 hyster/o 作为子宫的一个词素;hypochondria 为希腊语,指胸口、心窝或者上腹部处,精神紊乱患者经常抱怨腹部疼痛,因此这个词引申为忧郁的基地,后用来指"忧郁症"。

　　在源于希腊、拉丁的医学词汇中,还有一小部分是源于其文化。希腊神话中医神艾斯库累普的女儿 Panacea 是医药之神,现在已经是"万灵药"的含义,而他的另一个女儿 Hygeia 为健康女神,现在的 hygiene（卫生）即源出此处;morphine（吗啡）源于 morpheus,意为"梦之神";atlas（寰椎）源于阿特拉斯（Atlas）,被宙斯降罪来用双肩支撑苍天的一个擎天神,所以这个词现在用来指支持头颅的寰椎;hypnosis（催眠术）源于睡眠之神 Hynos;proteus 变形杆菌源于变幻无定的海神 Proteus;psychology（心理学）源于罗马爱神的妻子 Psyche 所产生的词根 psych/ 灵魂,精神;而 labyrinth（迷路）则源于由第德勒斯为克里底岛王迈诺斯所建的迷宫。

（二）医学术语的读音规则

　　医学英语术语的读音大致可分为两类：一类是常规的英语读音,与公共英语大致相同;另一类是来源于希腊与拉丁术语的读音。这类术语有其特殊发音规则,了解这些发音规则有助于正确地拼读和记忆这些术语。但必须指出的是,不在发音规则内的词有很多,因此建议在熟读和记忆每个术语之前查词典,并且查英英医学词典,因为英英医学词典的标音准确。

　　1. 辅音的读音　医学术语中辅音的发音基本与英语单词辅音的发音一样。只有极少数字母及字母组合的发音有些特殊。

　　单独字母的读音。主要涉及 c,g,x 的读音。

　　● c 在 a,o,u 前发[k]音,如 cardiac['kɑːdɪæk]/ 心脏的;在 e,i,y 前发[s]音,如 placenta[plə'sentə]/ 胎盘。

　　● g 在 a,o,u 前发[g]音,例如 gastric['gæstrɪk]/ 胃的;在 e,i,y 前,发[dʒ]音,如 emergency[ɪ'mɜːdʒənsɪ]/ 紧急的;在 get[get]/ 得到一词中发[g]音。

　　● x 在词首发[z]音,如 xanthine['zænθɪn]/ 黄嘌呤;其他发[ks]音,如 axilla[æk'sɪlə]/ 腋窝。

　　组合字母的发音。Ch,ph 和 rh 是常见的辅音组合,它们常常以一个整体出现在一个词中。

　　● ch[tʃ]：choke[tʃəuk]/ 窒息;ch[k]：chronic['krɒnɪk]/ 慢性的。在医学英语中多数情况下读[k]音。

　　● ph[f]：phobia['fəubɪə]/ 恐惧。

　　● rh[r]：rhinal['raɪnl]/ 鼻的。

　　● sch[ʃ]：schilling['ʃɪlɪŋ]/ 先令;[sk]：schizoid['skɪtsɔɪd]/ 精神分裂症的。

mn, cn, pn, ps, pt, gn 等，在词首时，前一个辅音不发音，在词中时两个辅音都发音。

- mn[n]: mnemonics[ni:'mɒnɪks]/记忆术，[mn]: amnesia[æm'ni:zɪə]/遗忘症。
- cn[n]: cnemial['ni:mɪəl]/胫的；[kn]: gastrocnemius[(ˌɡæstrɒk'ni:mɪəs]/腓肠肌。
- pn[n]: pneumonia[nju:'məʊnɪə]/肺炎；[pn]: apnea['æpnɪə]/呼吸暂停。
- ps[s]: psychology[saɪ'kɒlədʒɪ]/心理学；[ps]: capsule['kæpsju:l]/囊。
- pt[t]: ptosis['təʊsɪs]/下垂；[pt]: hemoptysis[hɪ'mɒptəsɪs]/咳血。
- gn[n]: gnathitis[næ'θaɪtɪs]/颌炎；[gn]: pregnancy['pregnənsɪ]/怀孕。

ph 后面紧跟 th 时，ph 不发音。例如，phthisis['θaɪsɪs]/痨病。

2. 重音的定位　医学术语中常见的后缀多数重音落在倒二音节和倒三音节，也有少部分落在第一音节，如果能熟练运用重音规则，往往能大大减轻我们记忆的负担。

（1）重音落在倒数第一音节的词尾。-geal: pharyngeal[færɪn'dʒəl]/咽的，esophageal[ˌi:səufə'dʒəl]/食管的。-rrhea: diarrhea[ˌdaɪə'ri:ə]/腹泻，dysmenorrhea[ˌdɪsmenəʊ'ri:ə]/痛经。

（2）重音落在倒数第二音节的词尾。形容词词尾（大多含字母 -i-）：-ial, -ic。例如，interstitial[ˌɪntə'stɪʃl]/间质的，细胞间的；asymptomatic[ˌeɪsɪmptə'mætɪk]/无临床症状的。表述状况的词尾：-uria['u:rɪə]/尿液情况，-emia['ɪmɪə]/血液情况，-chezia['ki:zɪə]/粪便情况，-spermia['spɜ:mɪə]/精液情况 等。例如，hematuria[ˌhi:mə'tju:rɪə]/血尿，bacteremia[bæktə'rɪmɪə]/菌血症，pyochezia[paɪəʊ'ki:zɪə]/脓便，oligospermia[ɒlɪɡɒs'pəmɪə]。药物后缀：-in, ic。例如，chloromycetin['klɒ:rəʊmaɪ'si:tɪn]/氯霉素，penicillin[ˌpenɪ'sɪlɪn]/青霉素。Analgesic[ˌænəl'dʒi:zɪk]/镇痛剂，anesthetic[ˌænəs'θetɪk]/麻醉剂，antibiotic[ˌæntɪbaɪ'ɒtɪk]/抗生素。疾病后缀：-itis['aɪtɪs]/炎症，-oma['əumə]/肿瘤，-osis['əusɪs]/（不正常）情况，-poiesis[pɔɪ'i:sɪs]/生成过程，-rrhexis['reksɪs]（破裂），-ptosis['təʊsɪs]（下垂）。如，appendicitis[əˌpendɪ'saɪtɪs]/阑尾炎，hepatoma[ˌhepə'təumə]/肝细胞癌，adenofibrosis[eɪdɪnɒ:faɪb'rəusɪs]/腺纤维化，leukopoiesis[lju:kəpɔɪ'i:sɪs]/白细胞的形成，amniorrhexis[æmnɪə'reksɪs]/羊膜破裂，gastroptosis[gæstrɒp'təʊsɪs]/胃下垂。微生物：-coccus['kɒkəs]/球菌，-bacillus[bə'sɪləs]/杆菌，-virus['vaɪrəs]病毒，mycosis[maɪ'kəusɪs]/霉菌病。Streptococcus[ˌstreptə'kɒkəs]/链球菌，lactobacillus[ˌlæktəubə'sɪləs]/乳杆菌，adenovirus[əˌdi:nəʊ'vaɪrəs]/腺病毒，bronchomycosis[brɒnkəmaɪ'kəusɪs]/支气管霉菌病。

以 -y 结尾的派生词的重音大多落在倒数第三个音节上，但如果倒数第二个音节的元音后跟两个辅音音标，则重音落在倒数第二音节上。例如，-lepsy['lepsɪ]/突然发作，-pexy[peksɪ]/固定术，-plasty[p'læstɪ]/成形术，等等。例如，narcolepsy[nɑ:kəʊ'lepsɪ]嗜眠发作，orchiopexy[ɔ:kɪɒ'peksɪ]/睾丸固定术，duodenoplasty[djʊədɪnəp'læstɪ]/十二指肠修复术。

3. 重音落在倒数第三音节的词尾。表述过程的 y 结尾的术语：-tomy/切开术，-stomy/吻合术，-ectomy/切除术，-rrhaphy/修复术，-scopy/（用内视镜）看的过程，-graphy/记录的过程。例如，gastrotomy[gæs'trɒtəmɪ]/胃切开术，gastroduodenostomy['gæstrəudu:ədɪ'nɒstəmɪ]/胃与十二指肠吻合术，splenectomy[splɪ'nektəmɪ]/脾切除术，angiorrhaphy[ændʒɪ'ɒrəfɪ]/血管缝合术，laparoscopy[ˌlæpə'rɒskəpɪ]/腹腔镜检查，electrocardiography[elektrəʊkɑ:dɪ'ɒgrəfɪ]/心电图描记，angiography[ændʒɪ'ɒgrəfɪ]/血管造影。状态结尾的术语：-ectasis['ektəsɪs]/

扩张，–iasis［'aɪəsɪs］/病，–lysis［lɪsɪs］溶解，–ptysis［ptəsɪs］/咳、咯。例如，bronchiectasis
［brɒŋkɪ'ektəsɪs］/支气管扩张，nephrolithiasis［nefrəʊlɪ'θaɪəsɪs］/肾结石，autocytolysis
［ɔ:təsɪ'tɒlɪsɪs］/细胞自溶，hemoptysis［hɪ'mɒptəsɪs］/咳血。–ium结尾的化学元素：magnesium
［mæg'ni:zɪəm］/镁，potassium［pə'tæsɪəm］/钾。其他：–pathy/疾病，–therapy［'θerəpɪ］/治疗
法，–megaly［'meglɪ］/增大、肿大。例如，arthropathy［ɑ:θ'rɒpəθɪ］/关节病，radiotherapy
［reɪdɪəʊ'θerəpɪ］/放射疗法，hepatomegaly［hepətəʊ'megəlɪ］/肝肿大。

医学术语在变化词型的时候，有时重音也随之变化。

动词变名词，重音后移。例如，perforate［'pɜ:fəreɪt］/穿孔，perforation［ˌpɜ:fə'reɪʃn］/穿孔。

形容词变名词，重音后移。例如，infective［ɪn'fektɪv］，infectivity［ɪnfek'tɪvɪtɪ］。

名词变形容词，重音后移。例如，systole［'sɪstəlɪ］，systolic［sɪ'stɒlɪk］。

（三）医学术语的复数变化规律

医学英语中来源于拉丁和希腊的术语很常见，但它们的复数变化不同于来源于英语本
身的术语，它们的变化复杂，给出恰当的医学词汇复数在医学英语写作上具有挑战性。庆幸
的是这些复数变化通常遵循一定的基本规律。一旦掌握了这些规律，就能把大多数术语恰
当迅速地变成复数，但是每个规律会有例外情况，因而要特殊记住那些例外的术语。

表4-5显示了源于拉丁或者希腊的英语名词中，常见的传统词尾及它们相应的复数变
化词尾和可接受的英语复数变化词尾形式。需要提及的是，传统词尾更受欢迎。

表 4-5　源于拉丁和希腊的术语复数变化一览表

单数	→	复数	单数实例	传统复数实例	可接受的英语复数
–a	→	–ae	**vertebra**[1]	vertebrae	
			alga[2]	algae	**algas**
			formula[3]	formulae	**formulas**
–en	→	–ina	**foramen**[4]	Foramina	**foramens**
–ex	→	–ices	**cortex**[5]	cortices	
			index	indices	**indexes**
–is	→	–es	diagnosis	diagnoses	
			analysis	analyses	
			hypothesis[6]	hypotheses	
–itis	→	–itides	nephritis	nephritides	
			arthritis	arthritides	

[1] vertebra /'vɜ:təbrə/ n. 椎骨

[2] alga /'ælgə/ n. 藻

[3] formula /'fɔ:mjʊlə/ n. 处方

[4] foramen /fə'reɪmen/ n.（尤指骨头中的）孔

[5] cortex /'kɔ:ˌteks/ n. 皮层，皮质

[6] hypothesis /haɪ'pɒθəsɪs/ n. 假设，假说

续表

单数	→	复数	单数实例	传统复数实例	可接受的英语复数
–ix	→	–ices	**appendix**①	appendices	
			matrix②	matrices	**matrixes**
–on	→	–a	**spermatozoon**③	spermatozoa	
			criterion	criteria	**criterions**
–um	→	–a	**ileum**④	ilea	
			bacterium	bacteria	
			datum	data	
–us	→	–i	**alveolus**⑤	alveoli	
			focus⑥	foci	**focuses**
			fungus	fungi	**funguses**
–ax	→	–aces	**thorax**⑦	thoraces	
–ma	→	–mata	sarcoma	sarcomata	
			neuroma	neuromata	
–nx	→	–nges	**larynx**⑧	larynges	
			pharynx⑨	pharynges	
–yx	→	–yces	**calyx**⑩	calyces	

这些变化规律相对复杂,需要留心和不断总结才能熟练运用。

二、英语词汇学习策略的研究

词汇学习策略有很多种,所有公共英语词汇的学习策略均适合于医学英语的学习。因此,我们首先复习一下常见的公共英语学习策略,然后讨论医学英语的术语学习策略。

(一)公共英语词汇学习策略的研究

许多二语习得的研究者认为,英语词汇是英语最基本的构成元素,是二语习得研究领域中的一个非常重要的方面。英语词汇策略是外语学习策略的一个重要部分。许多研究者把

---

① appendix /əˈpendɪks/ *n.* 附录,阑尾
② matrix /ˈmeɪtrɪks/ *n.* 细胞基质
③ spermatozoon /spəːmətəʊˈzəʊən/ *n.* 精子
④ ileum /ˈɪlɪəm/ *n.* 回肠
⑤ alveolus /ælˈvɪələs/ *n.* 牙槽,肺泡
⑥ Focus /ˈfəʊkəs/ 病灶
⑦ thorax /ˈθɔːrˌæks/ *n.* 胸
⑧ larynx /ˈlærɪŋks/ *n.* 喉
⑨ pharynx /ˈfærɪŋks/ *n.* 咽
⑩ calyx /ˈkeɪlɪks/ *n.* 肾盏

英语词汇策略作为外语学习策略的一个子课题来进行专项研究。McCarthy[1] 在其 1984 发表的 A New Look at Vocabulary in EFL 一文中认为,语言学习需要充分发展其词汇策略,才能够提高他们的语言交际能力。Ahmed[2] 在对 300 名来自苏丹的学习者的研究中发现,成功学习者比不成功学习者更多地依赖各种词汇学习策略。Brown 和 Payne[3] 对外语词汇习得过程进行了研究,他们将词汇学习的过程划分为五个阶段:①Encountering new words/ 与生词相遇;②Getting the word form/ 获得该词的结构形式;③Getting the word meaning/ 获得该词的意思;④Consolidating word form and meaning in memory/ 把词的结构形式和词义合并在一起储存在记忆中;⑤Using the word/ 使用这个词。Rubin[4] 则把词汇学习过程分为获取、储存、检索、使用等四个环节。

国内对外语学习策略的研究从 20 世纪 80 年代中期开始,近 30 多年成果不断。文秋芳[5] 在其《英语学习策略论》一书中针对学习英语词汇给出了六种方法。王文宇[6] 在其 1998 年发表的 "观念、策略与词汇记忆" 一文中对比了英语专业与非英语专业学生的词汇记忆策略与词汇量之间的相关性。从学习者词汇认知策略方面,刘津开[7] 探讨了猜词策略与外语水平之间的关系。陈桦、张益芳[8] 在这方面选取的研究对象与前面研究者的不同,除研究方法沿用常用的调查问卷外,还采用了访谈和录音,把国内儿童与在校大学生使用的词汇记忆策略进行了比较,发现中国儿童很少使用关键词策略和语义编码策略。而张萍等[9] 从学习者使用词汇学习策略的性别差异角度,侧重研究不同性别的非英语专业研究生学习英语词汇策略的不同点,发现男生习得观念和操练观念的程度明显高于女生。顾永琦和胡光伟[10] 则从词汇学习策略的变化对词汇量和成绩变化影响的角度,动态地调查了来自中国 100 名准备就读新加坡大学的预科生,试验测试了他们的词汇量,得出了英语成绩,经过 6 个月的语言强化训练,再比较试验前后他们的词汇学习策略、词汇量和英语成绩的相关变化关系。从词汇学习策略认知观念的角度,赵继政[11] 在其 "高职非英语专业学生词汇学习策略调查" 一文中调查研究了高职学校非英语专业学生词汇学习的十种观点,学习者知道的词汇学习策略有

① MCCARTHY. A new look at vocabulary in EFL［J］. Applied Linguistics, 1984（5）: 12–22.
② AHMED. Vocabulary learning strategies［A］. In Meara PM.（Eds.）, Beyond Words［C］. London: British Association for Applied Linguistics in association with Center for Information on Language Teaching and Research, 1989.
③ BROWN, PAYNE. Five essential steps of processes in vocabulary learning［Z］. Paper presented at the TESOL Convention, Baltimore, MD, 1994.
④ RUBIN. Learning strategies: theoretical assumptions, research, history and typology. In Wenden, A & J. Learner Strategies in Language Learning. New York: Prentice Hall, 1987.
⑤ 文秋芳. 英语学习策略论［M］. 上海外语教育出版社, 1996.
⑥ 王文宇. 观念、策略与词汇记忆［J］. 外语教学与研究, 1998（1）: 47–51.
⑦ 刘津开. 外语学习策略研究—猜词能力与外语水平. 外语教学, 1999（3）: 31–35.
⑧ 陈桦,张益芳. 中国儿童英语词汇策略探究［J］. 外语学刊, 2001（4）: 100–106.
⑨ 英语学习者词汇观念和策略的性别差异研究［J］. 外语与外语教学, 2002（7）: 35–37.
⑩ 顾永琦,胡光伟. 词汇学习策略、词汇量与英语成绩的变化. 英语学习策略实证研究［M］. 西安: 陕西师范大学出版社, 2003.
⑪ 赵继政. 高职非英语专业学生词汇学习策略调查［J］. 国外外语教学, 2005（3）: 44–48.

许多种,但不知如何选择适合自己独特的策略。丁怡[1]在其"外语善学者与不善学者英语词汇学习策略对比研究"一文中,对善学者与不善学者运用"有声思维"方式进行英语词汇学习策略的研究,并比较两类学习者的差异,其结论是:不善学者的学习策略并不比善学者的少,关键是如何灵活运用词汇学习策略。

(二)医学英语词汇学习策略的研究

医学英语专业术语的研究可以追溯到 20 世纪 80 年代,医学英语已被界定为特殊英语的分支,一些研究者试图找到学习医学英语专业术语的有效学习策略。从医学英语专业术语的不同学习策略的对比中,1985 年,Fang[2]试图从两种学习策略中找到更有效的一种,一种学习策略是利用术语的词根和词缀分析,另一种是运用术语的拼读规律读写记忆术语。她最后发现利用术语词根、词缀的构词规律记忆术语是更为有效的学习策略。Gylys and Wedding[3](1983)的研究也印证了术语构词法在医学英语学习中的重要作用。他们指出,医学英语术语是特殊的英语词汇,为医疗领域中医疗人员更高效、更明确地进行沟通交流所需。医学英语术语的掌握是能否在医学领域内进行交流的关键,而其特定的词根和词缀是掌握医学术语的关键。Schmitt[4](1997)的研究发现,查字典辅助与反复记忆术语被认为是有助于医学生的有效学习策略。伊朗 Kashan 医科大学(Kashan University of Medical Sciences)的 Jafar Asgari Arani[5](2005)对比了高水平与低水平学生在使用医学英语专业术语学习策略上的异同点,并对各种学习策略的最高频率和最低频率进行了数据分析。结果发现在 Kashan 医科大学里学生们普遍喜欢应用复述(为了记住一个术语而反复说这个术语)、复写(反复写)和双语词典策略,同时发现好的学习者应用各种不同策略的频率明显高于差的学习者,他们所用的主要策略是:猜测,记忆,认知和元认知策略,然而,好的和差的学习者都不善于应用社会策略。沙特 King Abdul-Aziz University 大学的 Rania Hassen Kabouha[6]用调查问卷的方法研究了该大学学生医学英语术语学习策略的应用情况,结果显示该校学生用得最多的学习策略是猜测和词典策略,用得最少的是选择性注意和记笔记策略,学生们更喜欢独自学习,不喜欢小组学习,他们最有效的学习策略是词典策略和与母语为英语的人交谈。

洪班信研究了复合型医学术语的构成,并从术语的读音、术语的拉丁词源、词根、同族词

---

① 丁怡.外语善学者与不善学者英语词汇学习策略对比研究[J].外语研究,2006(6):47-50.

② FANG. The investigation and evaluation of the teaching methods on medical terminology. Paper presented at the Second National Conference on TESOL. Taipei, 1985. Iran "R. O. C."

③ GYLYS, WEDDING M E. Medical terminology. New York: F. A. Davis Co. Gu & Johnson, 1983. Vocabulary learning strategies and language learning outcomes[J]. Language Teaching, 1996, 46: 643-679.

④ SCHMITT. Vocabulary learning strategies. Vocabulary: description, acquisition and pedagogy. SCGYNUTT N, MCCARTHY M, Eds. Cambridge: Cambridge University Press, 1997.

⑤ ARANI J A. Learning strategies of english medical terminologies in the students of medicine, 1995. –http://www.esp-world.info/Articles_13/Learning

⑥ KABOUHA RH. Vocabulary learning strategies of medical English terminologies. English for Specific Purposes World, 2015, Special Issue #1, Vol. 16. ISSN 1682-3257, www.esp-world.info

的构成、缩略词的构成等几个方面系统地介绍了医学英语专业术语,以帮助学习者更好地学习。2008 年黄锦如 [1] 在其发表的"语音学、语义学及语用学在医学英语词汇教学中的应用"一文中分别就语音学、语义学和语用学三方面探索了医学英语专业术语的学习方法、技巧和规律,目的是努力找出使学生不再过度畏难学习专业术语、有效地扩大词汇量的方法,提高学生医学英语专业术语的学习兴趣。刘冰 [2](2011)以徐州医学院 82 名大三学生为研究对象,对其医学英语专业术语的学习策略进行了实证研究。研究内容涉及了学习策略的使用频率,结果发现,医学生在学习专业英语词汇时所使用的学习策略中,最常用的是认知策略,其次是元认知策略,最后是社会情感策略,好的学习者同差的学习者之间存有很大差异。此外,除了机械性记忆和母语策略同医学英语词汇考试的成绩存在负相关外,其他所调查的词汇学习策略同词汇考试成绩呈正相关关系。杨晓林 [3](2012)的研究与刘冰有类似的方面,她以新乡医学院为例,突出了医学生专业术语学习策略的元认知策略,元认知策略分为前期管理策略、中期管理策略和后期管理策略,研究结果表明中期管理策略最为薄弱。调查结果同时显示,医学生对医学英语词汇学习策略的使用情况一般,对各种策略的认识不够明确,他们最常使用情感策略。

邱萌 [4] 在其硕士论文中报告了他对三甲医院住院医师医学英语专业术语学习策略调查的结果:①住院医师学习术语的动机外因大于内因,极少人真正对医学英语感兴趣,他们认为医学英语术语是为了达到他们某种需求和目的的语言工具,他们学习的目的性也非常明确;②住院医师们认为,学习策略很重要,并经常使用,他们使用最多的三种策略是:认知策略、情感策略、记忆策略,其次是补偿策略,最少使用的两种策略是:元认知策略和社会策略;③不善学者使用的学习策略并不少于善学者,他们也在积极尝试改变自己在学习中的困难。善学者最明显的特点是:他们善于用认知策略,较多地并有效地使用补偿策略,较少使用机械记忆,较少使用母语翻译,具有自主学习能力,积极参与语言的运用与交流,关注语言的使用情况;④科研型医师与临床型医师记忆策略、认知策略、补偿策略的使用趋同,无明显差异。他们的元认知策略、社会策略、情感策略差异明显。邱萌建议打造"以人体器官系统课程为模式"的医学英语教学体系。

然而,笔者的研究结果显示:我国学生最有效的策略包括记忆策略、复习策略和阶梯策略。医学英语的记忆策略中最为有效的策略是词素学习策略,其次是分组学习策略、大声朗读记忆策略、基于解剖系统的逻辑回忆策略和思维导图策略等。

三、医学英语术语的词素学习策略

我国医学英语的学习是在学生高中学完基本英语语法的基础上进行的。此时医学英

---

① 黄锦如 . 语音学、语义学及语用学在医学英语词汇教学中的应用［J］. 医学教育探索, 2008, 7 (2): 164-165.

② 刘冰 . 医学英语词汇特点及学习策略研究［D］. 南京师范大学, 2011.

③ 杨晓林 . 医学生专业英语词汇学习策略研究—以新乡医学院为例［D］. 华中师范大学, 2012.

④ 邱萌 . 三甲医院住院医师医学英语专业术语学习策略的调查研究［D］. 华中师范大学外国语学院, 2015.

语学习中的语法学习与段落大意的分析等已不再是重点,学生的学习难点是怎样能记住又长又多的医学英语术语,而术语的学习,词素是关键。著名教育学家美国摩西根大学 Joanne F.Carlisle 教授指出:掌握词素和构词在词汇学习上至关重要,因为在阅读过程中可以用这些知识通过分析生词找出它的含义 [1]。很多研究者们证实,通过学习词素来学习词汇是一个有效的英语学习方法。在众多的学习策略中,认知策略中的词素学习策略已经被西方公认为最为重要的学习策略。以词素为中心的学习方法可使医学英语的学习变得容易,不仅在其他国家如此,在我国也如此,本文作者也通过医学英语教学的实证研究证实了这一点 [2]。

(一)常用医学英语术语及其词素涵盖面的界定

已经证实,医学生需要学习的医学英语的深度和广度是"全科医生需要掌握的医学知识"层面的英语。掌握过少,会给学生今后工作行业内交流带来障碍,而掌握过多会给学生带来不必要的负担。也就是说,医学生需要掌握的英语医学术语是每个学科医生普遍需掌握的通识术语。例如,心血管学科的医生需要了解心脏的基本结构:四个腔、四个瓣膜、冠状动脉、心壁及其三层结构、冠心病等常见病的诊治等;其他学科的医生,例如消化内科和神经内科的医生,也需要掌握这些。再如,不仅消化科的医生,其他所有学科的医生都需要掌握消化系统的大体解剖、生理病理及其常见病的诊治。至于更深奥的心脏学科的知识所涉及的医学英语,只需心脏科医生需要掌握,消化学科的深奥医学知识也只需要消化科医生去学习,不需要其他学科的每个医生都去学习。如果大学医学英语教学中包括了只是心血管学科的学生毕业后在工作中需要的专科英语的深度,而毕业后从事其他学科工作的学生将用不到,那么,在校期间将来做其他学科工作的学生就学习了将来用不到的医学英语知识,这在一定程度上浪费了他们的时间。

全科医生需要掌握的医学知识包括组成人体的各个系统(国内多用九大系统)的大体解剖、生理病理、常见疾病的诊治等,医学英语学习的深度和广度也应如此。

医学英语的学习应该是一个整体的、系统的学习,应该够深度、够广度,应基于学生的需求来设计。目前,我国的医学英语专业教师缺乏医学知识,因而大多数学校给学生开设的是科普医学英语课程,知识深度和广度与国际共识的学生需求相距甚远。

包括人体各大解剖系统的解剖、生理病理、疾病的诊治等全科医生需要掌握的医学知识内容里,常用的医学术语有三千多个,其中绝大部分是复合医学术语,这些复合术语单词长。例如,gastroduodenostomy(胃十二指肠吻合术)由 18 个字母组成,myocarditis(心肌炎)由 11 个字母组成。很显然,记忆 3 千多个如此长的医学英语单词是件很困难的事情。幸运的是,词素短,而且少,构成 3 千多个医学常见复合术语的词素只有 700 多个。医学英语教育学家 Chabner Davi-Ellen 指出,医学词汇就像拼板,它们是由众多的小片段(词素)组成的,这些小片段的不同组合就构成了不同的词汇,通过在生词中辨认这些小片段,就会确定出生

---

① CARLISLE J F.Handbook of language and literacy: development and disorders[M].New York: Guilford Press, 2004.

② 刘森,刘明.以词素为中心医学英语学习的效果与分析[J].科技创业家, 2014(6):17-18

词的含义 ①。记住这些短小的词素及其简单的构词规律,当遇到由这些词素组成的术语的时候,就会辨认出这些术语的含义。记忆短词素远比记忆长术语容易得多,更重要的是,掌握了这些词素后,可以通过词素分析出新创造出来的词的含义。进而,必要时,还可以自己创建出行业内都能读懂的新词。

(二)词素学习策略

本书第三章提及的外语学习策略均适合医学英语词汇及词素的学习。进而,作者结合自己医学英语学习与教学实践经验,依据国内外的教学实际,通过对本校学生的研究,开发出了以人体系统为板块、词素为中心、思维导图为支撑的教与学新方法。以人体系统为板块即以人体系统(我国一般分成九大系统)分"章",以分析本章词汇、简述解剖、生理、常见病及其诊治等为"节"来设计教学板块。以词素为中心即教学重点放在学习记忆医学术语的词素(前缀、词根和后缀等)上。在学习人体某个系统的英语时,要把该系统常见的词素一一例出来,并将含有这些词素的医学词汇融入篇章中。这才能使学习者系统全面地学到医学生需要的、覆盖每个人体系统的、从解剖到临床各方面的医学英语。

英语医学术语的词素学习策略包括术语层面上的词素学习策略,句子和篇章层面上的词素学习策略。术语层面上的词素学习策略就是在术语语境下的词素学习,句子和篇章层面上的词素学习策略就是在句子和篇章语境下的词素学习,他们之间互相促进。

1. 复合术语的构词规则　在学习词素记忆策略前,首先要掌握复合型医学术语的构成规则。医学英语词素分为前缀、后缀、词根、连接元音和组合形式五部分。词根(root)是一个单词的基础,是不能再分的构成医学术语的最小功能单位,能代表一个完整的意思。例如,词根 cardi 指的是心脏,词根 hepat 指的是肝脏。词缀是加在词根之前或之后的最小词素,可分为前缀(加在词根之前)和后缀(加在词根之后),例如前缀 hyper– 和 hypo– 分别是高和低的意思,–algia 是名词性词尾,意思是疼痛。一般前缀改变词义,而后缀可改变词性、增加词义等。连接元音是用来连接两个词根或把词根和后缀连接起来的词素,绝大多数的情况下,连接元音是字母"o",极少数情况下连接元音用"i",而用其他起到连接作用的元音的机会就更少见了。连接元音没有任何含义,只起到连接的作用。词根和连接元音加在一起被称作组合形式。如组合形式 psych/o 由词根 psych 和连接元音"o"组成,心脏的组合形式 cardi/o 是由心脏的词根 cardi 和连接元音"o"组成。请看心理学的英语构成。

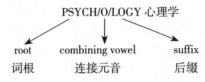

其中,"psych"(精神)是词根,"–logy"(…学)是词缀,"o"是连接 psych 和 logy 的元音,所以 psychology 的意思是心理学。"Psych/o"是词根"psych"加上连接元音"o"组成的,所以 psych/o 被称作一个组合形式。再请看下面单词的组成。

---

① CHABNER D. The language of medicine. Beijing:Peking University Medical Press,2006.

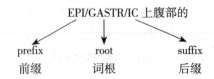

EPI/GASTR/IC 上腹部的

prefix	root	suffix
前缀	词根	后缀

　　Epi 的意思是在…之上，gastr 的意思是胃，–ic 的意思是与…有关的（形容词后缀）。整个单词 epigastric 的意思是胃上的、上腹部的。古希腊人认为，胃占据人体腹部的大部分，因此，"胃上的"实际上指的是现代医学的"上腹部的"。请注意，在词根 gastric 和后缀 –ic 之间没有连接元音，也就是说，结合形式 gastr/o 和形容词词尾 –ic 结合成词的时候，结合形式中的连接元音被拿掉了。当后缀以元音字母开头的时候，连接元音就必须去掉；而后缀以辅音字母开头的时候，结合形式的连接元音就必须保留，上述的 psychology/ 心理学中 psych 和 logy 之间的 "o" 绝不可以去掉。继续看下面的术语。

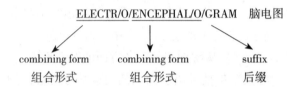

ELECTR/O/ENCEPHAL/O/GRAM　脑电图

combining form	combining form	suffix
组合形式	组合形式	后缀

　　Electr（电）是词根，"o" 是连接元音，electr/o 是组合形式，encephal/o（脑）是另一个组合形式。整个单词 electroencephalogram 的意思是记录脑电的东西（这里指的是一张纸）。同样，electrocardiogram 的意思是记录心电的图（心电图），因为组合形式 cardi/o 的意思是心脏。在一个单词中用两个或者两个以上词根和用不止一个连接元音的情况是很普遍的现象。请注意，脑电图中的 electroencephal 和心电图中的 electrocardi 都是由两个词根组成的，脑电图的第二个词根 encephal 是元音字母开头，而心电图的第二个词根 cardi 是由辅音字母开头，但两个词根间都保留了结合元音 "o"，electro+o+encephal，electr+o+cardi。也就是说，当两个词根并列出现在一个单词中时，两个词根中间必须保留连接元音 "o"，不论后一个词根是以元音还是辅音字母开始。而前缀和词根之间不加任何东西。

　　所以，复合医学英语术语的构成规则主要是关于连接元音 "o" 的 "留去" 规则。连接元音在医学词汇中的 "留去" 规则如下。

　　（1）大多数情况下，连接元音是 "o"，极少情况下是 "i"。

　　（2）在两个词根之间必须有一个连接元音。

　　（3）如果后缀以辅音字母开始，保留词根和后缀之间的连接元音。

　　（4）如果后缀以元音字母开始，舍弃词根和后缀之间的连接元音。

　　（5）在前缀和词根之间没有连接元音。

　　2. 术语语境下的词素学习　　如前所述，术语语境下的词素学习要建立在人体解剖系统版块的基础上，一个系统一章。每个系统的词素分成解剖、生理病理、疾病及临床手段等若干节，每节的词素量不要太多，不然学习者会产生厌倦感。

　　例如，学习心血管系统的医学英语时，首先要把该系统作为一章来学习。依据医学学习的科学性，心血管系统的解剖作为第一节、生理功能（包括心电、心跳心音、血液循环）为第二节、常见病及其病理基础与临床诊治为第三节、心血管系统的诊断手段和治疗手段（如心电图、心动超声、心肌酶学检查、血脂检查、心包穿刺、心脏血管搭桥术,冠状动脉支架术等)为第四节。心血管系统是由心脏和血管两部分组成的,而这两部分的词素量比较大,所以可以把心血管解剖部分分成两节(sections)加以学习,这样心血管系统这一章便被分成 5 节来学习。

　　每一节的学习均应以术语语境下的词素学习开始。可以以列表的形式学习。表 4-6 是心血管系统第一节术语语境下的词素学习实例:

表 4-6　术语语境下的词素学习实例

The common morphemes for this section are listed below. Read the example terms out loud and translate them into Chinese in the places provided[①]. 下表列出了本节常见的词素,请大声读出实例中的专业术语并在划线处将它们翻译成中文。

Morpheme	Meaning	Example and translation
aort/o	**aorta**[②]	aortic [eɪˈɔːtɪk] stenosis [stɪˈnəʊsɪs] ＿＿＿＿＿＿＿＿ 　　Stenosis means narrowing. aortography [ˌeɪɔːˈtɒgrəfɪ] ＿＿＿＿＿＿＿＿ 　　–graphy means process of recording.
arter/o arteri/o	**artery**[③]	arteriosclerosis [ɑːˌtɪərɪəʊskləˈrəʊsɪs] ＿＿＿＿＿＿＿＿ 　　–sclerosis means hardening. endarterectomy [ˌendɑːtəˈrektəmɪ] ＿＿＿＿＿＿＿＿ 　　Endarterectomy is an operation to remove fatty deposits in an artery.
atri/o	upper heart **chamber**[④]	**atrium**[⑤] ＿＿＿＿＿＿＿＿ 　　–um means tissue atrial [ˈeɪtrɪəl] ＿＿＿＿＿＿＿＿ atrioventricular [ˌeɪtrɪəʊvenˈtrɪkjʊlə] ＿＿＿＿＿＿＿＿ 　　Ventricul/o means **ventricle**[⑥], the lower heart chamber.
cardi/o	heart	cardiomegaly [ˌkɑːdɪəʊˈmegəlɪ] ＿＿＿＿＿＿＿＿ 　　–megaly means enlargment. cardiomyopathy [ˌkɑːdɪəʊmaɪˈɒpəθɪ] ＿＿＿＿＿＿＿＿ 　　My/o means muscle, –pathy means disease. bradycardia [ˌbrædɪˈkɑːdɪə] ＿＿＿＿＿＿＿＿ 　　Brady–means slow. tachycardia [ˌtækɪˈkɑːdɪə] ＿＿＿＿＿＿＿＿ 　　Tachy–means fast.
ox/o	oxygen	hypoxia [haɪˈpɒksɪə] ＿＿＿＿＿＿＿＿ 　　Inadequate oxygen at the cellular level.–ia means condition. oxidase [ˈɒksɪdeɪs] ＿＿＿＿＿＿＿＿ 　　–ase means enzyme.

① 表 4-6 和本章后面的心血管系统的原文均摘自本文作者主编的《西医英语基础教程》(复旦大学出版社,2013)
② aorta [eɪˈɔːtə] 主动脉
③ artery [ˈɑːtərɪ] 动脉
④ chamber [ˈtʃeɪmbə] 腔,小室
⑤ atrium [ˈeɪtrɪəm] 心房
⑥ ventricle [ˈventrɪkl] 室,脑室,心室

续表

Morpheme	Meaning	Example and translation
pericardi/o	**pericardium**①	pericardiocentesis [ˈpertɪ, kɑː dɪəʊsentiː sɪs] ＿＿＿＿＿＿＿ 　–centesis means **surgical puncture**②. pericarditis [ˌperɪkɑː ˈdaɪtɪs] ＿＿＿＿＿＿＿＿＿＿＿ 　–itis means inflammation.
valvul/o	**valve**③	valvuloplasty [ˈvælvjələˌplæstiː] ＿＿＿＿＿＿＿＿＿＿＿ 　–plasty means surgical repair. **mitral**④ [ˈmaɪtrəl] valvulitis [ˌvælvjʊˈlaɪtɪs] ＿＿＿＿＿＿＿ 　Most commonly caused by **rheumatic**⑤ fever. valvotomy [ˌvælˈvəʊtəmɪ] ＿＿＿＿＿＿＿＿＿＿＿＿＿＿
ventricul/o	ventricle	interventricular [ˌɪntəvenˈtrɪkjʊlə] septum [ˈseptəm] ＿＿＿＿＿ 　**Septum**⑥ is a dividing wall or **partition**⑦. atrioventricular [ˌeɪtrɪəʊvenˈtrɪkjʊlə] block ＿＿＿＿＿＿＿ 　Atri/o means atrium, the upper heart chamber.

　　通过表4-6列出了本节的常见词素,要求学习者翻译所给出的术语并写在划线部分上,这是一个运用过程,通过运用过程来分析记忆词素是个主动的理解记忆行为,效果远高于死记硬背,这个过程同时也是在词素基础上的术语记忆过程。此表的左侧纵行是词素,中间纵行是对词素的解释,右侧纵行是含有相关词素的术语实例和等待翻译的空格。要求学习者翻译右侧纵行的术语,这些术语由前面的词素组成。所以,这个翻译实践的目的是让学习者学习掌握词素的含义及其构词规则。对那些没有学到过的单词或短语等,用脚注以汉语的形式加以解释,并标出音标。术语举例和翻译部分如有学习者不熟的术语(如 stenosis)或术语中的一部分(如词尾 –graphy),也标出它们的含义,必要时以脚注的形式用汉语解释。这样,结合学习者的医学知识,一般情况下学习者不需要查词典就可以分析出所给术语的汉义,这种分析过程的猜词是个主动的学习过程,学习效果较好,再结合机械性背诵,词素就会较容易、少枯燥地记下来。进而,为了减少学生的查词典时间、提高学习效率,要标记出每个术语单词的音标,帮助发音,因为我国大多数学习者对医学术语的发音感到困难。

　　3. 句子篇章语境下的词素学习　术语语境下的词素学习之后,要在句子篇章语境下进一步学习这些词素和相关的常见术语,篇章需选自真实出版物,使学生亲临真实语境。下面是心脏大体解剖词素的学习后篇章语境下词素和术语学习的实例(真实篇章):

---

① pericardium [ˌperɪˈkɑːdjəm] 心包膜,心包

② surgical puncture [ˈsɜːdʒɪkəlˈpʌŋktʃə] 外科穿刺

③ valve [vælv] 瓣膜

④ mitral [ˈmaɪtrəl] 僧帽状的,二尖瓣的

⑤ rheumatic [rʊˈmætɪk] 风湿的

⑥ septum [ˈseptəm] 中隔,隔膜

⑦ partition [pɑːˈtɪʃ ne] 隔离物,隔墙

Text

The human heart is a four-chambered muscular organ, shaped and sized roughly like a man's closed fist, and lies in the thoracic cavity, just behind the **breastbone**[①] in the **mediastinum**[②] between the lungs (with two-thirds of the mass to the left of midline).

The two upper chambers of the heart are called atria (singular: atrium) and two lower chambers are called ventricles. The two atria are thin-walled chambers that receive blood from the veins. The two ventricles are thick-walled chambers that forcefully pump blood out of the heart.

Oxygen-poor blood enters the heart through the two largest veins in the body, the **venae cavae** (**singular: vena cava**)[③]. The **superior vena cava**[④] drains blood from the upper portion of the body, and the **inferior vena cava**[⑤] carries blood from the lower part of the body to the heart.

The venae cavae bring oxygen-poor blood that has passed through all of the body to the right atrium, the thin-walled upper right chamber of the heart. The right atrium contracts to force blood through the **tricuspid valve**[⑥] (right atrioventricular valve, **cusps**[⑦] are the flaps of the valves) into the right ventricle, the lower right chamber of the heart. The cusps of the tricuspid valve form a one-way passage designed to keep the blood flowing in only one direction. As the right ventricle contracts to pump oxygen-poor blood through the **pulmonary valve**[⑧] into pulmonary artery, the tricuspid valve stays shut, thus preventing blood from pushing back into the right atrium. The pulmonary artery then branches to carry oxygen-deficient blood to each lung.

The blood that enters the lung capillaries from the pulmonary artery soon loses its large quantity of **carbon dioxide**[⑨] into the lung tissue, and the carbon dioxide is expelled. At the same time, oxygen enters the capillaries of the lungs and is brought back to the heart via the pulmonary veins. The newly oxygenated blood enters the left atrium of the heart from the pulmonary veins. The walls of the left atrium contract to force blood through the **mitral valve**[⑩] (left atrioventricular valve, also called bicuspid valve because it has two triangular flaps) into the left ventricle.

The **papillary muscles**[⑪] are muscles located in the ventricles of the heart. They attach to the cusps of the atrioventricular valves (a. k. a. the mitral and tricuspid valves) via the **chordae tendineae**[⑫] and contract to prevent inversion or prolapse of these valves.

---

① breastbone ['brestbəʊn] 胸骨

② mediastinum [ˌmiːdɪæsˈtaɪnəm] (胸腔) 纵隔

③ venae cavae ['viːniː 'keɪviː] (singular: vena cava ['viːnə 'keɪvə]) 腔静脉

④ superior vena cava [sjuːˈpɪərɪə 'viːnə keɪvə] 上腔大静脉

⑤ inferior vena cava [ɪnˈfɪərɪə 'viːnə 'keɪvə] 下腔静脉

⑥ tricuspid valve [traɪˈkʌspɪd vælv] 三尖瓣

⑦ cusp [kʌsp] 尖头, 尖端

⑧ pulmonary ['pʊlməˌneriː] valve 肺动脉瓣

⑨ carbon dioxide ['kɑːbən daɪˈɒksaɪd] 二氧化碳

⑩ mitral ['maɪtrəl] valve 僧帽瓣, 二尖瓣

⑪ papillary muscle [pəˈpɪlərɪ'mʌsl] 乳头肌

⑫ chordae tendineae ['kɒrdɪtɛn'dɪnɪ] (singular: chorda tendinea ['kɒrdə tɛn'dɪnɪə]) 腱索

The left ventricle has the thickest walls of all four heart chambers (three times the thickness of the right ventricle). It must pump blood with great force so that the blood travels through arteries to all parts of the body. The left ventricle propels the blood through the **aortic valve**[①] into the aorta, which branches to carry blood all over the body. The aortic valve closes to prevent return of aortic blood to the left ventricle. Aortic valve and the pulmonary valve are also called **semilunar (SL) valves**[②],

The four chambers of the heart are separated by partitions (walls) called **septa**[③] (singular: septum). The **interatrial septum**[④], a muscular wall, separates the two upper chambers (atria), and the **interventricular septum**[⑤] comes between the two lower chambers (ventricles).

The **endocardium**[⑥] (endo-means within, inside, cardi/o means heart, –um means tissue), a smooth layer of endothelial cells, lines the interior of the heart and heart valves. The **myocardium**[⑦] (my/o means muscle), the middle, muscular layer of the heart wall, is its thickest layer. The **pericardium**[⑧] (peri-means surround), a fibrous and membranous sac, surrounds the heart. It is composed of two layers, the **visceral**[⑨] **pericardium**, adhering to the heart, and the **parietal**[⑩] (parietal means wall) **pericardium**, lining the outer fibrous coat. The **pericardial cavity**[⑪] (between the visceral and the parietal pericardia) normally contains 10 to 15 ml of fluid, which lubricates the membranes as the heart beats.

所选文章需摘自原版教科书或论文等学生日后将要真正面对的文献,反对选自科普文章,因为学习者真正需要读懂的是医学文献,而不是科普医学文章。如果文中带有心脏的解剖彩图则效果会更好。每篇文章要求学生至少读三遍,第一遍理解文章大意,第二遍把不懂的地方弄懂,包括查明不懂的术语、弄清句子和段落的意思,然后再阅读第三遍,加深对整篇的理解以及词素与术语在篇章真实语境中的应用理解。在阅读过程中,坚持通过分析词素来理解术语。这就实现了在句子篇章语境下词素和术语的学习。

通过术语和句子篇章两个层面上词素的学习后,教师可以设计本节后词素的复习活动,可以通过分析术语中的词素来复习。请看如下活动的实例:

ACTIVITIES(活动):

1. Reflexion: Define the following terms from word parts: myocardium, arteriosclerosis, aortography, valvuloplasty, pericardiocentesis, atrioventricular and cardiomegaly.

---

① aortic valve [eɪ'ɔːtɪc vælv] 主动脉瓣

② semilunar valve ['semɪ'ljuːnə vælv] 半月瓣

③ septa ['septə] (singular: septum ['septəm]) 隔膜,间隔

④ interatrial septum [ˌɪntər'eɪtrɪə'septəm] 房间隔

⑤ interventricular septum [ˌɪntəven'trɪkjʊlə 'septəm] 室间隔

⑥ endocardium [ˌendəʊ'kɑːdɪəm] 心内膜

⑦ myocardium [ˌmaɪəʊ'kɑːdɪəm] 心肌层

⑧ pericardium [ˌperɪ'kɑːdjəm] 心包膜,心外膜

⑨ visceral ['vɪsərəl] 内脏的,脏层的

⑩ parietal [pə'raɪətəl] 体壁的,壁层的

⑪ pericardial cavity [ˌperɪ'kɑːdɪəl 'kævɪtɪ] 心包腔

（2）Discussion：Talk about the anatomy of the heart and the blood flow through the heart.

活动 1 要求学习者利用医学词素拆词和猜词，来加强对所学词素的记忆。例如，术语 myocardium/ 心肌一词，学生需要标出：my/o= 肌肉，cardi/o= 心脏，–um= 组织，通过拆词把术语的意思归纳出来的学习过程不枯燥，是运用过程中的学习。

第二个活动，要求学习者讨论心脏的解剖和经心脏的血液流动，也就是要求学生用口语或写作的形式，或两个方法都用，描述出心脏的结构和部分生理功能，在这个陈述过程中，学习者必须要用到所学的很多英语医学术语，例如心脏的 4 个腔、4 个瓣膜等。这样，学习者不仅从阅读角度巩固了所学到的词素和术语，而且也从写作和口语的角度培养了学习者的输出能力，同时加强了词素和术语的学习记忆。每章练习中再要求学生撰写一篇对本章的解剖、生理病理、常见病的诊治等内容的文章，以便使学生从听说读写多方面学习到本章相关的医学英语，这是既有输入又有输出的学习。

这种记忆方法比单纯性机械记忆的效果强，记忆保留时间长，再结合第二天、第三天、第五天复习策略，一般会形成对词素的长期记忆。

4. 思维导图支撑下词素与术语的学习　请看图 4–1，心脏解剖部分词素和术语的思维导图。

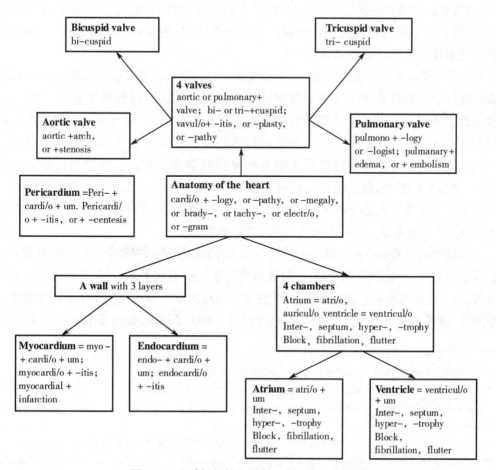

图 4-1　心脏解剖部分词素和术语的思维导图

　　思维导图是心理学范畴的一种思维模式,应用于学习、记忆、思考等高级神经活动方面可以提高其效率。其原理是诱导人脑的放射性思维。制造方法一般是以一个词或一个主题为中心展开,逐层向外放射,使所获得的信息规律化、系统化而增加大脑运作的效率。层与层之间的文字最好区别开,可以通过字体的大小来区别,也可以用颜色来区别。可以利用互联网上提供的免费软件来制作医学英语学习的思维导图,也可以自己手动制作。目前,思维导图已经在世界上被广泛应用于包括医学和基础英语在内的多种学科的学习中,但尚未被广泛应用于医学英语的学习中。

　　分析上图可知,在利用思维导图的教师教学过程和学生学习过程中,思维导图所标出的关键词正是医学英语需要学习掌握的词素和术语。教师可以用黑板或 PPT 利用思维导图的形式授课,可以用于授课的开始、授课的整个过程、授课的总结等各个过程中;学生也可用思维导图做笔记、预习、复习,还可以参考自己所做的思维导图来进行所学内容的口语讨论和写作。思维导图可用于词素的学习、难句的学习以及篇章的学习中,很有学习价值。

　　思维导图(mind map)又叫蜘蛛图表(spider diagrams,或 spidergram,或 spidergraphs),蜘蛛网(webs),头脑蜘蛛网(mind webs),织蜘蛛(webbing)或阳光四射发(idea sun bursting),是英国著名心理学家东尼·巴赞于 1974 年正式创建的一种有效的思维模式,应用于记忆、学习、思考等的思维"地图"。思维导图利于人脑的放射性思维,除了加速信息的累积量外,更多的是将数据依据彼此间的关联性分层分类管理,使资料信息的储存、管理及应用更系统化而提高大脑运作的效率。

　　图表是人类最早的交流形式之一,用可视图来记录分支放射信息可追溯到几个世纪前,图表的优势是清晰明了,内容丰富。放射性思考是人类大脑的自然思考方式[1],思维导图的放射性思考模式正和人类大脑的自然思考方式相一致,以这种方式学到的知识可自然地整合到大脑原有知识库中,易于长期记忆的建立。它源自脑神经生理的学习互动模式,并结合人生来具有的放射性思考能力和多感官学习特性。思维导图可帮助学生组织、整合和保留信息[2],对长期记忆有明显帮助[3]。

　　本书作者在教学的过程中通过教学实验对比研究发现,思维导图对医学英语的学习有很大的帮助[4]。很多报道证实了思维导图可帮助学生学习[5]。

　　上面描述的是关于心血管系统中心脏解剖部分的医学英语词素学习法。心血管系统还包括血管的解剖,心脏的生理功能,心脏及血管的常见病等其他部分,每节都可用上述的方法学习,每节之间有融会贯通的作用,互相促进。这样的学习方法会使学生比较容易掌握到医学术语,避开了或大大减少了术语的机械性记忆,减少了枯燥,促进了主动学习,把绝大部

---

① 托尼·巴赞. 唤醒创造天才的 10 种方法. 北京:外语教学与研究出版社,2005.

② D'ANTONI A V, ZIPP G P, OLSON V G, et al. BMC Med Educ, 2010, 16(10): 61.

③ FARRAND P, HUSSAIN F, HENNESSY E. The efficacy of the 'mind map' study technique. Med Educ, 2002, 36(5): 426-31.

④ 刘明,董岩,黄树明. 思维导图在医学英语教学中的作用与分析. 哈尔滨职业技术学院学报,2012(6):66-67.

⑤ Mind mapping: Scientific research and studies. Retrieved from: https: //b701d59276e9340c5b4d-ba88e5c92710a8d62fc2e3 a3b5f53bbb. ssl. cf2. rackcdn. com/docs/Mind%20Mapping%20Evidence%20Report. pdf

分"教"的过程变成了"学"的过程。

思维导图可以通过网络上提供的软件来制作,也可以用笔手动画出。作者主张手动的方式。

四、医学英语术语的其他学习策略

上节讨论了词素学习策略。进而,研究表明,分组学习策略、大声朗读策略、基于解剖系统的分科逻辑回忆策略对我国学生医学英语的学习帮助非常明显,需要掌握。

(一)分组记忆策略

首先,在学习医学英语术语和词素的时候,依据人体解剖系统分章,每章根据解剖、生理、病理、疾病及其诊治等分成若干节,每一节的单词作为一组来学习记忆,这就是学习策略中传统的分组记忆策略。如果一节中的词素、术语以及其他生词多(一般超过 10 个),而且打算一次性记下来的时候,可能需要机械性记忆,这时可把所要记下来的术语或词素分成若干组,根据自己的能力情况来决定几个术语或词素为一组,一般是 10 个左右词素或单词为一组,一组里词素或单词过多会对记忆带来困难,并且容易产生焦虑和厌倦。如果记忆能力强,可以 10~15 个单词或词素为一组,如果记忆能力差些,可以 5~10 个为一组。如果一次需要记忆 50 个术语或词素,可能需要把它们分成 4~10 个组去记忆。记下来一组后要回头复习一下刚刚背完的上一组或上几组的术语或词素。这是复习策略的应用,复习一定要在没有忘记之前进行。分组背完所有单词后要至少全面复习本次背下来的所有术语或词素两次,以巩固效果。

(二)大声读出策略

记忆英语单词的第一步是要确定发音,这是因为有很多英语单词的发音不符合发音规则。确定了发音后要大声读出来,边读边记忆,不要默读。读的时候,不仅视觉系统要工作,发音系统和听觉系统都需要工作,这三个系统同时刺激大脑容易产生永久痕迹,从而有利于记忆,这种记忆方法远比单独利用视觉系统、只刺激大脑的视觉接受中枢的记忆方法好得多。只通过视觉的记忆容易出现学习疲劳而产生困倦,而视、听、说三方面刺激会有一定的唤醒作用。准确的读音也有利于记忆,并且在听到他人说出一个单词的时候容易理解,自己说出这个单词的时候也容易被他人理解。

(三)基于解剖系统内容的学习与分科逻辑回忆策略

医学英语的学习和公共英语的学习一样,背词汇表或背词典都不是好办法。要基于语言的篇章去学习(content-based learning),要有语言背景,要结合篇章学习记忆术语。医学英语的学习一般是在学生们用汉语学完相关内容之后的学习。在学习医学英语时,学生们已经有了医学英语涉及的相关医学内容。以解剖系统为板块设计的医学(英语)篇章的学习,系统性强、逻辑性强。当学生们学习到某一章、某一节的时候,他们知道需要掌握什么。

本书第三章的英语学习策略中指出：试图回忆的方式是个有效的复习方法，在复习的时候，过电影似地、结合自己的医学知识的逻辑性的回忆所学的医学英语是一个非常有效的、容易实施的复习方法。例如，学习者学完心血管系统的心脏解剖部分后，可以马上采用逻辑回忆策略加强记忆，也可以采用学习后第二天、第三天等的逻辑回忆策略，把学过的内容（包括词素和术语）在大脑中复现出来，复现不出来的要马上查找、立刻记忆。这种学习方法会事半功倍。

（四）阶梯学习策略

学习策略中还有阶梯学习策略。阶梯学习策略指的是在不同的学习时期需要学习的内容与时间不同。医学英语的学习分基础阶段的学习和高级阶段的学习。基础阶段的学习是为了打基础，学习的内容包括解剖、生理、病理、疾病的诊治等；而高级阶段的英语学习则包括临床、论文读写、药品说明书等常见文献。一般要在完成基础医学英语的学习后进入高级阶段的学习，先输入后输出。进而，学习者更要注重学习时间阶梯的搭建。在医学英语学习的开始阶段，平均每天用 1~2 个小时就够用了。掌握了 2 000 个术语后，如果不继续学习或不看任何相关的英语文献，就可能每天忘记 3~5 个术语。如果继续学习，而学习的进度是每天平均能记住 3~5 个术语，考虑到每天要忘记 3~5 个术语，这时，记忆和遗忘达到了平衡，他的术语量不会超过 2 000 个。如果想超过 2 000 个术语，那就要平均每天学习记忆，在医学英语学习的过程中，要阶段性地增加学习时间，搭好阶梯，特别是学习的中后期。搭阶梯并不是说每天始终要求学习很长时间，也不是必须在第一个阶梯完成后马上进入第二个阶梯，可以采取突击形式，寒暑假是最好的外语突击机会。

掌握学习策略对外语的学习很有意义，本章只介绍了一些常见的策略，学习者还可以从网络、其他书籍中发掘学习策略，或自己开发适合于自己的学习策略。毋庸置疑，学习策略也因人而异，不同类型的人对于不同学习策略反应也不同，学习者应根据自己的实际情况选择应用学习策略，使自己的学习效率达到最佳状态。

第五章　医学英语句子与篇章的学习

语言的学习涉及术语、句子和语篇三个层次。英语和汉语的语言习惯不同,在医学英语的学习过程中,注意汉语和英语两种语言句子与篇章组成的各自特点,是变汉语式英语为英语式英语的关键所在。

一、英语句子的特点

英语句子与汉语句子有很多不同之处。例如,英语句子一般不能没有主语、大多是小头大尾结构、句内连接手段多等。在英汉两种语言的转换过程中,要注意各自的特点,以适应不同语言的要求。

(一)主语显著

根据《朗文语言教学与应用语言学词典》(*Longman Dictionary of Language Teaching & Applied Linguistics*)的定义,英语属于"主语显著语言"(subject-prominent language);而汉语属于"主题显著语言"(topic-prominent language)。在主语显著语言中,句子基本结构是"主语—谓语"(subject-predicate)结构,主语和谓语是句子结构中的最基本的语法单位;在"主题显著语言"中,往往由话题引导句子,再由评论性语言对话题陈述或说明,句子基本结构是"话题—评论"(topic-comment)结构。例如:"看病要去好医院。"在这个句子中"看病"点出了话题,后面的"要去好医院"是对话题的进一步说明。而英语表达同样的意思时,就要转换成"主—谓"结构,可译成:You'd better go to a good hospital to see a doctor.

汉语句子中的话题是语义概念,不拘泥于具体某种语法形式。有时候,主题是名词、代词,可以和主语重合,如:"我们医院不卖这种药。"这个句子中"我们医院"是话题,后面的"不卖这种药"是对话题评说,同时"我们医院"也可以是这句话的主语,这时主语和主题重合了。而英美人在表达这样的意思时最常见的句子是:We don't sell this type of medicine in our hospital。表达这个意思当然也可以采取主题和主语重合的形式:Our hospital doesn't sell this kind of medicine。这个表达方法和上述的汉语达成了"形"和"神"的统一,但不是习惯中很常用的表达方法。进而,还可以将"药"作为主语译成:This kind of medicine isn't sold in our hospital.。

有时候主题是介词短语、副词,也可以是一个隐含的主谓结构,在进行"汉—英"转换时,要根据句子意思的表达需求,注意这两种语言结构的转换。将"话题—评论"的汉语结构转换成"主语—谓语"的英语结构时,要正确判断汉语的话题和英语的主语,汉语经常隐含主语,而英语一般必须有主语。请看下面两个实例:

汉语:听诊是听体内产生的声音的过程,可直接用耳或通过听诊器听。诊断肺脏、胸膜、心脏和腹部疾病时要用听诊,确定在妊娠期间胎儿的状况一般也要用听诊。

英译:Auscultation is the process of listening to sounds that are produced in the body. It may be performed with the unaided ear or with a stethoscope. Doctors use this procedure for diagnosing conditions of the lungs, pleura, heart, and abdomen, as well as to determine the condition of the fetus during pregnancy.

这段的第一句话中的"听诊"即是主题又是主语,因而,翻译成英语时译成主语,源语和译文即达成了"形合"又实现了"意合"。第一句话中的"可直接用耳或通过听诊器听"省略或隐含了主语"医生",而译文作者用了被动形式,符合科技英语的一般特点,用 it 替代了"听诊 /auscultation"这件事,从而把主语补了上去,因为英语是主语显著语言。汉语中的第二句话没有主语,"检查肺脏、胸膜、心脏和腹部疾病"是第二句话的主题,说的是"检查肺脏、胸膜、心脏和腹部疾病"这件事要用听诊;"确定在妊娠期间胎儿的状况"也是主题,省略或隐含了"医生"这个主语,在转换成英语时把主语加上去。

这里的"this procedure"是"auscultation"的同义词,代替了后者,这是英语中常用的同义词照应的写作手法。在一篇英语文章中,多次表达同一个意思的时候多用同义词,尽量减少同一个词的反复出现,以使文章不枯燥。

英语:Sputum is the material coughed up from the lungs and expectorated through the mouth. Purulent (containing pus) usually results from infection. Blood-tinged sputum makes physicians suspicious of tuberculosis or malignancy.

汉译:痰是从肺部咳出,并通过口腔吐出的物质。化脓性痰通常由感染所致。如痰中带血,要考虑是否有肺结核或恶性病变。

英文原文的第一句话和第二句话的主语在被译成汉语时,即作为主题又作为主语,为直译。而最后一句话的主语被译作汉语的主题,句子隐去了主语,如果把痰中带血译成主语,便会被直译成"痰中带血使医生怀疑结核病或恶性病变"就显得不地道,读起来不流畅。

事实上,医学汉语在多数情况下主题与主语重合,特别是书面语言,一般翻译时既可以达到"意合",又可以达到"形合"。例如下面的一段描述。

汉语:支气管扩张是支气管的某个部分不正常地、永久性地增宽,并伴随感染的一种情况,多由慢性炎症造成支气管弹性消失所致。这时,分泌物陷于支气管扩张的部分而不能正常排出。症状是咳嗽、发热、吐脓臭痰。治疗一般对症,包括抗生素、黏液溶解剂、支气管扩张剂、呼吸疗法等。其他治疗无效时则采取手术切除。

译文:Bronchiectasis is a condition in which an area of the bronchial tubes is permanently and abnormally widened (dilated), with accompanying infection. This condition is caused by chronic infection with loss of elasticity of the bronchi. Secretions puddle and do not drain normally.

Symptoms are cough, fever, and expectoration of foul-smelling, purulent (pus-containing) sputum. Treatment is palliative (noncurative) and includes antibiotics, mucolytics, bronchodilators, respiratory therapy, and surgical resection if other treatment is not effective.

本段的翻译基本是"形也合"、"意也合",语言通顺流畅,符合科技语言的特点。

在用英语撰写医学文章或翻译汉语文章时,不容易的是汉语中主题与主语不重合的时候。要特别注意汉语主题显著的思维习惯和英语要有主语的语言特点,才会在汉英两种语言转换的过程中语言通顺流畅,避免中式英语。

(二)主谓结构

英语相对于汉语,有丰富的形态标志,有鲜明的词类分别。句子主要借助形式特点,以限定动词为中心,将语义表达纳入句子的动词中心和主谓结构中。英语句子的构成部分如词组、分句之间大多是用连接词表示相互的逻辑关系,因此英语的句子形式讲求结构完整,注重显性接应(overt cohesion)。英语造句常用各种形式手段,如:连接词、语、分句或从句。汉语造句少用、甚至不用形式连接手段,注重隐性连贯(covert coherence)。

任何英语句子都可以完形为主谓统携全句的基本态势。英语的句子不管有多长多复杂,一般都能归结为"主谓"这个核心,其中主语一般是名词或名词短语,谓语是动词或动词短语。总的来说,英语的基本句型可以分以下七类(Quirk R et a1.1972. *A Grammar of Contemporary English London: Longman*《当代英语语法》):

(1)SV: The bell rang.

(2)SVO: The news surprised me.

(3)SVC: He became an artist.

(4)SVoO: Mary gave the visiter a glass of milk.

(5)SVOC: We elected him our monitor.

(6)SVOA: His cruel remarks cut me deeply.

(7)SVA: We live in China.

可以说任何一个英语句子都属于这些句子中的其中一个或是他们的变体。主语和谓语构成了句子的主轴。主语部分可以是名词或代词,名词有数的变化,代词有人称、性、数、格的变化;作谓语的动词有人称、数、时、体、态的变化。英语的主谓在人称和数上必须保持一致。谓语动词在时、体、态方面都要有一定的规范,是现在时就不能用过去时,是完成体就不能用进行体,是被动态就不能用主动态,因此动词的变化带动全句的结构。

主语和谓语是句子的核心结构成分,必不可少;宾语、补语是连带成分,是有的句型不可缺少的,如句型(2)(3)(4)(5);定语、状语是附加成分,名词性成分上加定语,动词或形容词成分可加上状语。充当这些句子成分的词类与其有一一对应关系:名词—主语、宾语,动词—谓语,形容词—定语、补语,副词—状语。

Proteins in the cell membrane provide structural support and identification markers, form channels for passage of materials, act as receptor sites, and function as carrier molecules. 胞膜蛋白提供结构支持和识别标记,形成物资通过的通道,起着受体位点的作用和分子携带者的

功能。

本句的主干是 SV 结构,主语是名称 proteins,有 provide 等四个谓语动词,前两个谓语动词 provide 和 form 是及物动词,后跟名词 support、markers 和 channels 做宾语,后两个谓语动词是不及物动词,后跟了两个介词引导的方式状语。形容词 structural 修饰名词 support,名词 cell 修饰名词 membrane,名词 identification 修饰名词 marker。名词修饰名词的现象在科技英语中非常普遍。介词短语 in the cell membrane 作 proteins 的后置定语。主语 proteins 是复数,其谓语动词也都用的是复数形式,跟主语保持数的一致。

英语句子在 "主谓" 框架下,谓语由限定动词来充当,限定动词又在人称和数上与主语保持一致关系。句子中出现的其他动词,必须采用非限定形式以示它与谓语动词的区别。抓住句中的限定动词,就是抓住了句子的骨干。其他成分如宾语、定语、状语等通过关系词来明确他们与谓语动词的关系。

英语句子成分可以叠床架屋,层层套叠,通过各种表示关系和连接手段直接或间接地粘连在主谓结构的周围,扩展成复杂的长句。可是无论句子有多长,结构多复杂,我们都可以先从句子的核心即主谓入手,对句子进行第一层剖析,找出主干,以统领大意。

Although there are many biological avenues to discuss how and why this happens, in this blog I will briefly discuss the remarkable structure called the telomere consisting of the bases 'TTAGGG' repeated thousands of times at the ends of the chromosomes which loop round like a lasso to create a T-loop structure. 虽然有许多生物途径来讨论如何以及为什么会发生这种情况,在这个博客里,我将简要讨论被称作端粒的非凡结构。端粒由染色体一端重复几千次的 'TTAGGG' 基础组成,染色体像牛马的套索那样环绕,形成一个 T 型环状结构。

此句看似很复杂,但实际上它也有个主干:"in this blog I will briefly discuss the remarkable structure",在全句中,介词短语、分词短语、状语从句、定语从句等包孕环扣,层层叠加。第一个分句中有 "Although" 引导的状语从句,表示让步和条件,状语从句中的 "avenues" 又受 "to" 引导的不定式的修饰;并且 "discuss" 后有 "how and why" 引导的宾语从句以及 "called" 和 "repeated" 过去分词做定语的结构等。短语和从句尽管很复杂,但它们在句中的作用只相当于一个词,都是服务于动词和主谓结构的。

(三)替代词 "it" 和 "there" 的使用

如前所述,英语句子以 "主谓" 框架为核心控制句内各成分之间的关系,并要求结构完整,因而绝大部分句子都不能没有主语。当主语因修辞原因而移位,或没有适合的主语时,常以 "it", "there" 形式主语补足空位,它们在句中只具有形式意义,无任何实际意义。相对来说,汉语不强调句子结构的语法完整性,只要语义完整就可以成为句子,所以没有类似的替补词。

用作替补词的 "It" 不同于做物主代词的 "it",一般来说,当说不出主语是谁或是什么时,就要用 "it" 来充当:"It's raining." 中的 "it" 表示天气、自然现象;"It's two miles to the nearest post office from here." 中的 it 表示距离;"What time is it now?" 中的 "it" 表示时间;"It was very quiet at the moment." 中的 "it" 代表笼统的情况。当主语太长,谓语太短,而使

句子变得头重脚轻不符合英语后重原则时,也用"it",将其放在句子的前面作形式上的主语,以代替作真正主语的不定式、动名词短语和分句等。例如,"It's fascinating to think about multiple births.","It's useless applying chemotherapy at this period of time.","It's an amazement that identical twins usually look almost exactly alike and share the same genes."。当宾语太长、宾语补足语太短时,"it"可作为形式上的先行宾语,放到动词后面,而较长的真正宾语跟在后面。例如,"He made it clear that doctors and researchers have identified reasons why they probably happen."。英语的及物动词在句中一定要有直接宾语,但有的及物动词意义已十分明白,无须具体的宾语,此时可把"it"放在及物动词后面以在形式上满足及物动词后必须有宾语的要求。例如,"You will catch it for breaking the glass."(你打破玻璃会受责骂的);"Hop it.You are in the way of her."(滚开,你挡住她的路了)。

用作替补的"there"不同于方位词"there",一般用于存在句,做形式主语,也毫无实际意义,只是在形式上起个先行主语的作用,而真正的主语紧跟其后。这也是为了避免头重脚轻而造就出来的一个形式词。例如,"There a group of small children suddenly rushed into the room.";"There are many doctors and nurses in this university."。

(四)多句内连接手段

如前所述,英语的句子都以"主谓"作主干,通过形态变化保持主谓一致,用各种连接手段和关系扩展句子。英语中连接手段和形式数量大、种类多,而且使用十分频繁,是英语成句的主要方法。英语常用介词、连词等标示词把各种成分连接起来,构筑成长短句子,表达一定的语法关系和逻辑联系。

1. 大量使用介词　介词又称作前置词,表示它后面的名词或代词(或相当于名词的其他词类、短语或从句)与其他句子成分的关系。介词可用于表示时间、方位、原因、方法等,用于与不及物动词搭配和构成固定的介词短语。按其构成形式,可分为简单介词,包括in、on、with、by、for、at、about、under、of等;合成介词,包括into、within、throughout、inside、outside、without等;重叠介词,包括from among 从……当中,from behind 从……后面,until after 直至……之后,at about 在大约……,after about 在大约……之后等;短语介词,包括according to,because of,by means of,in addition to,in front of,in spite of,into等。

与汉语相比,英语中的介词数量大,使用率高,英语造句几乎离不开介词。请看如下实例:

A nonliving material, called the intercellular matrix[①], fills the spaces between the cells. This may be abundant in some tissues and minimal in others. The intercellular matrix may contain special substances such as salts and fibers that are unique to a specific tissue and gives that tissue distinctive characteristics. 填充在细胞与细胞之间的,无生命的物质称为细胞间基质。基质在某些组织中可能很丰富,而在另外一些组织中可能很少。细胞基质可能包含有一些特殊物质,如盐和纤维,这些物质是一个特殊组织所特有的,同时也赋予该组织区别于其他组织的

① intercellular matrix [ˌɪntə(ː)ˈseljʊlə ˈmeɪtrɪks] 胞间基质

特点。

上段由三句话组成，每句话都有介词，第一句话用了一个介词，第二句话用了两个，第三句话用了一个。没有这些介词，就不会成为一连贯有序的句子。相比之下，汉语介词用得较少，甚至没有，再看下面这段话：

If the SA node fails to initialize, the AV junction can take over as the main pacemaker of the heart. The AV junction surrounds the AV node and has a regular rate of 40 to 60bpm. These junctional rhythms are characterized by a missing or inverted P-wave. 如果窦房结无法发出冲动，房室交界可以取而代之。房室交界是心脏的主要起搏器，是围绕房室节的区域，它的波动速度为40~60次/min。交界区节律的特点是P波消失或倒置。

上段话的英语用了很多介词，而对应的汉语中却一个介词没有。再看下面的口语：

It is important to note that signs are different from symptoms. 区别症状与体征很重要。这句话也可直译为：将症体征从症状中区别出来很重要。

I have a patient in my clinic. 我诊所有位患者。也可翻译成：我在我诊所里有位患者。

He checked the patient at 2 a.m. 他早上两点查看的患者。也可翻译成：他在早上两点查看的患者。

上述三句话中每句话都有两句不同的翻译结果，实际翻译中均以前一种为常见，不用介词，符合汉语的语言习惯。而其相对应的英语部分则必须用介词。作状语的介词短语在英语中使用是相当普遍的。汉语中，介词后是地点词时介词可以省略，介词后是时间词时介词更是可以省略，而英语则一般不能。

一些习惯用语中的介词短语必须用介词。惯用语中的介词短语不具有连接词意的作用，只是固定用法。相对的汉语则没有介词，例如：at present（目前），at once（马上），at all events（无论如何），for the time being（暂时）。

2. 大量使用关系词　任何语言都离不开语句的衔接，但衔接方式往往有所不同。英语句法往往借助语言形式手段（包括词汇手段和形态手段）实现词语或句子的连接，称为"形合"（Hypotaxis），而汉语通常不必借助语言形式手段，而是借助词语或句子的意义或逻辑关系实现它们之间的衔接，这种形式称为"意合"（Parataxis）。如汉语中说的"抓紧时间，患者很危险。"就没有用任何连接词，而是依靠意义上的衔接，根据意义上的衔接，可以推断出两个分句之间有因果关系。而其对应的英语句子则多使用相应的连接词，即："Hurry up, because the patient is in critical condition."。英汉两种语言的形合和意合特点也反应在关联词的使用上。

关系词有副词：therefore, hence, furthermore, consequently 等；有形容词：next, final 等；有代词：another, this, that 等；有介词短语：in short, for example, in addition, in a word, at least, by contrast 等；有形容词短语：rather than, more than 等；有动词短语：to be more exact, to sum up 等；有短句：that is to say 等。

关系词包括并列连词，并列连词主要是用来表示并列关系、转折关系、选择关系、因果推理关系等。汉语中词与词的关系、句子与句子的关系多隐含，这是汉语的语言文化，思维时也是如此，在撰写英文文章时要注意补充这些词。表示并列关系的连词包括 and, both...and, not only...but（also）, as well as 等。

　　表示选择的并列连词有：or 或者, or else 否则, otherwise 否则, neither...nor... 既不……也不……, either...or... 或者……或者……等。

　　表示转折的并列连词有 but, yet, still, while, whereas 等。

　　表示缘由的并列连词有 so, for, then, therefore 等。

　　汉语中并列结构也有与其语义关系上相对应的连词，但是汉语则少用甚至不用这些连词。

　　The hospital is big, and the doctors and nurses are busy. 这家医院大, 医护人员忙。

　　He graduated from a medical school in 1830 and went to live in London. 他 1830 年毕业于医学院, 去了伦敦生活。

　　The nurse arrived early, but the doctor late. 护士来得早, 医生晚了。

　　以上三句的汉语都没有使用连词 "和" 或 "但是", 但转换成英语时, 必须根据语义添上 "and" 或 "but" 来衔接句子成分, 构成完整、流畅的英语句子。

　　关系词还包括从属连词, 从属连词用来引导名词从句和各类状语从句, 表示两个句子成分之间的从属关系。从属连词按词形可分为简单从属连词, 复合从属连词, 关连从属连词。

　　简单从属连词常见的有：after, although, as, because, before, if, lest, once, since, that, till, unless, until, when, where, whether, while 等。

　　复合从属连词是由两个或两个以上单词构成的从属连词, 包括 as if, as far as, as soon as, according as, in case, no matter who（how, what, when, where）, rather than, for all that, given（that）, in order that, now（that）, on condition that,（so）that, provided/providing（that）, in as much as, in so far as 等。

　　关联从属连词是由两个相互关联的词构成的从属连词, 例如：as...as, more（less, -er）...than, no sooner...than, so...as, so...that, such...as, the...the, whether...or 等。

　　从属连词引导的从句为从属分句。按照句法功能可分为副词性分句、形容词性分句和名词性分句。

　　副词性分句包括原因状语分句、条件状语分句、时间状语分句、结果状语分句。这些连词有比较明显的标示作用, 一看到某个连词, 就知道了从句属于哪种状语分句。

　　原因状语分句："As the heart has valves, it can circulate the blood."（因为）有瓣膜, 所以心脏负责血液循环。Jaundice is a condition in which a person's skin and the whites of the eyes are discolored yellow because the level of bile pigments in the blood has increased. 黄疸指的是皮肤和眼白变黄, 是因为血液中的胆色素水平增高所致。

　　条件状语分句：If winter comes, can spring be far behind?（如果）冬天来了, 春天还会远吗？ Dialysis or transplant may be necessary if the kidneys become failure and uremia occurs.（如果）肾衰竭, 发生尿毒症, 就得需要透析或肾移植。

　　时间状语分句：Think carefully before you answer his question. 仔细考虑好, 再回答他的问题。Just before and after leaving the bone marrow, the developing cells are known as reticulocytes. 红细胞刚刚离开骨髓前后, 被称作网状红细胞。

结果状语分句：He spoke so well that everybody was convinced of his innocence. 他说的太好听了，谁都相信他是无辜的。The lithotomy position is so easy and helpful for the physicians that it is widely used in both surgery and examinations. 截石位对于医生简单方便，在外科手术和各种检查中常采取这种姿势。

以上各种语义的状语分句用汉语来表达时，连接词可用可不用，有时用了连接词，反而会变成不地道的汉语。

形容词分句又称关系分句，通常由"who, which, that"等关系代词和"when, where, why"等关系副词引导，关系代词起代词作用，关系副词起副词作用。这种关系代词和关系副词是汉语所没有的。

When the muscle contracts, however, another bone to which it is attached moves. 然而，当肌肉收缩时，与它连接的另外一个骨头便会移动。

He is a good physician, who cured himself. 他是个好医生，治好了自己的病。

第一个例句中如果没有关系代词"which"，可说成"When the muscle contracts, however, another bone the muscle attached to moves."。

关系代词（或介词＋关系代词）在从句中作定语，被修饰词常要提前。

There is a room, the window of which faces the river. ＝there is a room, whose window faces the river. 有一个窗户朝向那条河的房间。

This is John on whose son I performed a surgical operation yesterday. ＝this is John, on the son of whom I performed a surgical operation yesterday. 这是约翰，昨天我给他的儿子做了外科手术。

关系词在从句中作主语、宾语、表语时，用关系代词；关系词在从句中作状语时则用关系副词，或者介词＋关系代词。

It's cold season again when（in which）the common cold is the most common infectious disease in the United States. 又到了美国感冒最常发生的寒冷季节了。

Rhinoviruses can stay alive in the air for as long as 3 hours or even more when（on which）you'll probably catch a cold if you touch the contaminated by one of these viruses. 鼻病毒能在空气中存活长达 3 个小时甚至更长，如果在此期间接触了被这些病毒感染的东西就可能患感冒。

In the mouth and anus, where thickness for protection against abrasion is needed, the epithelium is stratified squamous tissue. 嘴和肛门处需要有一定的厚度防止磨损，因此此处的上皮是复层鳞状上皮。

名词性分句是在句子中起名词作用的句子，也叫名词性从句。名词从句的功能相当于名词词组，它在复合句中能担任主语、宾语、表语、同位语、介词宾语等，因此根据它在句中不同的语法功能，名词从句又可分别称为主语从句、宾语从句、表语从句和同位语从句。

名词性分句能起名词词组的作用，通常由"wh-"词和"that"引导。

This is what he told us at the meeting.（这就是他在会议上告诉我们的）。What he told us 是表语从句，what 既是从句的宾语又是连接词。

What is done cannot be undone. 做完了的事改变不了的（生米煮成熟饭）。此句的"What

is done" 为主语从句。

When the planes are to take off has not been announced.（飞机何时起飞还未宣布）。此句的 "When the planes are to take off" 是主语从句。

That gonorrhea is a highly contagious sexually transmitted disease is well known. 众所周知，淋病是具高度传染性的性传染疾病。此句中 That 引导了主语从句。

If varicose veins are painful or you don't like the way they look，your doctor may recommend that you can remove them through some procedures. 如果静脉曲张出现疼痛，或你不喜欢它的样子，医生就可能建议通过外科手段将其摘除。此句的 that 引导了宾语从句。

Do you know the fact that every time you swallow a bite of sandwich or slurp a smoothie，your body works hard to process the nutrients you've eaten. 你是否注意到，每次吃三明治或喝冰沙的时候，机体就努力工作，处理摄入的营养物。此处 that 引导了同位语从句。

（五）小头大尾

由于英语中有着丰富的连接词语，因而句子较长。这种长句往往主干较短，其上带有很多从句，因此有些语言学家形象地将英语句子称为"小头大尾"，或"头轻脚重型"，或三角形（△），或"葡萄型"结构。而汉语句子则较短，一个短句接一个短句地往下叙述，逐步展开，信息内容象竹竿一样一节一节地通下去，很少有叠床架屋的结构，因而常被称为"竹竿型"结构。因此英汉互译就犹如"三角"结构与"竹竿"结构之间的转换，以适应英汉两种不同语言的习惯。例如：

Never before have I seen anyone who has the skill John has when he repaired engines which were imported from Germany. 当约翰修理德国进口的发动机时，我发现我从未见过任何有他那样水平的人。

该句共 21 个词，但含有 4 个分句，而主干 have I seen anyone 较短，修饰成分则放在后面。

Some C-sections are scheduled if the doctor is aware of certain factors that would make a vaginal birth risky，which means some women，who know ahead of time that they will be delivering via C-section，are able to schedule their baby's birth day in advance. 如果医生意识到经产道生产有危险的一些迹象时，就会计划剖腹产。这意味着，有些女人事先知道他们将通过剖腹产生育，就能事先计划他们孩子的生日了。

此句四行，主句很短 "Some C-sections are scheduled..."，这短短的主句上却悬挂着五个分句。

There are two types of bilirubin called unconjugated and conjugated that can be easily distinguished in blood tests. 血检中有结合性和非结合性胆红素两种，通过血液检查，很容易区分这两种胆红素。

本句的主句是 There are two types of bilirubin，后面跟了两个分句。

上面的三个例句中主句均较短，放在了前面，较长的修饰成分放在后面，形成了小头大尾的结构。

为符合头轻脚重的要求,在某些情况下常用倒装句或先行的"It"。It 以形式主语和形式宾语的方式替代主语和宾语,形式主语 it 可以代替不定式、动名词、主语从句等置于句首,而将真正的主语(逻辑主语)后置,例如:

It is important to study Western medicine as well as traditional Chinese medicine for the health of our people. 为了我们人们的健康而学习西医及中医很重要。

形式主语 It 代替了 to study 后的整个部分。如果说成 To study Western medicine as well as traditional Chinese medicine for the health of our people is important. ,就不是地道的英语形式的英语。

It is not yet known whether they will send any experts to attend the conference which is to be held next month in Hawaii. 他们是否派专家参加下月在夏威夷举行的会议尚不清楚。

Whether 之后的整个句子部分是本句的真正主语,因为长,而后移,用 it 作形式主语来代替。

It 也可用来代替较长的宾语,例如:

We found it impossible to get everything ready by the time when the patient would arrive here. 我们发现患者到来的时候准备好是不可能的。这里 it 代替 to get 之后的整个部分。

汉语则无此特征,而且往往采取头重脚轻的倒三角结构(请看上几句的汉语翻译)。另外,动宾结构的分隔和分隔定语从句也是为了实现短的部分在前,长的部分在后的小头大尾结构,如:

We found to our great joy that Dr. William Royal, a well-known professor, would give us a lecture the next week. 我们非常高兴地发现,王医生下一周将给我们讲座,他是一名著名的教授。

本句中 found 的宾语是 that 引导的从句,因为较长,而把较短的 to our great joy 放到了中间,以实现英语的三角型的小头大尾结构。

The time has come when ordinary people can use antibiotics. 普通老百姓能用上抗生素的时刻到来了。

这句话中国人容易说成 The time when ordinary people can use antibiotics has come. ,不是英语式的英语。

另外,汉语中在几个时间单位或地点单位并列时,总是从大到小排,符合头重脚轻的倒三角规律,而英语中则正好反过来,由小到大,符合小头大尾的三角规律。如:

The operation started in the hospital at eight o'clock on the morning of July 4. 7 月 4 日上午 8 点手术在这家医院开始了。

She lives at 34 Broadway, New York, U. S. A. 她住在美国纽约百老汇大街 34 号。

当时间状语与地点状语共现时,英语中时间状语多在后,而汉语中时间状语多在前,如:

I met him by chance in the hospital the other day. 我是几天前在剧院碰巧见到他的。

但如果地点状语过长于时间状语,则采取头轻脚重式结构:

I was born in 1955 in a small village near the capital city of Shandong Province. 我 1955 年出生在山东省省会城市旁边的一个小村庄。

当然,如果有些小单位是后来想起来的,也可后置,这就是后续性思维,主要表现在口语中,例如:

He arrived yesterday afternoon, at about five o'clock.

英语状语后置的语言特点是和他们的后续性思维习惯相关联的。不同的民族具有不同的思维方式,因此也就有各自不同的语言结构。汉语民族具有前置性的思维方式,所以,汉语中往往将定语和状语分别放在名词和动词之前。而英语中的定语往往后置,只是较短的定语前置,状语大多后置,因为西方民族具有后续性思维习惯,他们将较长的结构置于中心词后面,以修饰、限制或补充说明中心词的意义。我们将英语译成汉语时,就应该确保译文结构符合汉语的习惯,将原文中后续的修饰语转换成汉语中前置性的表达方式,反之亦然。例如:

I bought the book on abdominal thrusts known as the Heimlich Maneuver in Nanjing last month. 这本称作海姆立克法或关于腹部推压法的书是我上个月在南京买的。

二、篇章的衔接与连贯

翻译的直接对象不是单句,而是语篇。根据语言学理论,完整的语篇具有其特定的标准。de Beaugrande & Dressler 在《语篇语言学导论》(*Introduction to Text Linguistics*)中提出了语篇特征的七个标准:衔接性(cohesion)、连贯性(coherence)、意图性(intentionality)、可接受性(acceptability)、信息性(informativity)、情境性(situationality)和互文性(intertextuality)。在这七个标准中,衔接性和连贯性最为重要,如果一个语篇没有衔接性和连贯性,其他几个标准便很难实现。

衔接是将语句聚合在一起的语法及词汇手段的统称,是语篇表层的可见语言现象。语篇中的句子内有了各种衔接手段,就能使句子内部紧密粘合;句子之间有了各种衔接手段,就能使各个句子更加紧密地连接在一起。

衔接与连贯是语篇的核心,衔接是一个语义概念,是"形连",即语篇结构上语法或者词汇之间的连接;连贯是一个关系概念,是"意连",即语篇上下文各意义单位之间的关系。衔接与连贯不是两种互不相干的语篇连接手段,而是相互联系、相互交织的概念,一个语篇要达到连贯的目的,总是要依靠这样或者那样的衔接手段。

英汉语思维方式和表达习惯不同,语篇衔接与连贯的方式也不相同,在将语篇从汉语翻译成英语时,语篇的衔接方式有时需要调整,否则英语语篇就可能不自然。功能语法将语篇中句际衔接关系分为五种:照应、替代、省略、连接、词汇衔接。

(一)照应

照应(reference),又称指代。语篇中一个成分是另外一个成分的参照点,照应另一个成分。例如:

The largest part of the heart is usually slightly offset to the left side of the chest (though occasionally it may be offset to the right)and is felt to be on the left because the left heart is stronger and larger, since it pumps to all body parts. 心脏的最大部分通常稍偏胸的左侧（虽然偶尔可见心脏偏向右侧），因为左心推动血液流向全身的各个部分，所以左心较右心大而有力，也因此心跳可在胸左侧被触及。

这段英文中用了两次代词"it"，括号中的"it"作为照应成分，指代"the largest part of the heart"，后面的"it"指代"the left heart"，it 与所指代的词之间建立衔接关系，互相照应。而对应的汉语用了重复原词的方法。再看下面的句子：

Streptococcus pneumoniae is part of the normal upper respiratory tract flora, but, as with many natural flora, it can become pathogenic under the right conditions, like if the immune system of the host is suppressed. 肺炎链球菌是正常的上呼吸道菌群的一部分，但是，与许多菌群一样，在适当的条件下，如宿主的免疫系统被抑制时，肺炎链球菌可变成致病性的菌。

本句中的"it"指代"Streptococcus pneumoniae"，与指代（照应）对象"Streptococcus pneumoniae"之间建立衔接关系，互相照应。而在汉语中用了重复。一般说来，汉语在重复使用一个名词时，英语用代词。

照应表达一种语义关系（semantic relation），而且是衔接手段中最明显的一种。在词汇语法层次上，照应分为三类：人称照应（personal reference）、指示照应（demonstrative reference）和比较照应（comparative reference）。

1. 人称照应　人称指称主要由人称代词、形容词性物主代词和名词性物主代词体现，通过直接的所指关系，表明所指对象在言语中的功能或作用，从而使指称词和所指对象之间建立起认同关系。这些代词包括 you, it, he, she, they; your, its, his, her, their; yours, its, his, hers, theirs 等。

Respiratory syncytial virus is typically contracted when people touch contaminated objects and then they touch their eyes or nose. 人们通常通过接触被合胞体病毒污染的物质，然后再触摸他们的眼睛或鼻子而感染呼吸系统合胞病毒。

这句话中用 they 和 their 照应前面提到的 people，为人称照应。再看下面一段关于肝脏的描述：

In the human, the liver is located in the upper right quadrant of the abdomen, below the diaphragm. Its visceral surface or inferior surface, is uneven and concave. It is covered in peritoneum apart from where it attaches the gallbladder and the porta hepatis. 在人类中，肝脏位于腹部的右上象限，位于膈下。其脏侧表面或下表面不是平面而是凹形。除了与胆囊相连的部分和肝门部分外，肝被腹膜覆盖。

这段中的 its 和 it 均照应肝脏。

医学语篇中，由于陈述说明对象大多为客观事物或现象，使用较多的是用来指代事物或现象的第三人称 it, they 以及相关形式。医学会议上介绍一个人的时候则和日常会话相接近，例如：

The next speaker is Dr. Wang. He is an expert on cardiovascular disease in our country and his scientific research work is famous both at home and abroad. 下一个发言者是王医生，他是我国心血管病专家，他的科研水平国内外闻名。

本句的 he 和 his 都照应了 Dr.Wang. 为人称照应。

2. 指示照应　指示指称主要包括指示代词、地点指示副词、时间指示副词和定冠词,指说话人通过指明事物在时间和空间上的远近来确定所指对象,表示一种语言指示现象。指示照应由指示代词和指示副词体现,常用指示照应词有 this,that;these,those;here,there;the 等。

Smoking cessation and reducing indoor air pollution, such as that from cooking indoors with wood or dung, are both recommended. 建议戒烟和减少室内空气污染,如减少在室内用木头或动物粪便生火烹饪。

本句中的 that 指代 air pollution,形成指示照应。

The neutrophils also release cytokines, causing a general activation of the immune system.This leads to the fever, chills, and fatigue common in bacterial pneumonia. 中性粒细胞也释放细胞因子,激活了免疫系统。这会导致发热、寒颤和乏力等常见于细菌性肺炎的症状。

本句中的指示代词 this 回指前面的一句话。

While the throat always contains bacteria, potentially infectious ones reside there only at certain times and under certain conditions. 咽部总有细菌,而有感染能力的细菌只是在某些条件下的特定时间出现在那里。

这句话的指示副词 there 指的是 throat 那个地方。

3. 比较照应　比较指称是通过两个项目之间的相同或相似关系来得到解释,通过形容词或副词的比较等级形式和某些含比较意义的词来表示照应关系。比较照应一般总在两事物之间进行,比较双方互相依存,缺少比较中的任何一方,比较照应就无法成立。因此,当我们看到句子中表示比较的词时,便会在上下文中寻找其他词语作为比较标准,从而形成比较照应关系,实现语篇连贯。比较照应在语篇中有承接上下文的作用。韩礼德和哈桑把英语中的比较照应系统进行了归纳(表5-1):

表5-1　比较照应总结

		形容词	副词
总体比较	相同或相似	same, identical, equal, similar, additional...	identically, similarly, likewise, so, such...
	不同	other, different...	differently, otherwise...
具体比较		better, more 等比较形容词和量词	so, more, less, equally...

在医学语篇中,通常会涉及对实验过程的陈述或实验结果的对比,这样才能得出科学的结论,因此经常会用到比较照应。总体比较是仅仅就事物的异同而进行的比较,不涉及事物的任何具体特征。涉及比较关系的两个事物或事态可以完全相同或者在总体上具有相似性,也可以是不同的。

The embryo has been implanted in his mother and when the baby is born it will be used to give his brother a blood transfusion that could save his life. Another woman is also pregnant in a similar procedure in the hope of curing her child of an inherited blood disease. 这个胚胎已植入母体,当婴儿出生后,将被用来给他的哥哥进行输血,以拯救他的生命。另一名妇女也用同样的方式

受孕,以期治疗她那患有遗传性血液病的孩子。

　　上文中的 a similar procedure 是一种典型的比较照应,说明两者所经历过程的相似性,是整体比较。在译成汉语中,为实现信息的对等,应保留原文中的比较照应关系,可用“同样的”,“类似的”等表达形式。下文中的 identical 具有同样的作用。

　　The placebo, on the other hand, contains corn flour, and the capsules are identical. The energy, carbohydrate content, and appearance of the placebo were designed to match that of the AG(American Ginseng capsules). 安慰剂由玉米粉组成,胶囊的形状与药物组相同。安慰剂所含能量、碳水化合物含量和外观与 AG(美国人参胶囊)相匹配。

　　具体比较是就事物的数量或质量而进行的比较。这种比较关系主要是通过形容词或副词的比较级来表达的。只有当表达比较意义的词语与语篇上下文中的另一语言成分之间具有相互参照或相互解释的关系时,才能构成这种比较照应。

　　At the end of the study, Australians in the actively treated group had suffered 50 percent fewer strokes than those given placebos. The overall death rate from cardiovascular disease was two thirds lower in the drug-treated half than in the placebo half. 研究结束时,与给予安慰剂的一组患者相比,积极接受药物治疗的一组澳大利亚人中风的人数少于 50%;接受药物治疗的一组中死于心血管疾病的死亡率,比接受安慰剂疗法的一组中的死亡率低 2/3。

　　本段中用了 fewer...than 和 lower...than,为典型的具体比较手段。

　　人称、指示、比较这三种照应在英语中的使用多于汉语,有时汉语会隐去,因此在撰写英语文章或英译时应当在合适的地方增补出在汉语中被隐去的照应手段。

(二)替代

　　用替代词去替代上下文所出现的词,汉语使用重复时英译可使用替代(substitution)。替代有名称性替代、动词性替代和分句性替代。

　　1. **名称性替代**　名称性替代指的是用替代形式词来替代名词或名词词组中心词(one, some, the other, others, the same, the kind 等)。例如:

　　Send five sphygmomanometers, please. Two mercury ones and three digital ones. 请送五个血压计,两个水银柱血压计,三个数字血压计。

　　用替代词 ones 来替代上文出现的 sphygmomanometers。替代词和被替代词在意义上前后相同, one 则成为这种前后句子联系的语篇标志,而汉语这种情况下多用重复。汉语中没有和英语中的名词性替代词功能完全对等的词,只有“的”字结构与之相似。例如上句也可译作:请送五个血压计,两个水银柱的,三个数字的。再如:

　　Treatment involves the same measures as prevention. Additional medications such as antiplatelets including aspirin, beta blockers, or nitroglycerin may be recommended. Procedures such as percutaneous coronary intervention(PCI)or coronary artery bypass surgery(CABG)may be used in severe disease. 治疗方法与预防方法相同。还可用包括阿司匹林、β 受体阻滞剂或硝化甘油等抗血小板制剂治疗。严重情况下,可用经皮冠状动脉介入治疗(PCI)或冠状动脉旁路搭桥手术(CABG)措施。

上文的 the same 替代用于其用于预防的各种方法,例如减肥、戒烟、加强身体锻炼、治疗高血压等基础病等。

2. 动词性替代　动词性替代指的是用助动词 do 及其相应的词形变换形式 does、did、doing 和 done,助动词 have,情态动词 must、may、can、should 等来替代动词。例如:

The doctors makes their rounds in the hospital every morning. Yes, they do. 那家医院的医生每天上午查房。是的,他们每天上午查房。

They do 中的 do 替代了每天上午查房这件事,因此为动词性替代。

Can Anthony do the operation for that patient this week？Yes, he can. Anthony 本周能给那个患者做手术吗? 是的,他能。

本句的最后一个 can 替代了 do the operation for that patient this week,属于动词性替代。

3. 分句性替代　分句性替代指的是用 so、this、that 等替代分句或分句的一部分。例如:

Dr. Smith needs to take care of this patient. Ok, he can do that (or he can do so). Smith 医生需要负责这个患者。好,他能负责这个患者。

后句话中的 that 指代的是 take care of this patient,替代了分句的一部分。

John was laid off last month, but he told me so just now. John 上个月待业了,但他才刚刚告诉我。

此句中的 so 用于替代整个句子 John was laid off last month,属于分句替代。

(三) 省略

省略(ellipsis)就是把语篇中某个成分省略,避免重复、突出新信息,并使上下文衔接更加紧凑。汉语常省略或隐含主语,英语常省略谓语。例如"我必须用这个药治疗吗? 是的,必须用这个药治疗"。对应的英译可以是"Must I take this drug for the treatment? Yes, you must.",英译文中 Yes, you must 后省略了 take this drug for the treatment。省略有名词性省略,动词性省略和分句性省略。

1. 名词性省略　名词性省略指名词词组范围内的省略。词组中心词或带前后修饰语的整个词组都可省略。名词词组是由一个表示事物意义的中心词和若干修饰成分构成的,其中的修饰成分包括指示词、数词、性质词、类别词和后置修饰语。从某种程度上讲,名词性省略意味着将名词词组中的修饰成分提升为中心词。例如:

It is the leading cause of death among children in low income countries. Many occur in the newborn period. 在收入低的国家,这种病是导致儿童死亡的主要原因,很多儿童在新生儿阶段死于这种病。

此句中的 many 后省略了 of the death(死亡中的很多),从而突出了 many(很多)。

There are 100 patients in this study, 23 are children and the rest are adults. 本研究共包括100 个患者,其中 23 名儿童,其他的是成人。

此句中的 23 后省略了 patients,突出了数量。

Compared with the normal control, sperm concentration and motility were significantly lower ($P<0.01$) while the percentages of graded and abnormal sperm significantly higher ($P<0.01$) in the experimental group. 与对照组相比,实验组的精子浓度和运动性明显降低(*P*<0.01),而分级和不正常精子的百分比则明显增高(*P*<0.01)。

Normal control 后省略了 group, motility 前省略了 sperm, graded 后省略了 sperm。

2. 动词性省略　动词性省略指动词词组范围内的动词的省略或整个动词词组的省略。一般说来,英语中的动词省略出现频率比汉语中的高,但两种语言中均有不同程度的动词性省略出现。

Vimentin was shown by immunohistochemical dyeing to be positive while PSA and PAP negative in all the 6 cases, actin(HHF35)positive in the cases of leiomyosarcoma and rhabdomyosarcoma. 在所有的 6 个实验中,波形蛋白的免疫组织化学染色呈阳性,而 PSA 和 PAP 的免疫组织化学染色呈阴性。肌动蛋白(HHF35)在平滑肌肉瘤和骨骼肌肉瘤中呈阳性。

PSA and PAP 和 actin(HHF35)后省略了上文的 were shown...to be。

3. 分句性省略　分句性省略可看作是动词性省略和名词性省略的延伸,它指的是整个从句被省略的现象。这种省略常见于问答句式中。

The chief said, you've read 10 journal articles on the treatment of ischemic heart disease last week. Yes. He replied. 主任说,你上周读了 10 篇关于治疗缺血性心脏病的杂志论文。是的,他回答道。

这里的 yes 之后省略了 I've read 10 journal articles on the treatment of ischemic heart disease last week。

(四)连接

连接(conjunction)就是通过连接词来体现语篇中的各种逻辑关系的手段,表示时间、因果、转折等。例如"周日王医生最不忙"可以译作"Sunday is the day when Dr. Wang is least busy."。汉语原文没有连词,在对应的英语里,却需要连词"when",译文才能通顺紧凑。语篇连接词有表示开端的,如 well, now,多用于会议交流中的发言;有表示列示和增补的,如用 firstly(或 first), next, to begin with, in the second place, to conclude 等表示列示,用 moreover, furthermore, what is more 等表示增补;有表示转折的,如 yet;有表示原因的,如 so;有表示时间的,如 when;有表示总结和归纳的,如 in a word, in short, to sum up,等等。

To begin with, a pneumonia is not always easily managed. However, choosing the right antibiotic is essential. 首先,肺炎不总是容易治疗的。然而,正确地选择抗菌素非常关键。本句中的 To begin with 和 however 都是篇章连接手段中常用的词。

Furthermore, in addition to the typical axodendritic and axosomatic synapses, there are axoaxonic(axon-to-axon)and dendrodendritic(dendrite-to-dendrite)synapses. 进而,除了典型的轴突—树突和轴突—躯体突触外,还有轴突—轴突和树突—树突的突触。

The potassium and calcium only start to move out of and into the cell once it has a sufficiently high charge, and so are called voltage-gated. 细胞一旦有足够高的电荷时,钾和钙才开始离开和进入细胞,所以称为电压门控的。

However, in infections of the bladder, the urine pH may be alkaline, owing to the actions of bacteria in the urine that break down the urea and release an alkaline substance called ammonia. 然而,膀胱感染的时候尿液的 pH 值可能成碱性,因为尿液里细菌将尿素分解释放出一种叫做氨的碱性物质。

上几句中的 To begin with, however, so, furthermore 等都是篇章连接手段中常用的词。

由于汉语是重意合而不重形式联系的语言,它的篇章中较少使用连接词,其语义关系很多是隐性的;英语则更重视形式上的环环相扣,语句间的逻辑关系多由连接词表达出来,汉语使用省略时英译要注意连接。因此,在翻译中,应当注意将汉语中的隐性关系转换成英语的显性用语。

(五) 词汇衔接

词汇衔接(lexical cohesion)指的是通过词汇间的语义关系来实现语篇连贯。词汇衔接是指语篇中的一部分词汇相互之间存在语义上的联系,或重复,或由其他词语替代,或共同出现。只有保证词汇的相对集中,才能保证语篇在语义上的连贯。韩礼德和哈桑将英语语篇中的词汇衔接关系分为两大类:复现关系(reiteration)和同现关系(collocation)。医学英语主要涉及的是词汇的复现关系,词汇的复现关系可分为原词复现、同义词、近义词复现、上下义词复现等。词汇的同现关系则包括局部与整体关系、组合搭配关系、反义关系、互补关系等。

词汇衔接后来为广大话语分析研究者重视,被认为是语篇衔接的最重要手段之一,占篇章衔接纽带的 40% 左右。衔接在很大程度上是词汇关系而非语法关系的产物,词汇衔接是创造篇章织体的主要手段。

1. 原词复现　原词复现是词汇衔接中最直接的方式,是具有同样语义、同一形式的词汇在篇章中的反复出现,可以发挥语篇的纽带作用或者突出某个或某些信息。一般而言,反复出现的原词多为相应语句或语篇中的关键词。这一原词是信息的载体,故从词性上看应为名次、动词、形容词、数词、代词、副词等实词。例如:

Pneumonia affects approximately 450 million people globally (7% of the population) and results in about 4 million deaths per year. Pneumonia was regarded by William Osler in the 19th century as "the captain of the men of death". With the introduction of antibiotics and vaccines in the 20th century survival improved. Nevertheless, in developing countries, and among the very old, the very young, and the chronically ill, pneumonia remains a leading cause of death. 肺炎影响约世界上 4 亿 5 千万人的健康(占人口数量的 7%),平均每年造成 400 万人死亡。19 世纪,William Osler 认为肺炎是 "死人的船长"。20 世纪,随着抗菌素和疫苗的引入,肺炎患者的存活率增加了。然而,在发展中国家,很年长的老人、很小的年轻人和慢性疾病患者中,肺炎仍然是死亡的主要原因。

在这段文章中,作者用了三次 pneumonia,强调了 pneumonia 一词,使句子前后指称,起到了词汇纽带作用。原词复现的方法使衔接清晰,会减少读者辨认不清指代关系的问题,文章具有很强的衔接力,但同时带来了文章不精练(用代词会显得精练)、词汇显得缺乏(用同义词则显得词汇量大）等问题。

2. 同义词、近义词复现　同义词和近义词指具有同样意义或相近意义的不同词之间的接应关系。这些词在同一篇章中出现形成了词语的复现关系。同义词和近义词之间彼此呼应，对语篇也能起到一定的衔接作用。

A gastroscopy may be applied to diagnose gastric ulcer to replace the use of X-ray, the employment of endoscopy is becoming popular. 可选用胃镜来代替 X 线诊断胃溃疡，内视镜的使用正在普遍。

这段中用了三个"应用"意思的英语单词：use、apply 和 employ，用了同义词的手段使语言衔接紧凑，同时显得文章丰富多彩，使语篇前后呼应，连成一体，突出了"应用"的意思。

The patient's condition was aggravated, the downturn took place after dinner, his disease worsened after every meal today. 患者的病情加重了，病情加重是在吃过晚饭以后，今天每次饭后他的病情都加重。

"加重"这个意思用了 aggravate、downturn 和 worsen 三个近义词来实现词汇衔接，而没有用重复词。

Tuberculosis is a chronic wasting disease, usually with the symptom of weakness, emaciation, fever, etc. 结核是一种慢性消耗性疾病，通常有无力，消瘦，发热等症状。

本句中的慢性消耗性疾病与无力、消瘦是近义词，他们形成了前后呼应，构成了衔接。

3. 上下义词复现　德国学者 Trier 提出了语言词汇结构的语义场（semantic field）理论。根据这一理论，这种语义类属关系使一些具有上下义词汇在一个共同概念的支配下结合在一起，互为依存（interdependent），出现在同一语篇中形成连贯衔接。例如，animal 是 sheep, tiger, wolf, dog, cat 等的上义词；tree, flower 是 plant 的下义词。例如：

Bacteria may be cocci which are spherical and usually about 1000th of a millimetre in diameter.These include bunched staphylococci and single-strand grouped streptococci.Bacilli are straight rod-shaped organisms; vibrios are curved; and spirilla（including spirochaetes）are wavy. 细菌有球菌和杆菌。球菌是球状的细菌，通常直径约一千分之一毫米，包括聚束的葡萄球和单股群链球菌。杆菌是直杆状生物，弧菌是弧形的，螺旋状菌（包括螺旋菌）是波状的。

上文中 Bacteria 是 cocci 和 Bacilli 的上义词；staphylococci 和 streptococci 是 cocci 的下义词；vibrios 和 spirilla 是 Bacilli 的下义词。这些词在 Bacteria 这个共同概念支配下结合在一起形成一个语义场，Bacteria 与其他词呈上下义关系，彼此呼应，前后衔接，使语气一贯而下。

英语语篇不同于汉语，不会过分重复使用某一词汇，而是使用同义、近义、上下义词。

同义词、近义词以及上下义词和照应手段配合使用，能帮助句子相互衔接，构成连贯，而如果单纯重复，会使语篇显得生硬、不协调。

第六章　英文病例与药品说明书

如本书第二章所述,英语医学文献的题材种类较多,不同题材文献的写作格式区别较大,而同一题材文献的写作格式高度一致、表达方式大致相同,而且这些风格的形式特点也为语篇使用者所熟知。医生是社交广泛、备受尊敬、备受重视的职业,同时也是社会期待比较高的职业,世界上绝大多数国家的医生们能用英语交流。我国已经是排在美国之后的第二经济强国,医生的医疗水平急需与国际接轨。医疗水平包括医疗服务水平,而无论疾病的治疗水平和医疗服务水平的提高,都需要医生有能力读懂用英语撰写的病例和药品说明书,进而还需要有能力用英语撰写病例和药品说明书。为使读者更好地理解英文病例,本章用了很多英文原文,以创造英文的语境;进而,各部分英文原文均有翻译,帮助学习者学习理解。教师和学生在阅读本章过程中需注意英语术语和语句的特点。

一、病例的内容要求

各国都有病例(medical record)撰写的法规,医务人员必须按照国家的相关法规撰写病例。世界各国对病历的内容要求基本相同,但在细节上仍有些区别,甚至医院之间也有些区别。国家卫生健康委员会《病历书写基本规范》中规定,病历是指医务人员在医疗活动过程中形成的文字、符号、图表、影像、切片等资料的总和,包括门(急)诊病历和住院病历。英语病例的撰写格式、内容、用词等信息可通过英文雅虎网查询到。

(一)美国联邦法规[①] 对病例的要求

The minimal requirements of JCAHO[②] and Medicare Medicaid for the contents of medical records include the following: identification and demographic information; evidence of informed consent; evidence of known advance directives; admitting complaint or diagnosis; history of the present illness; past history (including social history); family history; orders; laboratory reports; imaging reports; consultations; reports of procedures or tests; progress notes that include clinical

---

① 42 Code of Federal Regulations Section 482.24

② Joint Commission on Accreditation of Health-care Organizations 健康护理措施鉴定联合委员会

observations, results of treatment, and complications; final diagnosis; and discharge summary. In addition, other items may be required by local statutes or regulations, or a hospital, institution, or specialty organization's specific requirements. The risk manager might also add the following requirements: (1) notations concerning lack of patient cooperation, failure to follow advice, or failure to keep appointments, as well as records of followup telephone calls and letters; (2) for any laboratory, radiographic, diagnostic test or consult ordered, the dates ordered, received, and reviewed; and (3) copies of records, instructions, diets, or directions given to the patient or the patient's representative. 美国健康护理措施鉴定联合委员会（JCAHO）、医疗保险和医疗补助（Medicare and Medicaid）对病历内容的最低要求包括：疾病识别信息和人口学信息，知情同意证据，预先指示证据，入院主诉或诊断，现病史，既往史（包括社会史），家族史，医嘱，实验报告，影像学检查报告，会诊，操作或检查报告，包括临床观察、治疗结果、并发症的病程记录，最后诊断和出院小结。此外，可能还需要包括其他一些内容，具体包括的内容依据当地法规、具体医院、机构或专业组织的要求而有所不同。风险经理（risk manager）也可能添加以下要求：①记录患者缺乏合作、不遵循建议和未能赴约诊治，并记录随访电话和信件；②记录所有实验室、影像学、诊断检查或会诊医嘱的日期、诊治手段的日期、医生查看这些结构的日期；③给患者或患者代表的各种记录、指示、饮食、指导的复印件。

（二）加利福尼亚州的法规[①]对病例的要求

Identification information, which include but are not limited to the following: 身份信息，包括但不仅限于如下内容：

Name 名称

Address on initial and subsequent registration 初始及后续注册地址

Identification number (if applicable), e.g., 身份号（如果适用），例如：

a.Medicare/Medi-Cal/Insurance plan a.Medicare/Medi-Cal 保险计划号

b.Health record number 健康记录号

Age 年龄

Sex 性别

Marital status 婚姻状况

Primary language 主要使用的语言

Legal authorization for registration (if applicable) 法定登记授权（如果适用）

School grade, if applicable 学校教育年级（如果适用）

Religious preference 宗教信仰

Advance directives[②] (if applicable) 预设医疗指示（如果适用）

---

① California Code of Regulations Title 22 Sections 70749, 70527, 71549

② a legal document in which a person specifies what actions should be taken for their health if they are no longer able to make decisions for themselves because of illness or incapacity. 预设医疗指示是指一个人预先决定在他 / 她因病或其他原因不能做决定时对其采取什么样的治疗

Name, address and telephone number of person or agency responsible for patient 负责患者的人或代理公司的名称、地址、电话号

Name of patient's primary care physician 患者的初级医疗保健医生姓名

Initial diagnostic impression 初步诊断印象

Allergy records 过敏记录

Medical history including, as appropriate: immunization record, screening tests, allergy record, nutritional evaluation, psychiatric, surgical and past medical history, social and family history, and for pediatric patients a neonatal history 病史（酌情）：免疫记录，筛查检查，过敏记录，营养评价，精神科、外科和既往病史，社会和家族史，如果是儿科患者还要记录新生儿病史

Physical examination 体格检查

Consultation reports 会诊记录

Orders including those for medication, treatment, prescriptions, lab, radiology and other ancillary services 医嘱，包括药物治疗、治疗、处方、实验室、放射线和其他辅助服务

Progress notes including current or working diagnosis（excluding psychotherapy notes）住院病程记录，包括当前或工作诊断[①]（不包括心理治疗记录）

Results of all laboratory tests performed 所做的实验室检查结果

Results of all X-ray examinations performed 所做的 X 线检查结果

Consent forms for care, treatment and research, when applicable 适用于护理、治疗和研究的同意书（适用时）

Problem list 问题清单

Anesthesia record including preoperative diagnosis, if anesthesia has been administered 如果进行了麻醉，要有麻醉记录，包括术前诊断等

Operative and procedures report including preoperative and postoperative diagnosis, description of findings, technique used, and tissue removed or altered, if surgery was performed 如果进行了手术，要有手术和操作程序记录，包括术前和术后诊断、描述所见、使用的技术、和切除的组织或手术改变的组织结构

Pathology report, if tissue or body fluid was removed 病理报告，是否组织或体液被移除

Written record of preoperative and postoperative instructions 术前及术后的指导笔录

Physical, occupational and/or respiratory therapy assessments and treatment records, when applicable 身体、职业和 / 或呼吸疗法评估和治疗记录（适用时）

Patient/Family education plan 患者 / 家庭教育计划

Clinical data set from other providers 其他医疗提供者的临床数据

---

① Preliminary diagnosis, provisional diagnosis based on experience, clinical epidemiology, and early confirmatory evidence provided by ancillary studies, e.g., radiologic findings 工作诊断又称作初步诊断、临时诊断，是基于经验、临床流行情况和早期辅助检查所提供的部分证据所作出的诊断

Patient photographs when used for identification or treatment 用于识别身份或治疗时用的患者照片

Copies of letters to patients 写给患者的信件复印件

Email communications between patient and provider regarding the care and treatment of the patient 患者和医疗提供者关于护理和治疗的电子邮件沟通

Telephone encounters 电话沟通

Documentation is required for telephone encounters with patients and/or their caregivers, or other care providers that：需要与患者和 / 或患者的关照者或其他医疗提供者的电话沟通需要记录下来，包括：

1. Provide new or renewal of prescription for medications 提供新的或更新的药物治疗处方

2. Alter the current plan of care, including treatments and medications 改变目前的关照计划，包括治疗和药物

3. Identify a new system or problem and provide a plan of care 找出一个新系统问题，并提供一个护理计划

4. Provide home care advice for symptom/problem management 为症状 / 问题管理提供家庭关照建议

5. Provide authorization for care 提供关照授权

6. Provide or reinforce patient education 提供或加强患者教育

Documentation should include the date and time of call, name of caller and relationship to patient（if different from patient）, date and time of the response（or attempts to return call）, the response given, and the signature and professional title of provider or clinic staff handling the call. 记录应包括打电话的日期和时间，打电话人的姓名和与患者的关系（如果不是患者自己打的），反应的日期和时间（或尝试回电话），给予的响应是什么，以及签名和给予反应的专业人员或处理呼叫的医务人员的头衔。

No legal documents or communication with attorneys, incident reports pertaining to a patient, or peer-review records are to be included within the medical record. 无法律文件或与律师的沟通、无患者事件报告、或同行评审记录都应包括在医疗记录中。

　　病例中包含的信息能使医疗保健提供者明确患者的病史，并提供相关治疗。病例起规划患者治疗的信息中心库的作用，记录患者、卫生保健提供者、专业人员针对患者治疗方面的沟通。病例的一个附加目的是确保记录下来治疗是依据制度、专业或政府规定的规则进行的。[1] 传统的医疗病例包括 admission notes 入院记录，on-service notes 交接记录，progress notes（SOAP notes）日常病程记录（肥皂记录），preoperative notes 术前记录，operative notes 手术记录，postoperative notes 术后记录，procedure notes 操作记录，delivery notes 生产记录，postpartum notes 产后记录，discharge notes 出院记录。其中入院记录和病程记录是通常每个住院病例中医生必须撰写的内容。

---

[1]　https://en.wikipedia.org/wiki/Medical_record

二、主诉与现病史

临床医生首先需要学会写入院记录（admission note）。国家卫生健康委员会规定：入院记录是指患者入院后，由经治医师通过问诊、查体、辅助检查获得有关资料，并对这些资料归纳、分析、书写而成的记录。下面是 Wikipedia 给出的解释：

An admission note is part of a medical record that documents the patient's status（including history and physical examination findings）, reasons why the patient is being admitted for inpatient care to a hospital or other facility, and the initial instructions for that patient's care. 入院记录是病历的一部分，它记录患者的状态（包括病史和体格检查结果），体现患者被收入院或其他医疗住所的原因以及展示患者治疗的最初医嘱。

入院记录一般包括 chief complaint（CC）主诉, history of present illness（HPI）现病史, review of systems（ROS）系统复习, allergies 过敏, medications 药物治疗, past medical history（PMH）既往史, past surgical history（PSH）外科治疗史, family history（FH）家族史, social history（SH）社会史, physical exam 体格检查, labs and diagnostics studies 实验室和诊断学检查, assessment and plan（A&P）评估与计划。

（一）主诉

主诉（chief complaint, CC）主要包括患者陈述的使其就诊的主要症状（the primary symptom that a patient states as the reason for seeking medical care），其他内容各地的要求不一，西方一般还要包括年龄和性别。

64 yo white male（retired teacher）with right-sided weakness and slurred speech for 4 hours. 64 岁男性白人（退休教师）身体右侧无力、语言不利 4 个小时。

34-year-old male with advanced AIDS complains of a "bad cough" and fevers over the last 8 days. 34 岁男性艾滋病晚期患者主诉"严重咳嗽"、发热 8 天。

This is the 3rd CPMC admission for this 83 years old woman with a long history of hypertension who presented with the chief complaint of substernal "toothache like" chest pain of 12 hours duration. 这是加州太平洋医疗中心（California Pacific Medical Center）第三次接受这位 83 岁长期高血压的高龄女性，本次入院主诉胸骨后牙痛样疼痛 12 小时。

英语国家医生撰写的主诉与我国的略有不同，一般要求包括年龄和性别，有的还要求包括种族，有的用短语，有的用句子。国家卫健委规定：主诉是指促使患者就诊的主要症状（或体征）及持续时间。

（二）现病史

各国对现病史（history of present illness, HPI）的撰写要求大致相同，请看英语病例的要求：①full sentences in chronological manner；②be descriptive not analytic；③including the setting, onset of the problem, the manifestation and the treatment；④seven attributes of a symptom：

location, quality, quantity or severity, timing(onset, duration, frequency), the setting in which they occur, factors that have aggravated or relieved the symptom, associated manifestations;⑤pertinent positives & pertinent negatives. ①整句书写,按时间顺序;②描述性的,不是分析性的;③包括疾病发生的场所、疾病的发作情况、症状表现和治疗情况;④症状的七个特征:位置、性质、量或严重程度、时间(发病时间、持续时间、发作频率)、发作的场所、症状加重或减轻的因素、伴随症状;⑤相关阳性和相关阴性症状。请看下面的实例:

History of Present Illness: Ms J. K. is an 83-year-old retired nurse with a long history of hypertension that was previously well controlled on diuretic therapy. She was first admitted to CPMC in 1995 when she presented with a complaint of intermittent midsternal chest pain. Her electrocardiogram at that time showed first degree atrioventricular block, and a chest X-ray showed mild pulmonary congestion, with cardiomegaly. Myocardial infarction was ruled out by the lack of electrocardiographic and cardiac enzyme abnormalities. Patient was discharged after a brief stay on a regimen of enalapril, and lasix, and digoxin, for presumed congestive heart failure. Since then she has been followed closely by her cardiologist. 现病史:J. K. 女士是一位 83 岁的退休护士,有长期的高血压病史,此前用利尿剂疗法控制得很好。1995 年第一次在加州太平洋医疗中心(California Pacific Medical Center, CPMC)接受住院治疗,当时的主诉是间歇性胸骨胸痛。当时心电图显示 1 度房室传导阻滞,胸部 X 线检查显示轻度肺淤血和心脏扩大。因无心电图和心肌酶的异常所见而排出了心肌梗死。因推测为充血性心力衰竭,经依那普利、速尿、地高辛短暂治疗后出院。此后她一直被她的心脏病医生随访。

Aside from hypertension and her postmenopausal state, the patient denies other coronary artery disease risk factors, such as diabetes, cigarette smoking, hypercholesterolemia or family history for heart disease. Since her previous admission, she describes a stable two pillow orthopnea, dyspnea on exertion after walking two blocks, and a mild chronic ankle edema which is worse on prolonged standing. She denies syncope, paroxysmal nocturnal dyspnea, or recent chest pains. 除了高血压和绝经后状态外,患者否认其他冠状动脉疾病的危险因素,如糖尿病、吸烟、高胆固醇血症、心脏病家族史。她描述道,自从她前次住院治疗后,她有较稳定的两个枕头高的端坐呼吸,走两个街区后呼吸困难,和轻度慢性踝关节水肿,水肿在长时间站立时加重。她否认晕厥、阵发性夜间呼吸困难或近期胸痛。

She was well until 11pm on the night prior to admission when she noted the onset of "aching pain under her breast bone" while sitting, watching television. The pain was described as "heavy" and "toothache" like. It was not noted to radiate, nor increase with exertion. She denied nausea, vomiting, diaphoresis, palpitations, dizziness, or loss of consciousness. She took 2 tablespoonfuls of antacid without relief, but did manage to fall asleep. In the morning she awoke free of pain, however, upon walking to the bathroom, the pain returned with increased severity. At this time she called her daughter, who gave her an aspirin and brought her immediately to the emergency room. Her electrocardiogram on presentation showed sinus tachycardia at 110, with marked ST elevation in leads I, AVL, V4-V6 and occasional ventricular paroxysmal contractions. Patient immediately received thrombolytic therapy and cardiac medications, and was transferred to the intensive care unit. 入院前晚上的 11 点前,她觉得一直很好。11 点她正坐着看电视的时候,她注意到"她的胸骨下疼痛"发作。疼痛被描述为"重痛"和"牙痛"样。患者没有注意到有放射痛,也没有因负荷而加重。患者否认有恶心、呕吐、出汗、心悸、头晕或意识丧失。患者服用了两勺(餐桌勺)抗酸剂但没有缓解,经过努力入睡。早晨醒来时,患者没有痛苦,然而当她走到浴室时,疼痛重新发作并更加严重。这时,她打电话给女儿,女儿给了她一片阿司匹林,并马上把她送到急诊室。到急诊室时给她描记的心电图显示窦性心动过速,110 次 /min,导联 I、AVL、V4–V6 有明显的 ST 段抬高和偶尔的室性早搏。患者立即接受溶栓治疗和心脏药物治疗,并被转移到 ICU。

现病史是对一个疾病的症状的完整描述,如简洁完整地叙述一件事情一样,需要用到现在时、过去时、完成时等时态。学习者需要熟练掌握常见症状学术语,下面介绍一下常见症状及其表述方法。

三、常见症状的汉英对照

现病史中需要把相关的症状仔细描写出来,这就需要学生对疾病的症状学术语及其对症状的表述有个掌握,请看下面的一些实例。

(一)发热、疼痛、呼吸困难

1. **发热** 发热(发烧):become feverish, have a fever/temperature;高热:have a high/ardent fever;低热:have low-grade/low/slight fever to 38.4℃;无发热:have no fever, be afebrile;体温上升至 39℃:The temp. rises/goes up/is elevated to 39.0℃;体温下降:fever falls/abates/declines/drops/begins to remit;高热伴随寒战:high temperature/fever associated with/accompanied by chills;热退:fever has gone/remit/disappeared/is gone;持续发热:persistent fever/fever continues。

The oral temp. was elevated to 37.8℃ during the past 8 days, but thereafter remained below 37.2℃. 过去 8 天的口腔温度升到 37.8℃,但后来一直在 37.2℃以下。

The fever, which went down almost to normal 2 days ago, rose to 38.3℃ again today. 2 天前的体温几乎恢复正常,今天又升到摄氏 38.3 度了。

2. **疼痛** 疼痛:feel/have/suffer from/a pain;持续、间歇、偶发、急性、钝闷、搏动性痛:constant/intermittent/occasional/acute/dull/throbbing pain。抽搐、锐、刺、钻锥、穿刺性痛:tic/sharp/stabbing/boring/piercing pain。窜、被咬样、似裂、胀、刀割样、痉挛痛:darting/gnawing/tearing(splitting)/bursting/knife-like/crampy pain。拉痛、箍痛、痛得打滚、极痛:dragging pain/girdle-like(constricting)pain/writhing pain/excruciating pain。切割、绞、剧、牵涉、坠痛:lancinating/colic(colicky pain)/severe(pungent, intense)/referred/bearing-down pain。

疼痛复发:the pain reappears/relapses/breaks out again/returns/recur;疼痛反射:the pain radiates from… to …;疼痛加重,疼痛加剧:the pain increases/is accentuated/more severe/exacerbated/worse;疼痛减轻:pain is relieved, relieved, eased, allayed, alleviated, assuaged, abated, soothed, decreases, grows less, goes down, falls off, became lighter; 周身痛: the pain is generalized/extensive/generalized pain; 痛局限于: the pain is limited to/confined to, located/localized/situated in or over; 头痛 have a headache/be troubled with a headache/feel a pain in one's head。

At first the pain was generalized in the(whole)abdomen, but it subsequently localized to the R. U. Q. 起初疼痛遍及整个腹部后来局限于右上象限。

The pain, which began(originated)in the R. L. Q. , soon became localized in the L. U. Q. 痛起于右下腹部,不久便局限于左上腹部。

3. 呼吸困难 呼吸困难: dyspnea/breathe hard/with difficulty/have difficulty in breathing/respiration; 夜间呼吸困难: nocturnal dyspnea; 发作性呼吸困难: paroxysmal dyspnea; 安静/运动/时呼吸困难: dyspnea at rest/on exertion; 常发生发作性夜间呼吸困难: frequent episodes of paroxysmal nocturnal dyspnea; 患轻微的运动性呼吸困难: have some mild exertional dyspnea。例如:

He always becomes short-winded when walking hastily or going up-stairs. 走快或上楼梯时他总是气促(气不够用)。

He complains of difficulty of breathing, which annoyed him for several days. 他说因呼吸困难苦恼了好多天。

(二)咳嗽、痰、食欲

1. 咳嗽 咳嗽气促、剧烈咳嗽、干咳、咳嗽有痰、持续性咳嗽、喘咳: cough and shortness of breath/severe cough/dry cough/productive cough/constant cough/wheezing cough。

He coughed occasionally, but he has never experienced pain in the thorax, fever, or loss of weight. 他偶而咳嗽,但不曾感觉胸部痛、发烧或体重减轻。

For the last 6 months, he has been coughing with slight hemoptysis. 他最近 6 个月,咳嗽略伴有咯血。

2. 痰 稀痰、浓痰、臭痰、浆液性、泡沫、黏白痰: thin sputum/thick sputum/fetid sputum/serous sputum/frothy sputum/tenacious sputum; 黏性、黏液、黏液脓性、浆液脓性痰、铁锈色痰: viscous sputum/mucous(mucoid)sputum/mucopurulent sputum/seropurulent sputum/rusty sputum。例如:

He began to expectorate small amounts of blood-streaked sputum. 他开始咳有少量带血丝的痰。

His cough was not so severe as it had been and sputum was no longer flecked with blood. 他的咳嗽已经不像以前那样厉害,痰里也不再带血了。

3. 食欲 食欲好: good appetite/stomach; 食欲不佳: have a poor/feeble/weak/delicate appetite; 食欲减退: appetite decreases/reduces/declines/falls off; 过食: eat too much(to excess; heavily), overeat, be intemperate in eating; 饮食过饱的人: a heavy/great/hard eater; 饮食不过饱的人: a moderate/spare/light eater; 无食欲: have no/little/appetite(for food), lose/have no/relish for one's food, loss/lack/of appetite, loss of interest in food。

Meals and drinks taste no more as before, and he is indifferent even to his favorite food. 他的胃口不如以前,甚至以前喜欢吃的东西也不感兴趣。

His appetite became ravenous and his caloric intake doubled, yet he lost 10kg. 他的胃口大增,食物热量增加 2 倍,但体重却减轻了 10 公斤。

(三)恶心呕吐、大便、小便

1. 恶心呕吐　胃不适:upset stomach;消化不良:have bad/impaired digestion, suffer from indigestion/dyspepsia;恶心:nausea;有晨吐:have morning sickness;夜晚/饭后恶心:nocturnal/postprandial nausea;晕船/车:be sea/car sick;打嗝:belch/eruct/eructate;极度反胃:regurgitate food violently。

At noon on the following day she started vomiting food, which was followed by bile-stained material. 第 2 天中午,她开始呕食物,随后呕吐带有胆汁的东西。

He has a certain disagreeable feeling in the stomach when it is empty. 当空腹时,他感觉胃里不舒服。

2. 大便　解大便:open/evacuate/defecate/relieve the bowels/have a bowel movement;便秘:constipation;一般、干、硬、软、水样、成形、不成形、泡沫样、黏液状、带血、米汤样、豆汤样,板油样便:ordinary/dry/hard/loose(soft)/watery/formed/formless/frothy/mucous/bloody/rice-water/pea-soup/tarry stool;无味、极臭、酸、腐烂、较不熏人、熏人、熏人但不恶臭便:odorless/extremely foul/sour/putrid/less offensive in odor/offensive/offensive but no excessively foul stool;黑、柏油样、棕黑、棕、红、绿、黄、浅褐、灰白色(泥土色)便:black/tarry/brownish-black/brown/red/green/yellow/light-brown/grey-white(clay-colored)stool;便秘:constipation;习惯性便秘:habitual constipation;有便秘倾向:have a tendency to be constipated;早晨、水样、黏液性、慢性、轻症、迁延性腹泻:morning/watery/mucous/chronic/mild/protracted diarrhea;大便失禁:fecal incontinence。

例如:

The stools were of normal caliber and consistency and have never been black. 大便的粗细和硬度正常,从未呈黑色。

Stools were very light in color and of mushy consistence. 大便颜色很淡,并且软如泥。

He complained of intermittent diarrhea alternating with constipation. 他主诉间歇性腹泻与便秘交替发生。

He developed diarrhea with the daily passage of 8-10 stools containing mucous, pus, and bright red blood. 他患上了腹泻,每天有 8~10 次带有黏液、脓和鲜红色血的大便。

He previously had similar attacks of diarrhea but they were never so severe. 以前他患过类似的腹泻,但从来没有这么严重过。

3. 小便　排尿:urinate/micturate/pass water/void/piss;无色、清晰、透明、半透明、不透明、乳白尿:colorless/clear/transparent/translucent(semitransparent)/opaque/milky(opalescent)urine;浊、橙、浅绿、绿、黄(琥珀,麦秸)、红色尿:cloudy(turbid)/orange/greenish/green/yellow(amber, straw)/red urine;鲜红、棕黄、深褐、浅褐、淡黄色尿:bright red/brown yellow/dark-brown/light brown/pale yellow urine。淡白、泥土色尿：faint pale/clay-colored urine. 尿频、尿急、尿痛：frequent, urgent and painful urination（micturition）；小便困难 dysuria（inability to void）；小便失禁：urinary incontinence；终末血尿：terminal hematuria。

（四）睡眠、神经系统、月经

1. 睡眠 贪睡：be fond of sleep；无法控制的嗜睡：uncontrollable somnolence；易醒 be easily wakened；时常在晚上醒过来：often wake up at night；不能熟睡：sleep is not sound；晚上睡得不很熟：do not sleep well at night；睡觉不能多过数小时：sleep for no longer than a few hours；患失眠症：have/develop/insomnia；睡眠不足：want/lack of sleep, insufficient sleep；不易入睡：have trouble getting to sleep；睡眠影响不大：sleep is not greatly disturbed。

2. 神经系统 眩晕、头晕、一阵头晕、晕厥、虚脱：vertigo/dizziness/dizzy spell/syncope/fainting；困倦、昏昏欲睡、精神不振、失眠、呃逆：sleepy/drowsy/lethargic/insomnia/hiccup；抽搐、癫痫发作、颤抖、不自主运动、麻木：convulsion/seizure/trembling/involuntary movement/numbness；虚弱、运动不协调、运动笨拙、刺痛：weakness/incoordination/clumsiness of motion/tingling；行走不稳、行走困难、感觉异常、瘫痪、肌痛、失音：unsteadiness in walking/difficulty in walking/paresthesia/paralysis/myalgia/aphonia。

3. 月经 初潮：menarche；停经：menopause；月经少量、中等、多：mild/moderate/heavy menses；月经开始：menses begin/start/commence/take place；28~30 天一次正常月经：have normal period at 28 to 30 day intervals；月经规则，周期为 28 天，经期 4 天：have regular period every 28 days that lasted 4 days；月经开始不规则，并且长期无月经：began to have menstrual irregularities with long period of amenorrhea；阴道流血：vaginal bleeding。

Menarche occurred at 13 years of age and the menstrual cycle remained within normal limits until the onset of menorrhagia. 月经于 13 岁初潮，一直到发生月经过多症以前，经期正常。

还有一些常见症状学术语，例如：浮肿：edema；异物：foreign body；近视：near sightedness；远视：far sightedness；视物模糊：blurred vision；耳鸣：tinnitus；耳痛：otalgia/ear-ache。

表述症状的术语和语句很多，学习者还需要一个系统一个系统地学习，如同我们医学生在临床各科的汉语所学到的一样，因篇幅所限，本书仅作如上介绍。

四、既往史、社会史、家族史

既往史（past medical history）、社会史（social history, SH）、家族史（family history, FH）都是入院病例（*admission notes*）的必需内容。

（一）既往史

国家卫生健康委员会对既往史的解释是：既往史（past medical history, PMH）是指患者过去的健康和疾病情况（the total sum of a patient's health status prior to the presenting problem）。内容包括既往一般健康状况、疾病史、传染病史、预防接种史、手术外伤史、输血史、食物或药物过敏史等。美国弗吉尼亚大学（University of Virginia）要求既往史包括的内容是：Major illnesses（beginning in childhood）主要疾病，Hospitalizations 住院，Surgeries 外科手术，Significant injuries 重大伤病，Medications 药物治疗，Allergies 过敏，Immunizations 免疫（接种疫苗），Transfusions 输血，Gynecologic and obstetric（women）妇科和产科问题（女性），Psychiatric history 精神病史。通常采用列清单形式来撰写既往史，请看下面的实例：

Past Medical History

Past Health General：Relatively good. 既往健康情况：良好。

Infectious Diseases：Usual childhood illnesses. No history of rheumatic fever. 疾病：常见的孩提时期疾病，无风湿热病史。

Immunizations：Flu vaccine yearly. Pneumovax 1996. 接种疫苗：每年接种流感疫苗，1996年接种肺炎疫苗。

Allergic to Penicillin, developed a diffuse rash after an injection 20 years ago. 对青霉素过敏，20年前注射青霉素后出现了弥漫性皮疹。

Transfusions：4 units received in 1980 for GI hemorrhage, transfusion complicated by hepatitis B infection. 输血：1980年因胃肠出血接受输血4个单位，输血后并发乙型肝炎感染。

Hospitalizations, Operations, Injuries：住院、手术、受伤。

（1）Normal childbirth 48 years ago. 48年前正常生育子女。

（2）1980 Gastrointestinal hemorrhage, see below. 1980年胃肠道出血，见下文。

（3）9/1995 chest pain, see history of present illness. 1995年9月胸痛，见现病史。

（4）Last mammogram 1994, flexible sigmoidoscopy 1997. 1994年最后一次接受乳房照影，1997年接受可屈性乙状结肠镜检查。

也有些病例把现有的其他疾病和本次入院前的治疗作为既往史的一部分列出来，例如：

Other active problems：其他存在的问题：

● Hypertension, diagnosed "years ago," well-controlled with Metoprolol. 高血压，"几年前"诊断的，用美托洛尔（倍他乐克）控制得较好。

● Depression, poorly controlled; started Prozac 6 months ago but still feels depressed. 抑郁症，控制得不好。6个月前开始用百忧解，但仍觉抑郁。

Medications 药物治疗

● Aspirin 81mg po qd since 3 years ago. 阿司匹林81mg口服，1次/日，自3年前开始。

● Metoprolol 100mg po qd "for years". 美托洛尔100mg口服，1次/日，已用一些年。

● Prozac 20mg po qd; started 6 months ago. 百忧解20mg口服，1次/日；6个月前开始。

● Protonix discontinued 12-18 months ago. 泮托拉唑，12~18个月前已经停用。

有的病例把过敏、药物治疗作为入院记录中的单独条目列出。

（二）社会史

社会史（social history，SH），有些英文病例用personal and social history（个人社会史）来表示。国家卫生健康委员会用的是"个人史"一词，并解释为：个人史记录出生地及长期居留地,生活习惯及有无烟、酒、药物等嗜好,职业与工作条件及有无工业毒物、粉尘、放射性物质接触史,有无冶游史。各国的要求仅有微细的区别,请看如下实例:

Personal History

1. Mrs. Johnson is widowed and lives with one of her daughters. 约翰逊太太守寡,和她的一个女儿住在一起。

2. Occupation: She worked as a nurse to age 67, is now retired. 职业:做护士工作至 67 岁,现已退休。

3. Habits: No cigarettes or alcohol. Does not follow any special diet. 习惯:无饮酒或吸烟史,无特殊饮食。

4. Born in South Carolina, came to New York in 1931. She has never been outside of the United States. 出生于南卡罗来纳州,于 1931 来到纽约,从未到过美国以外的地方。

5. Present environment: lives in a one bedroom apartment on the third floor of a building with an elevator. She has a home helper who comes 3 hours a day. 目前环境:生活在三楼的一居室公寓,有电梯,每天有 3 个小时的家务助理。

6. Financial: Receives social security and medicare, and is supported by her children. 经济情况:接受社会保障和医疗保险,并有孩子们的支持。

7. Psychosocial: The patient is generally an alert and active woman despite her arthritic symptoms. She understands that she is having a "heart attack" at the present time and she appears to be extremely anxious. 社会心理:尽管有关节炎的症状,患者一般是个活跃的人。她明白她现在有心脏病发作,因而似乎非常焦虑。

(三)家族史

美国弗吉尼亚大学(University of Virginia)对家族史(family history, FH)的解释是:Systematic inquiry into possible presence of disease states in the family that might affect patient's health. This would include information about: 对可能影响患者健康的家庭中可能存在的疾病的系统调查。请看下面的实例:

Family History

The patient was brought up by an aunt; her mother died at the age of 36 from kidney failure; her father died at the age of 41 in a car accident. Her husband died 9 years ago of seizures and pneumonia. She had one sister who died in childbirth. She has 4 daughters (ages 60, 65, 56, 48) who are all healthy, and had a son who died at the age of 2 from pneumonia. She has 12 grandchildren, 6 great grandchildren and 4 great, great grandchildren. There is no known family history of hypertension, diabetes, or cancer. 患者由姑姑抚养长大,母亲 36 岁时死于肾衰竭,父亲 41 岁时死于车祸,丈夫 9 年前死于癫痫和肺炎。有一个姐姐,在分娩中去世。4 个女儿(年龄 60, 65, 56, 48),均健康,一个儿子 2 岁时死于肺炎。有 12 个孙子辈分的孩子,6 个曾孙辈分的孩子,还有 4 个玄孙辈分的孩子。没有已知高血压、糖尿病或癌症家族史。

五、系统复习

系统复习英文多用 review of systems（ROS）来表示，也可用 systems enquiry 或 systems review。美国弗吉尼亚大学对系统复习包括的内容要求如下：

- *General constitutional systems*：fever, chills, fatigability, night sweats, weight loss/gain. 身体系统概况：发热、寒战、疲劳、盗汗、体重减轻或增加。

- *Eyes*：change in vision, blurring, acuity, diploplia, photophobia, pain, redness, discharge, loss of vision. 眼：视力变化、视物模糊、视敏度、复视畏光、疼痛、红、分泌物、视力丧失。

- *Ears*, *nose*, *mouth*, *sinuses*：allergy symptoms, congestion, pain, discharge, change in hearing, tinnitus, sense of smell, epistaxis, sore throat, hoarseness, teeth or gum problems, oral ulcers, change in taste. 耳、鼻子、口、鼻窦：过敏症状、充血、疼痛、分泌物、听力改变、耳鸣、嗅觉、鼻出血、咽喉疼痛、声音嘶哑、牙齿或牙龈问题、口腔溃疡、口味改变。

- *Chest/lungs*：dyspnea, cyanosis, wheezing, cough, sputum, hemoptysis, chest pain related to breathing, exposure to TB, last chest X-ray. 胸肺：呼吸困难、发绀、气喘、咳嗽、痰、咯血、与呼吸相关的胸痛、曾经暴露在结核病环境中、最后一次胸部 X 线。

- *Cardiovascular*：chest pain, palpitations, dyspnea, orthopnea, paroxysmal nocturnal dyspnea, edema, claudication. 心血管：胸痛、心悸、呼吸困难、端坐呼吸、夜间阵发性呼吸困难、水肿、跛行。

- *Digestive*：appetite, digestion, food intolerance, dysphagia（trouble swallowing）, nausea, vomiting, bowel habits, change in bowels, hemorrhoids, history of ulcer, polyps. 消化：食欲、消化、食物耐受不良、吞咽困难、恶心、呕吐、排便习惯、大便变化、痔疮、溃疡病史、息肉。

- *Genitourinary*：dysuria, frequency, urgency, nocturia, hematuria, hesitancy, incontinence, hernias, flank or suprapubic pain. History of sexually transmitted diseases. Abnormal penile or vaginal discharge. *For men*：change in libido；difficulty obtaining or maintaining erection, abnormal ejaculation, premature or delayed orgasm. Testicular pain or swelling. *For women*：Normal menstrual pattern, change in menses, pain with menstruation, fertility problems, pain with intercourse, problems with libido, arousal, orgasm, age at menopause, last Pap smear. 生殖泌尿系统：排尿困难、频率、尿急、夜尿、血尿、排尿踌躇、尿失禁、疝气、腰或耻骨上疼痛。性传播疾病史，阴茎或阴道分泌物异常。男性：性欲改变、勃起困难或维持勃起困难、射精异常、过早或延迟性高潮，睾丸疼痛或肿胀。女性：正常的月经模式、月经改变、痛经、生育问题、性交疼痛、性欲的问题、性欲、性唤起、性高潮、绝经年龄，最近一次的巴氏涂片。

- *Breast*（*for women*）：pain, tenderness, discharge, lumps, last mammogram, performance of self breast exams, previous breast biopsies. 乳腺（女性）：疼痛、压痛、乳腺分泌物、肿块、最近的乳腺照影、乳房自检、之前的乳房活检。

- *Musculoskeletal*：joint pain, stiffness, restriction of motion, redness, warmth, deformity. 肌肉骨骼：关节疼痛、关节僵直、运动受限情况、表面皮肤变红、发热、畸形。

● *Endocrine*：thyroid enlargement or pain，heat or cold intolerance，changes in facial or body hair，change in weight，increased hat or glove size. 内分泌：甲状腺肿大或疼痛、热或冷耐受情况、面部或身体毛发变化情况、体重的变化、戴的帽子或手套的号码增大。

● *Hematologic*：anemia，easy bruising，easy bleeding，history of blood clots. 血液系统：贫血、碰后易青肿、易出血、血栓病史。

● *Lymph nodes*：swelling，tenderness，drainage. 淋巴结：肿胀、压痛、引流。

● *Neurologic*：loss of consiousness，seizures，weakness or paralysis，change in sensation or coordination or gait，falls，tremor，memory loss. 神经：意识丧失、抽搐、无力或瘫痪、感觉或协调或步态变化、跌倒、震颤、记忆丧失。

● *Psychiatric*：depression，anxiety，mood changes，sleep disturbance，difficulty concentrating，suicidality. 精神：抑郁、焦虑、情绪变化、睡眠障碍、注意力难以集中、自杀倾向。

● *Skin*，*hair*，*nails*：rash，itching，pigment or texture change，change in moles，excessive sweating/dry skin，abnormal nails or hair growth or texture. 皮肤、头发、指甲：皮疹、瘙痒、色素或质地变化、痣变化、出汗过多、皮肤干燥、毛发生长或质地或指甲异常。

各家医院的系统复习部分的要求内容不完全一致，学生掌握了如上内容和如下的实例，在实际工作中就够用了。请看下面的实例：

Systems Review

1. Constitutional：energy level generally good，weight is stable at 160 lbs，height 5′8″. 体质：精力水平总体较好，体重稳定在 160 磅，身高 5 尺 8 寸。

2. HEENT：头、眼、耳、鼻、咽喉

Head：No headaches. 头：无头痛

Eyes：wears reading glasses but thinks vision is getting worse，no diplopia or eye pain. 眼：戴阅读眼镜，但认为视力越来越差，无复视或眼痛。

Ears：hearing loss for many years，wears hearing aid now. 耳：听力丧失多年，现戴助听器。

Nose：no epistaxis or obstruction. 鼻：无鼻出血或阻塞。

Throat：No history of tonsillitis or tonsillectomy. 咽喉：无扁桃体炎或扁桃体摘除史。

Mouth：Wears full set of dentures for more than 20 years，works well. 口：佩戴全套假牙 20 年以上，效果良好。

3. Respiratory：No history of pleurisy，cough，wheezing，asthma，hemoptysis，pulmonary emboli，pneumonia，TB or TB exposure. 呼吸系统：无胸膜炎、咳嗽、喘促、哮喘、咯血、肺栓塞、肺炎、结核或接触结核。

4. Cardiac：See HPI. 心脏：见现病史。

5. Vascular：No history of claudication，gangrene，deep vein thrombosis，aneurysm. Has chronic venous stasis skin changes for many years. 血管：无跛行、坏疽、深静脉血栓、动脉瘤病史。慢性静脉瘀血皮肤变化多年。

6. G. I. ：Admitted to CPMC in 1980 after two days of melena and hematemesis. Upper G. I. series was negative but endoscopy showed evidence of gastritis，presumed to be caused by

ibuprofen intake. Her hematocrit was 24% on admission and she received four units of packed cells. Colonoscopy revealed multiple diverticuli. Since then her stool has been brown and consistently hematest negative when checked in clinic. Several months after this admission she was noted to be mildly jaundiced and had elevated liver enzymes, at this time it was realized that she contracted hepatitis B from the transfusions. Since then she has not had any evidence of chronic hepatitis. 1980 年因黑便、呕血,两天后在 CPMC 住院治疗。上消化道系列撮片无阳性所见,但内视镜检查显示胃炎,出血认为是服用布洛芬引起的。入院时,患者的血细胞比容是 24%,接受了四个单位的浓缩红细胞输血。结肠镜检查显示多发憩室。此后大便一直棕色,而临床血液检查一直阴性。那次住院几个月后,发现轻度黄疸及肝酶升高,此时才发现她因输血染上乙型肝炎。从那时起她就没有任何慢性肝炎的症状。

7. GU: History of several episodes of cystitis, most recently E Coli 3/1/90, treated with Bactrim. Reports dysuria in the 3 days prior to hospitalization. No fever, no hematuria. No history of sexually transmitted disease. Menarche was at 15, menstrual cycles were regular interval and duration, menopause occurred at 54. Seven pregnancies with 5 normal births and 2 miscarriages. 生殖泌尿:几次膀胱炎发作史,最近是大肠埃希菌(3/1/90),给予复方新诺明治疗。入院前 3 天有排尿困难。无发热,无血尿。无性传播疾病史。15 岁月经初潮,月经周期规律、间隔和持续时间正常,54 岁绝经。七次妊娠,5 次正常生产,2 次流产。

8. Neuromuscular: Osteoarthritis of the both knees, shoulder, and hips for more than 20 years. Took ibruprofen until 1980, has taken acetaminophen since her GI bleeding, with good relief of intermittent arthritis pain. There is no history of seizures, stroke, syncope, memory changes. 神经肌肉:膝关节、肩关节和臀部骨关节炎 20 余年。服用布洛芬至 1980 年,而后因胃肠道出血而改用对乙酰氨基酚,用药后间断性的关节疼痛缓解较好。无癫痫、脑卒中、晕厥、记忆改变病史。

9. Emotional: Denies history of depression, anxiety. 情绪:否认抑郁症和焦虑病史。

10. Hematological: no known blood or clotting disorders. 血液学:无已知血液系统疾病或凝血异常。

11. Rheumatic: no history of gout, rheumatic arthritis, or lupus. 风湿:无痛风、风湿性关节炎或系统性红斑狼疮病史。

12. Endocrine: no know diabetes or thyroid disease. 内分泌:无已知糖尿病或甲状腺疾病史。

13. Dermatological: no new rashes or pruritis. 皮肤科:无新皮疹或瘙痒。

六、体格检查

The free dictionary(medical)对体格检查(physical exam)做了如下解释:

A physical examination is an evaluation of the body and its functions using inspection, palpation(feeling with the hands), percussion(tapping with the fingers), and auscultation （listening）. A complete health assessment also includes gathering information about a person's medical history and lifestyle, doing laboratory tests, and screening for disease.[1] 体格检查是指通过望、触、叩和听等手段对患者身体及其功能的评价过程。一个完整的健康评估还包括收集个人的病史和生活方式,做实验室检查和疾病筛查。请看下面的实例:

Physical Exam

1. Vital Signs: temperature 100.2℉, pulse 96bpm, regular with occasional extra beat, respiration 24bpm, blood pressure 180/100mmHg lying down. 生命体征: 体温 100.2℉,脉搏 96 次 /min,规律,偶有期前收缩,呼吸 24 次 /min,卧位血压 180/100mmHg。

2. Generally a well developed, slightly obese, elderly black woman sitting up in bed, breathing with slight difficulty. She complains of resolving chest pain. 总体发育良好、稍胖、年迈的黑人女子坐在床上,呼吸略困难,抱怨要解决胸痛。

3. HEENT: 头、眼、耳、鼻、咽

Eyes: extraocular motions full, gross visual fields full to confrontation, conjunctiva clear. sclerae non-icteric, pupils equal round and reactive to light and accommodation, fundi not well visualized due to possible presence of cataracts. 眼睛: 眼外运动充分,总视野全面,结膜清晰(无充血)。巩膜无黄染,瞳孔等圆,对光反应与调整活跃,患者可能有白内障,所以眼底看不清。

Ears: Hearing very poor bilaterally. Tympanic membrane landmarks well visualized. 耳: 双侧听力非常差。鼓膜标志清楚可见。

Nose: No discharge, no obstruction, septum not deviated. 鼻: 无分泌物,无阻塞,鼻中隔不偏。

Mouth: Complete set of upper and lower dentures. Pharynx not injected, no exudates. Uvula moves up in midline. Normal gag reflex. 口: 上下全套义齿。咽无充血,无分泌物。悬雍垂于中线处上移。呕吐反射正常。

4. Neck: jugular venous pressure 8cm, thyroid not palpable. No masses. 颈部: 颈静脉压 8cm,甲状腺未触及,无肿块。

5. Nodes: No adenopathy. 淋巴结: 无淋巴结病。

6. Chest: Breasts: atrophic and symmetric, nontender, no masses or discharges. Lungs: bibasilar rales. No dullness to percussion. Diaphragm moves well with respiration. No rhonchi, wheezes or rubs. 胸部: 乳房: 萎缩,对称,无压痛,无肿块或分泌物。肺: 双肺湿啰音,叩诊无浊音,膈肌呼吸运动良好,无干啰音、哮鸣音及摩擦音。

7. Heart: PMI[2] at the 6th ICS[3], 1 cm lateral to MCL. No heaves or thrills. Regular rhythm with occasional extra beat. Normal S1, S2 narrowly split; positive S4 gallop. A grade II/VI systolic ejection murmur is heard at the left upper sternal border without radiation. Pulses are notable for

---

[1] http://medical-dictionary. thefreedictionary. com/Physical+Examination

[2] point of maximal impulse

[3] intercostal space

sharp carotid upstrokes. 心：最强心尖搏动（PMI）在第六肋间隙（ICS），第一心音（S1），第二心音轻度分裂，明显第四音奔马律。在胸骨左上缘闻及 II/ VI 级收缩期杂音，无放射。在快速上升冲程中可见颈动脉搏动。

8. Spine: mild kyphosis, mobile, nontender, no costovertebral tenderness. 脊柱：轻度后凸畸形，移动，无压痛，无肋椎压痛。

9. Abdomen: soft, flat, bowel sounds present, no bruits. Nontender to palpation. Liver edge, spleen, kidney not felt. No masses. Liver span 10cm by percussion. 腹部：软，平坦，肠鸣音存在，无杂音。无痛触诊。肝缘、脾、肾未触及。无肿块。叩诊肝界 10cm。

10. Extremities: skin warm and smooth except for chronic venous stasis changes in both legs. 1+ edema to the knees, non-pitting and very tender to palpation. No clubbing nor cyanosis. 四肢：皮肤温暖光滑，双下肢慢性静脉瘀血改变。1 + 水肿至膝盖，按之无凹陷，触痛明显。无杵状指、无发绀。

11. Neurological: awake, alert and fully oriented. Cranial nerves III–XII intact except for decreased hearing. Motor: Strength not tested, patient moves all extremities. Sensory: Grossly normal to touch and pin prick. Cerebellar: no tremor nor dysmetria. Reflexes symmetrical 1+ through out, no Babinski sign. 神经系统：清醒，警觉，判断能力正常。除了听力下降外，颅神经 III–XII 正常。运动：肌力未测，患者本人移动四肢。感觉：触摸和针刺感正常。小脑：没有震颤和辨距障碍。所有反射对称 1+，无巴宾斯基征。

12. Pelvic: deferred until patient more stable. 骨盆：未检查，推迟到患者更稳定时检查。

13. Rectal: Prominent external hemorrhoids. No masses felt. Stool brown, negative for blood. 直肠：突出的外痔，未触及肿物。大便褐色，便血阴性。

七、实验室与医学成像检查

诊断性检查（diagnostic tests）是为了确诊疾病或其严重程度的手段，包括医学影像学（imaging）、实验室检查（labs），或称作实验室与影像学检查（laboratories and imaging studies）等。哈佛大学医学院的网站里列出了 100 余项诊断性检查和医学手段（操作）（diagnostic tests and medical procedures），医学操作包括诊断操作（diagnostic procedure）和治疗操作（treatment procedure），帮助学生学习。学习者可上网查询，网址：http://www.health.harvard.edu/diagnostic-tests-and-medical-procedures。这里不一一介绍。请看下面实例：

WBC 12, 400; Hgb 12.0; Hct 38.0; MCV 80.0; Plts 218, 000; Retic 1.3; Na 143; K 4.1; C1 103; CO_2 29; Glu 102; BUN 9; Creat 0.8; Tbili 0.5; Dbili 0.1; Alk Phos 155; AST 55; ALT 26; LDH 274; CPK 480; MB fraction positive; Troponin 25. 白细胞 12 400、血红蛋白 12、红细胞压积 38、平均红细胞容积 80、血小板 218 000、网织红细胞 1.3、钠 143、钾 4.1、氯 103、二氧化碳 29、糖 102、尿素氮 9、肌酐 0.8、总胆红素 0.5、直接胆红素 0.1、碱性磷酸酶 155、门冬氨酸氨基转移酶 55、丙氨酸氨基转移酶 26、乳酸脱氢酶 274、磷酸肌酸激酶 480、肌红蛋白部分阳性、肌钙蛋白 25。

U/A：Sp Gr 1.008；pH 6.5；2+ Alb；many WBC；many RBC 3+ bact 3+. 尿分析：比重 1.008、pH 6.5、白蛋白 2 个加号、很多白细胞、红细胞 3 加号、细菌 3 加号。

ABG：pH 7.46；pCO_2 234；pO_2 284；O_2Sat 98%（room air）. 血气分析：pH 值 7.46、二氧化碳分压 234、氧分压 284、饱和度 98%（室内空气）。

EKG：NSR 96, ST elevations I, AVL, V4-V6；rare unifocal VPC's[1]. 心电图：正常窦性心率 96 次 / 分，I、AVL、V4-V6 导联 ST 段抬高；少见单源室性期前收缩。

CXR：portable AP, probable cardiomegaly. 胸部 X 线：便携式，疑似心脏肥大。

八、小结、印象诊断、诊疗计划

小结、印象诊断和诊疗计划是入院记录的最后部分。医生收集完临床资料（clinical data）后要进行总结，给出患者的印象诊断，制订诊治计划。

（一）小结

有些医院要求入院记录要有小结（formulation），请看下面的实例：

This 83-year-old woman with a history of congestive heart failure, and coronary artery disease risk factors of hypertension and post-menopausal state presents with substernal chest pain. On exam she was found to be in sinus tachycardia, with no JVD, but there are bibasilar rales and pedal edema, suggestive of some degree of congestive heart failure. There were EKG changes indicate an acute anterolateral myocardial infarction, and the labs shows elevation of CPK and troponin. 该患者为 83 岁女性，有充血性心衰竭病史，有冠状动脉疾病的危险因素的高血压和绝经后状态，出现胸骨后疼痛。检查发现，患者有窦性心动过速，无颈静脉怒张，但有双肺底湿啰音和凹陷性水肿，提示有一定程度的充血性心衰竭。心电图提示急性前侧壁心肌梗死，实验室显示 CPK 和肌钙蛋白升高。

（二）印象诊断

入院记录必须有诊断，一般是印象诊断（impression），当佐证材料满足后，便可有确定诊断，请看下面的入院记录中印象诊断部分的实例：

Impression

1. Acute anteloraleral myocardioal infarction, complicated by mild left ventricular dysfunction. Patient has received thrombolysis therapy. 急性前侧壁心肌梗死，并发轻度左室功能障碍。患者已经接受了溶栓治疗。

2. Hypertension. 高血压。

3. Dysuria. 3+ bacteria in urine with pyuria. 排尿困难，尿细菌 3 个加号，并有脓尿。

---

[1] Ventricular premature contraction

（三）诊疗计划

在入院记录的最后要有诊疗计划（plan），请看下面的实例：

Plan

1. Continue aspirin, heparin, nitrates, beta blockers, nasal oxygen. Follow serial physical exams, EKGs, and labs. 继续服用阿司匹林、肝素、硝酸盐类、β- 受体阻滞剂、鼻吸氧。依据系列体检、心电图和实验室检查结果，变化治疗方案。

2. Obtain echocardiogram to assess post MI heart function and murmurs heard on cardiac exam. If LV ejection fraction is preserved, start early beta blocker therapy. 做超声心动检查以便评价心肌梗死后的心功能和入院时听到的杂音。如果左室射血分数稳定，则开始早期β受体阻滞剂治疗。

3. Continue ACE inhibitor therapy, and monitor blood pressure. 继续血管紧张素转换酶（ACE）抑制剂治疗，监测血压。

4. Dysuria and pyuria, probable recurrent cystitis, as she is afebrile and without costovertebral tenderness. Start bactrim treatment for presumed uncomplicated urinary tract infection and follow up on urine culture result. 尿痛、脓尿可能是膀胱炎所致，因为患者无发热、无肋椎压痛。用复方新诺明治疗这次可疑的单纯性尿路感染，得到尿培养结果后再调整。

九、病例中医生需要撰写的其他内容

除入院记录外，医生在住院病例中还有许多需要撰写的内容，包括病程记录、操作记录、交接记录、手术记录等。

Progress notes, often called SOAP notes（an acronym for subjective, objective, assessment, and plan）, are the part of a medical record where healthcare professionals record details to document a patient's clinical status or achievements during the course of a hospitalization or over the course of outpatient care. SOAP is an acronym for subjective, objective, assessment, and plan. 住院期间日常病程记录（progress notes）常被称作 SOAP notes，是病例的一部分。在此部分，医疗保健专业人员详细记录患者在住院期间或在门诊医疗过程中的临床状况或改善情况。SOAP 是患者的主观感觉（subjective feeling），医护人员的客观所见（objective finding），医生对当前情况的评估（assessment）和下一步诊疗计划（plan）四个词的缩写。

Procedure note is note written by a medical staff who has finished a medical procedure, a course of action intended to achieve a result in the delivery of healthcare, medical procedure includes diagnostic and therapeutic procedures. 操作记录（procedure note）是医务人员做完一项医疗操作后所做的记录，医疗操作是一个为了给予医疗关照而进行的一项活动的过程，医疗操作包括诊断操作和治疗操作。

On-service note, also known as a "pick-up note", is written by a new member of the team taking over the care of a patient who has been on the service for some time. The note is brief, summarizing the hospital course to date and showing that the patient's care has been reviewed. 交接记录（on-service note）也叫 pick-up note，是由团队的另一个成员接管照顾已经接受治疗一段时间的患者时需要写的记录。该笔记简短，总结入院到接管时的病程。这个记录展示了患者的关照情况已经被接管医生掌握了。

An operative report is a report written in a patient's medical record to document the details of a surgery. The operative report is dictated right after a surgical procedure and later transcribed into the patient's record. The information in the operative report includes preoperative and postoperative diagnosis and the condition of the patient after the surgery. It is necessary for other healthcare professionals immediately attending the postoperative recovery of the patient. 手术报告是写在患者病历上的报告，用来记录手术的细节。手术报告由外科手术后陈述，然后再转录到患者的记录中。手术报告中包括术前、术后诊断及术后患者情况。这是其他医疗保健专业人员立即参加患者的术后恢复所必须的。

根据患者的实际情况，一个病例可能还有许多其他内容需要撰写，学习者需要在临床实践中多学多看多做。

十、药品英文说明书

药品说明书的英译包括药品说明书结构词的英译和药品说明书内容中术语的选择等。

（一）药品说明书的结构框架

虽然各国药品说明书不完全一样，但区别不是非常大。按照法律，都有格式（即框架结构）要求，内容要求以及用词的要求等。处方药和非处方药的说明书要求也不同。

美国处方药品说明书设置的条目多、篇幅较长、数据量大。为便于提供快速阅读和检索的途径，FDA 于 2006 年 1 月 18 日发布了新的处方药品说明书格式，加入两部分新内容，分别为概要（highlights）和目录（contents）。"highlights"是整个说明书的一个内容概要，包括黑框警告、适应证、用法用量、禁忌证、不良反应、警告和注意事项以及近期说明书变更情况等，内容精练，使用者可以迅速通过概要了解药品的相关重要信息，类似于"摘要"。"Contents"是说明书的目录，相当于一个导航工具，利用该目录可以很容易找到说明书中详细的药品安全和疗效信息位置。除了进口药品外，国内处方药品说明书通常篇幅较短，在结构上不包含"概要"和"目录"板块，只有正文。美国 FDA 颁布的 "Labeling for Human Prescription Drug and Biological Products"[①] 是一个指南（Guidance for Industry），这项法规要求此后的处方药品说明书要由概要（highlights）、目录（contents）和正文（the full prescribing information）三部分组成（FDA. Labeling for Human Prescription Drug and Biological Products）。FDA 对每部分都有详细的规定，有时甚至包括用词。

---

① FDA. Labeling for Human Prescription Drug and Biological Products. Retrieved from：http://www.fda.gov/downloads/drugs/guidancecomplianceregulatoryinformation/guidances/ucm075082.pdf

概要(highlights)约占说明书首页篇幅的 1/2,其特点是数据精简,突出整篇说明书的重点条目,使阅读者对该药品有总体了解。概要部分包括 15 项,即: Highlights Limitation Statement (概 要 限 制 申 明), Drug Names, Dosage Form, Route of Administration, and Controlled Substance Symbol(药品名称、剂型、给药方式和管制药物标识), Initial U.S.Approval(在美国被批准的时间),Boxed Warning(黑框警示),Recent Major Changes(近期主要变更),Indications and Usage(适应证与用途), Dosage and Administration(用量与用法), Dosage Forms and Strengths(剂型与规格), Contraindications(禁忌证), Warnings and Precautions(警告与注意事项), Adverse Reactions (不良反应), Drug Interaction(药物相互作用), Use in Specific Populations(特殊人群用药), Patient Counseling Information Statement(患者咨询信息说明), Revision Date(修订时间)。

目录(contents)是指对药品说明书中所有信息的标题和副标题的一个陈列,是说明书的目录,具有标注条目号,类似导航工具,利用该目录可准确查找到说明书正文对应的详细的药品安全和疗效信息。

正文(the Full Prescribing Information)是按顺序排列的详细的药品信息,包括适应证、用法用量等 18 项具体条目: ①Boxed Warning(黑框警示); ②Indications and Usage(适应证与用途); ③Dosage and Administration(用量与用法); ④Dosage Forms and Strengths(剂型与规格); ⑤Contraindications(禁忌证); ⑥Warnings and Precautions(警告与注意事项); ⑦Adverse Reactions(不良反应); ⑧Drug Interaction(药物相互作用); ⑨Use in Specific Populations(特殊人群用药); ⑩Drug Abuse and Dependence(药物的滥用与依赖); ⑪Overdosage(药物过量); ⑫Description(成分与性状); ⑬Clinical Pharmacology(临床药理学); ⑭Nonclinical Toxicology(非临床毒理); ⑮Clinical Studies(临床研究); ⑯References(参考文献); ⑰How Supplied/Storage and Handling(包装规格/贮藏与搬运); ⑱Patient Counseling Information Statement(患者咨询信息说明)。表 6-1 总结了新处方药品说明书所含的条目,并与旧处方药品说明书进行了对比。

表 6-1　Prescription drug labeling sections

Old Format*	PLR[①] Format**
Description	HIGHLIGHTS OF PRESCRIBING INFORMATION
Clinical Pharmacology	Product Names, Other Required Information
Indications and Usage	Boxed Warning
Contraindications	Recent Major Changes
Warnings	Indications and Usage
Precautions	Dosage and Administration
Adverse Reactions	Dosage Forms and Strengths
Drug Abuse and Dependence	Contraindications
Overdosage	Warnings and Precautions

① 　PLR=Physician Labeling Rule 医生标签规则

续表

Old Format*	PLR Format**
Dosage and Administration	Adverse Reactions
How Supplied	Drug Interactions
	Use in Specific Populations
Optional sections:	
Animal Pharmacology	FULL PRESCRIBING INFORMATION: CONTENTS
and/or Animal Toxicology	
Clinical Studies	FULL PRESCRIBING INFORMATION
References	Boxed Warning
	1　Indications and Usage
	2　Dosage and Administration
	3　Dosage Forms and Strengths
	4　Contraindications
	5　Warnings and Precautions
	6　Adverse Reactions
	7　Drug Interactions
	8　Use in Specific Populations
	9　Drug Abuse and Dependence
	10　Overdosage
	11　Description
	12　Clinical Pharmacology
	13　Nonclinical Toxicology
	14　Clinical Studies
	15　References
	16　How Supplied/Storage and Handling
	17　Patient Counseling Information

　　* As required by 21 CFR[①] 201.56(e) and 201.80.
　　** As required by 21 CFR 201.56(d) and 201.57

　　FDA 对说明书每个条目的撰写都有要求，包括内容要求、在说明书中的位置、甚至是否要求大写和是否要求粗体都说得很清楚，例如概要部分的要求：

　　The title HIGHLIGHTS OF PRESCRIBING INFORMATION must be presented at the beginning of Highlights(§201.56(d)(1)[②]). On the first line under the title, the following

---

①　CFR=Code of Federal Regulations 联邦管理法规

②　§201.56(d)(1)指的是一个法律条文，法律条文 §201.56(d)(1)。

Highlights Limitation Statement must be presented verbatim in bold: These highlights do not include all the information needed to use（insert name of drug product）safely and effectively. See full prescribing information for（insert name of drug product）（§§ 201.57（a）（1）and 201.57（d）（5））. We recommend that the name of the drug product be presented in upper case letters to improve its prominence.

（译文：处方信息概要的标题必须呈现在概要的开始部分（§201.56（d）（1））。在药品名称下面的第一行，之后的概要限制申明必须逐字地用粗体这样呈现出来: These highlights do not include all the information needed to use（insert name of drug product）safely and effectively. See full prescribing information for（insert name of drug product）（§§ 201.57（a）（1）和 201.57（d）（5））. 我们推荐药品名称用大写字面以彰显其作用。）

再如剂型与规格部分的要求：

Dosage Forms and Strengths（§201.57（a）（8））Information under the Dosage Forms and Strengths heading must include all available dosage forms and strengths（see §201.57（a）（8））to assist the prescriber in product selection. If a solid oral dosage form is functionally scored, such information must be included（§201.57（a）（8））. If a drug product has numerous dosage forms, bulleted subheadings（e.g., capsules, suspension, injection）or tabular presentations are recommended. For some products, including limited information on packaging can facilitate prescribing（e.g., noting that a 0.5% topical cream is available in both 15 g and 30 g tubes）. Because of space constraints in Highlights, multiple strengths for a dosage form should be listed on one line（e.g., Tablets: 25mg, 50mg, 100mg, and 200mg）. Descriptors of the product appearance（e.g., tablet color, shape, embossing）that appear in DOSAGE FORMS AND STRENGTHS in the FPI should not appear in Highlights.

（译文：为帮助开处方,剂型与规格（§201.57（a）（8））信息必须包括所有可获得的剂型与规格（see §201.57（a）（8））。如果在功能上评分固体口服剂型,那么这样的信息必须包括在内（§201.57（a）（8））。如果要求有几种剂型,我们推荐用圆形项目符号显示子标题（例如,胶囊剂、悬浮剂、针剂）或用图表的形式。有些药品,说明书中的有限信息也可以帮助开处方（例如,提示 0.5% 的局部药膏有每管 15g 和每管 30g 的规格）。因为在概要中的空间有限,剂型的多种规格应该写在同一行里（例如,片剂: 25mg, 50mg, 100mg, and 200mg）。产品外观的描述语应放在剂型与规格的条目中,而不出现在概要中。）

黑框警示是美国处方药品说明书中的一个重要特点。在说明书中有两处黑框警示：一个是"Highlights"中的黑框警告,一个是说明书正文中的黑框警告。"Highlights"中的黑框警告是正文黑框警告的摘要,而不是简单的重复。醒目、突出且多处重申的黑框警告既有效地传达了重要的安全性信息,也很好地对专业人员和患者起到提醒用药风险的警示作用。

新法规要求设立独立的非临床毒理条目。美国处方药品说明书中为了强调药物的某些毒性作用,特别将"致癌、致突变性、生育影响"作为一个独立的项目,每个项目均列举大量的动物试验数据作为证据支持,但人体研究数据则不在此条目下。而国内处方药品说明书中关于这部分的说明多是放在"药理毒理"中与一般药理学作用一起阐述的,部分说明书人体实验数据也被收录于该条目下。相比之下,美国处方药品说明书的这种结构设置更突出显示了"非临床毒理"的重要性,对临床医生和患者需关注的这部分内容予以了特别的提醒。

美国处方药品说明书中的"不良反应"条目分类体系多样,不仅可以按照不良反应事件的发生频率(按照发生率逐渐减弱顺序排列)、系统器官分类进行阐述,还可按照毒理机制、临床试验中发生的不良反应和上市后发生的不良反应进行阐述。临床试验中发生的不良反应,美国处方药品说明书通常采用表格和曲线图,对受试者使用该药品和安慰剂后发生的不良反应进行对比,不良反应发生百分率也逐一列出,证据性较强。而目前国内处方药品说明书的"不良反应"条目多数尚未把临床试验期和上市后发生的不良反应分开描述,对不良反应发生频率的表达也较为笼统。

美国处方药品说明书中的"特殊人群用药"条目把"妊娠妇女""分娩妇女""哺乳妇女"分开成三个子条目详细描述,特别是"妊娠妇女"条目中的妊娠分级标准,把药物对妊娠妇女的影响由轻到重分为 A/B/C/D/X 五个级别。处方者可参考妊娠分级,对妊娠患者做出是否用药的决策。而国内处方药品说明书通常把妊娠妇女和哺乳妇女用药合并成一个条目同时阐述,信息较为简单,仅叙述"妊娠期妇女"和"哺乳妇女"慎用,而未给出慎用的理由和临床试验证据,多数也未进行妊娠分级。

在美国处方药品说明书的最后一条特别设置了"患者咨询信息说明",这是有别于国内处方药品说明书的一个突出特点。它列出了 FDA 批准的专供患者阅读的说明书。该条目专业层次较浅,类似于患者用药教育,其目的是让不具备医药学专业知识的患者无须花费大量时间去阅读和理解复杂的药理学、药动学等资料,很容易地了解和掌握最主要的安全用药信息。

(二)药品英文说明书的框架结构词

药品说明书框架结构词的英译不唯一,一般每个结构词都有几种英文表达方法,不同国家、甚至不同企业用词经常会不同。撰写药品说明书时要根据出口目的国的法规、参考出口目的国的药品说明书的实例来选择框架结构词。例如"药品说明书"这个词的英文表达方式就有 Package Insert(或简称 Insert),也有的用 Leaflet 或 Data Sheets。美国现在多用 Package Insert(过去多用 Prescribing Information),英国多用 Patient Information Leaflet。Insert 原意为"插入物",药品说明书是放在药品包装盒内的药瓶中,属于"插入物",所以现在用 Insert 一词的较多。

"药品名称"的英文对应词是"Drug Name",药品名包括商品名、通用名、化学名,有时还有俗名。商品名有 Trade Name、Brand Name、Trade Mark、和 Proprietary Name 等多个英语名称,通用名有 Generic Name、Formal Name 和 Nonprietary Name 等英文对应词;而化学名和俗名一般只有一个,分别是:Chemical Name 和 Popular Name。

"成分与性状"最常用的英文标题是"Description"。其他的表示法如:Chemical Properties/化学结构,Composition/组成,Physical and Chemical Properties/理化性质,Introduction/介绍,Characteristics/特点等。

"药理作用"的常用的英文是"Pharmacological Action"。其他术语很多,例如,Pharmacological Properties/药理性质,Properties/特性,Pharmacology/药理学,Actions/作用,Actions and

Properties/ 作用与性质, Clinical Effect（Use）/ 临床效果, Mechanism of Action/ 作用机制, Mode of Action/ 作用方式。美国把 Clinical Pharmacology/ 临床药理单列了出来。而抗生素说明书中还有可能用 Biological Action/ 生物活性或 Microbiology/ 微生物学等词。

"适应证" 最常用的是 "Indications and Uses"。其他表示方法还有：Therapeutic Indications/ 治疗适应证, Indications/ 适应证, Major（Principal）Indications/ 主要适应证, Uses/ 用途, Action and Use/ 作用与用途和 Scope of Use/ 应用范围等。

"禁忌证" 最常用的英语对应词是 "Contraindications"，也有的用 Restrictions on Use/ 用药限制等。

"用量与用法" 最常用的英语术语是 "Dosage and Administration"。其他常用词包括：Route of Administration/ 给药途径, Administration/ 给药, Direction for Use/ 应用指导, Method of（for）Administration/ 给药方法, Application and Dosage/ 应用与用（剂）量, Mode of Application/ 用法, Dosage/ 用（剂）量, Dosiology/ 计量学, How to Use/ 用法和 Posology/ 剂量学等。

"不良反应" 的常用英语术语是 "Adverse Reactions"。其他词还有 Unwanted（Untoward）Reactions。不良反应和副作用不同、"副作用" 常用的英语表示法有：Side-effects/ 副作用, Unwanted（Undesirable）Effects/ 不想要的作用, Side Reactions/ 副反应, By-effects/ 伴随作用等。美国的药品说明书取消了这个条目。

"警告与注意事项" 的常用术语是 "Warnings and Precautions"。其他表达方法如：Special Note（Caution, Precaution）/ 特别注意, Caution（s）/ 注意事项, Warning（s）/ 警告, N.B.（nota bene）/ 注意, Note/ 注意, Important/ 重要事项, Important for the Patients/ 患者须知等。

"包装" 在英文药品说明书中的表示法有很多，最常用的是 "Pack（Package）" 和 "Supply"，其他的还有：Supplies（Supplied）/ 提供, Package/ 包装, How Supplied/ 包装方式, Packing for Hospital/ 医院用包装, Method of Supply/ 提供方式, Package Quantities（Quantity）/ 包装量。

"贮存" 的常用词是 "Storage" / 储存，"Storage and Handling" / 储存与搬运。

十一、患者用药说明书

药品说明书中包含了药品各个方面的信息，内容详尽，专业术语多，患者实际理解的药物信息与药品说明书所传达的信息之间存在着巨大的差距。因此，从 20 世纪 60 年代起，美国、澳大利亚、欧洲和亚洲的一些国家陆续开展了患者用药说明书的设计与实践，我国尚无患者用药说明书。患者用药说明书考虑患者的健康素养和阅读能力，采用信息设计的理念，注重用药风险和不良反应的提醒。患者用药说明书的格式和内容各国之间有很大差别，但都注重用药风险和不良反应的提醒。患者用药说明书较通常药品说明书的内容少，如美国的用药指导（Medication Guides, MedGuides）包括下列内容：①与药物使用风险相关的重要信息；②禁止使用该药的情况；③怎样使用该药；④该药可能的不良反应是什么；⑤如何储存该药；⑥关于该药安全性和有效性的总体信息；⑦该药的成分是什么；而新加坡的患者信息活页（Patient Information Leaflets, PILs）主要包括以下内容：①药品名称；②药品基本描述；③药效强度；④用药剂量和频率；⑤不能服用该药的情况；⑥药物不良反应；⑦用药期间应避免的食物和其他药物;⑧忘记吃药怎么办;⑨如何储存药物;⑩药物过量的症状;⑪药物过量时应如何处置;⑫制造商/进口商/产品许可证持有商的名称/商标;⑬服药期间的注意事项;⑭什么情况下应咨询医生。

美国的患者用药说明书形式多样,主要有患者药品说明书(Patient Package Insert, PPI),用药指导(Medication Guides, MedGuides),药物信息标签(Drug Facts Label),消费者用药信息(Consumer Medicine Information, CMI)和患者信息单(Patient Information Sheet, PIS)。

在欧盟国家,针对医师和药师等专业医务人员的说明书包括药品说明书和产品特点总结书(Summary of Product Characteristics, SPC)。20世纪90年代开始,欧盟要求所有的药品包装里必须含有针对患者的药品说明书,即患者信息活页(Patient Information Leaflets, PILs)。

澳大利亚的患者用药说明书主要是消费者用药信息(Consumer Medicine Information, CMI),是由药品制造商针对患者编写的处方药和药师指导类药物(Pharmacist-only Medicines)的用药说明书,已覆盖700多种处方药。

新加坡的患者用药说明书主要是患者信息活页(Patient Information Leaflets, PILs),是由药品制造商针对患者编写的非处方药和药师指导类药物的用药说明书。

董淑杰与翟所迪在"国外患者用药说明书的设计与实践概述"(中国药物应用与监测,2013,10(4):227-231)一文中将这些国家的患者用药说明书的基本形式通过表6-2进行了比较。

表 6-2 患者用药说明书的基本形式比较

国家	患者用药信息的形式	针对药物类型	编写方	是否需官方机构批准	是否有指南指导	发放要求
美国	患者药品说明书(PPI)	某些处方药	药品制造商	是	是	特定药物强制发放
	用药指导(MedGuides)	有使用风险的处方药	药品制造商	是	是	强制发放
	药物信息标签(Drug Facts Label)	10万种非处方药	FDA	是	是	—
	消费者用药信息(CMI)	处方药	组织或个人	否	是	新批准的处方药强制发放
	患者信息单(PIS)	有安全性问题的药物	FDA	是	是	鼓励发放
欧洲	患者信息活页(PILs)	所有药物	药品制造商	—	是	强制发放
澳大利亚	消费者用药信息(CMI)	处方药和药师指导类药物	药品制造商	—	是	自愿发放
新加坡	患者信息活页(PILs)	非处方药和药师指导类药物	药品制造商	是	是	

患者用药说明书的内容和详细程度各国不尽相同,但设计的共同点如下。

(1)国家都有其统一的指南和法规指导患者药品说明书的撰写。美国、欧洲、澳大利亚和新加坡都有制定患者用药说明书标准或设计指南,规范患者用药说明书的内容和格式。患者用药说明书可以由药品制造商编写,也可以由个人、组织或官方机构如 FDA 编写,但所有的编写必须在符合指南的规定、并在指南的指导下进行。绝大多数类型的患者用药说明书必须经过官方机构批准后才能使用,以保证内容准确可靠。相关国家也出台了相应的法律法规,以立法的形式保障了患者用药说明书的规范性和统一性。

(2)考虑患者的健康素养和阅读能力。健康素养指个人获取和理解健康信息,并运用这些信息和服务做出正确的判断和决定,以维护和促进自身健康的能力。简而言之,健康素养就是阅读、理解并采纳健康信息的能力。患者对于用药信息的理解程度与健康素养密切相关。研究显示,美国公民的健康素养非常有限,全体公民平均阅读水平评估为八级。然而,药品说明书的可读性在 12 级左右,远高于美国人的平均阅读水平。美国 FDA、美国药学会、美国卫生系统药师协会、全国药学委员会联合会以及美国卫生和公众服务部联合开展了"Keystone Action Plan"计划,建议患者用药信息的阅读水平设定在 6 级到 8 级,以降低阅读难度,提高患者对信息的理解和接受程度。另外,欧洲、澳大利亚和新加坡在设计患者用药说明书时也充分考虑了患者的健康素养和阅读能力,并利用"用户测试"方法,Flesch 阅读难易评分(FRE),Baker Able 活页设计规范(BALD)等工具对说明书的可读性进行评估。

(3)采用信息设计的理念。针对某种药物,可以查阅到的信息非常多,在成千上万的信息中如何筛选出对于患者安全用药最重要的信息,如何将这种信息有效地传递给患者,是一个很有挑战性的问题。信息设计是通过艺术和科学的手段对信息进行加工,使之能够更加有效、迅速地被人们接受。这是一个搜索、过滤、整理和表达信息的过程,能够提高交流的效率和效能。使用信息设计的方式,将冗长晦涩的药品说明书进行过滤整理,最后表达成简洁易懂的患者用药信息。Raynor DK 等通过对多个国家患者说明书的研究,总结了药学信息设计的 10 项原则,包括:①使用常见的词语和简短的句子;②标题要简短、突出;③版面适当留白;④每一条目前使用着重号;⑤使用对话的形式;⑥使用活泼的语调;⑦使用加粗字体强调;⑧字号越大越好;⑨使用不对齐的文本格式(右侧不对齐);⑩不一定要使用图片和表格。

(4)注重用药风险和不良反应的警示。据文献报道,2/3 可预防的药物不良事件都与用药相关,而其中大部分都可以归因于患者没有有效获得关于药物使用风险和不良反应的信息。患者对于此类信息的了解越充分,越有利于对药物不良事件做出及时准确的反应,实现安全用药。研究表明,在所有药物信息中,患者最希望了解药物不良反应的详细信息,并希望患者用药说明书中包含用药获益和风险的信息。患者希望用药说明书在以下两个方面帮助其进行决策:①最初决策,即需要根据用药获益和风险的信息决定是否用药;②进行中决策,即服药后需要信息指导如何用药和阐释用药期间出现的症状。美国在 MedGuides 和 CMI 的设计中采用黑框着重标出风险和不良反应信息,以引起患者注意和警惕。

目前,国外大多数的患者用药说明书都是针对处方药或有使用风险的药物设计的。患者用药说明书将安全用药信息有效地传递给患者,使患者对用药的获益和风险享有充分的知情权,有利于患者做出合理的用药决策,并提高其对药品不良反应的警觉。

第七章 医学论文的撰写与发表常识

医学领域的工作人员学习英语的主要目的是用英语进行行业内交流，把英语作为交流的工具。而杂志论文是医学领域的主要交流方法之一，价值高的论文大多用英语发表，特别是被评入 SCI 中的杂志论文，因此医务人员必须有能力阅读和撰写英语的医学论文。

一、常见医学数据库、出版商和搜索引擎

为了方便学习和交流，医务工作者需要了解世界著名的医学数据库、出版商和搜索引擎，不仅要掌握我国的情况，还特别要掌握国际的相关情况。

（一）国家著名的医学数据库

有价值的医学资料被保存在医学数据库中，医学工作人员需要有这些数据库的知识。医学数据库有很多，我国著名的数据库包括中国期刊全文数据库、中国生物医学文献数据库、中文生物医学期刊数据库、万方数据资源系统、维普数据库。国际著名的数据库包括 Medline、Embase、Cochrane Library 以及 Cinahl 等。这四个国际著名的数据库各有特色，医学工作者应学会通过对这些数据库检索、下载相关文献来学习前沿知识。下面简单介绍一下这四个数据库。

1. MEDLINE MEDLINE[①] 是 Medical Literature Analysis and Retrieval System Online（有人称作 MEDLARS Online）的缩略。MEDLINE 是一个生命科学和生物医学信息文献数据库，是美国国立医学图书馆（The National Library of Medicine，NLM）1964 年创建的、第一个大型的、基于电脑的医学信息数据库，该数据库收集了 50 年代以来的信息，内容包括医学、护理、药学、牙科学、兽医和健康保健以及分子进化等学科的文献信息。

2. EMBASE EMBASE[②] 数据库的全称是 Excerpta Medica Database，由荷兰爱思唯尔（Elsevier）公司创建的生物医学和药理学数据库，收集了 1947 年以来 8 400 余杂志上发表的文献信息。EMBASE 数据库以其丰富的药学文献为特点。该数据库收集的文章泛盖国际、

---

① 网址：http://www.ncbi.nlm.nih.gov/pubmed

② 网址：http://www.embase.com/

每日更新,因此 EMBASE 能够跟踪和检索已发表的药品信息文献。EMBASE 的信息来自 90 个国家的生物医学期刊。

3. Cochrane　The Cochrane Library[1]（考克兰图书馆）是 the Cochrane Collaboration 的主要产品,目前由 John Wiley & Sons 国际出版社出版。The Cochrane Library 汇集了关于医疗保健中治疗和干预有效性的研究。它提供有关最新医疗的最客观信息,包括医学和其他保健专业。其 Cochrane Reviews 是 Cochrane 的核心,是一个总结分析医学研究结果的系统综述和元分析（systematic reviews and meta-analyses）的数据库。

4. CINAHL　CINAHL[2] 是 Cumulative Index to Nursing and Allied Health Literature 的缩略,该数据库主要收集护理学及其相关医学文献,是为护士及其相关专业人员设计的。数据来源于美国护士协会和国家护理联盟出版的期刊杂志和出版物,包括护理学、生物医学、健康科学、替代/补充医学、消费者的健康等 17 个学科。该数据库还包括保健书籍、护理学位论文、会议论文集、操作标准、临床创新、研究工具和临床试验等。

（二）国际著名的出版商

国际上的 SCI 论文大多被几个大出版商垄断,学习者不仅需要掌握世界上著名的数据库,还要知道一些影响较大的出版商。包括 Elsevier, Springer, Wiley 以及 Informa 和 Wolters Kluwe。

1. Elsevier　Elsevier（爱思唯尔,www.elsevier.com; china.elsevier.com）是世界上最大的医学与科学文献出版社之一,创办于 1880 年,属于 RELX 集团旗下,总部位于阿姆斯特丹。每年超过 35 万篇论文发表在爱思唯尔公司的 2 000 余种期刊中。核心产品包括:The Lancet（柳叶刀）、Cell（细胞）,以及全世界最大的摘要和引文数据库 Scopus 等。

Scopus 涵盖了 15 000 种科学、技术及医学方面的期刊。Scopus 不仅为用户提供了其收录文章的引文信息,还直接从简单明了的界面整合了网络和专利检索。直接链接到全文、图书馆资源及其他应用程序如参考文献管理软件,亦使得 Scopus 比其他任何文献检索工具更为方便、快捷。

2. Springer　Springer（斯普林格,www.springer.com）是 Springer-Verlag 的简称。Springer 于 1842 年在德国柏林创立,是目前自然科学、工程技术和医学（STM）领域全球最大的图书和学术期刊出版社之一,超过 200 位诺贝尔奖、费尔兹奖获得者选择 Springer 发表其科研成果。Springer 通过 SpringerLink 系统提供其学术期刊及电子图书的在线服务,该数据库包括了各类期刊、丛书、图书、参考工具书以及回溯文档。这些期刊和图书分为 13 个学科:建筑和设计,行为科学,生物医学和生命科学,商业和经济,化学和材料科学,计算机科学,地球和环境科学,工程学,人文、社科和法律,数学和统计学,医学,物理和天文学,计算机职业技术与专业计算机应用。

3. Wiley　John Wiley & Sons Inc（约翰威立国际出版公司,www.wiley.com）创建于

---

① 网站:http://handbook.cochrane.org/

② 网址:http://health.ebsco.com/products/the-cinahl-database

1807 年。如今,Wiley 已拥有约 5 000 名员工分布于世界各地,总部位于美国新泽西州的霍博肯(Hoboken),国际业务横跨美国、欧洲、亚洲、加拿大和澳大利亚。自 1901 年以来,John Wiley(约翰威立)已为来自文学、经济学、生理学、医学、物理、化学与和平奖等各类别的 400 多名诺贝尔奖得奖者出版了他们的著作。旗下最著名的是前述的 Cochrane 数据库(Cochrane Database of Systematic Reviews,CDSR)。现在可以在 Wiley 在线检索平台(http://onlinelibrary.wiley.com)上检索到 1 500 多种期刊,400 多万条文献,并可以检索 14 000 多种书籍。

4. Informa　Informa(英富曼,http://www.informa.com/)公司是一个跨国出版和活动公司,总部在伦敦。公司在 43 个国家设有办事处,大约有 6 500 名员工。公司拥有很多分支,包括 CRC 出版社、Datamonitor 数据库、国际研究所、Lloyd's List(伦敦出版社劳埃德),Routledge 出版社,Taylor & Francis 出版社。公司每年经营 10 000 多个会议,出版简报、学术期刊、商业数据库、学术和商业书籍。涵盖的主题包括艺术和人文科学。学术与科学部分包括 Informa Healthcare(英富曼医疗保健)和信息生命科学。

5. Wolters Kluwe　Wolters Kluwe(威科公司,www.wolterskluwer.com)是一家全球性的信息服务的公司。公司总部位于荷兰的 Alphen aan den Rijn。目前形式的威科成立于 1987。公司提供法律、商业、会计、金融、税务、审计、风险、合规性和医疗保健服务。

(三)搜索引擎

搜索引擎(Search Engine)是指根据一定的策略、运用特定的计算机程序从互联网上搜集信息,在对信息进行组织和处理后,为用户提供检索服务,将用户检索相关的信息展示给用户的系统。

1. PubMed　PubMed(http://www.ncbi.nlm.nih.gov/PubMed/)是一个免费的搜索引擎,提供生物医学方面的论文搜寻以及摘要。它的数据库来源主要为 MEDLINE 数据库。虽然其核心主题为医学,但亦包括其他与医学相关的领域。它同时也提供了相当全面的相关生物医学资讯,如生化学与细胞生物学。该搜索引擎是由美国国立医学图书馆提供。PubMed 的资讯并不包括期刊论文的全文,但提供指向全文(付费或免费)的链接。

PubMed 系统提供原文获取服务,提供检索词自动转换匹配,操作简便、快捷。PubMed 可以帮助读者迅速检索到希望获取的文章,通过 filter(过滤)功能还可以只检索免费(free 或 open access)文章并获得全文。

建议学习者首先通过 PubMed[①] 来学习 SCI 杂志论文的在线检索、下载或在线阅读文献,这首先是因为 PubMed 的设计精细,有代表性,其次是因为我国所有的医学院校都购买了 PubMed 的阅读权限,更重要的是该网站有设计精良的检索知识在线培训(on line training)。

2. Medscape　Medscape(http://www.medscape.com/)是最早的优秀免费医学专业门户之一,现为 WebMD 的一部分,主要为临床医生和其他医学工作者提供高质量的专业医学信息。在其上方导航栏包含 Latest(最新消息)、News(新闻)、CME(医学继续教育)、

①　PubMed. 网址:http://www.ncbi.nlm.nih.gov/pubmed 或 http://pubmed.gov

Conferences（会议）、Re-source Centers（资源中心）、Journals&Reference（期刊和参考文献）、Experts&Viewpoints（专家和观点）。Medscape 的专业主页 Other Specialties 位于主页的右边，旗下包含 30 多个专业，几乎所有生物医学工作者都可以找到相对应的专业主页，每一个专业都提供该专业的相关信息及深度报道。CME（医学继续教育）是 Medscape 中最值得关注的内容。

3. OmniMedicalSearch.com　OmniMedicalSearch.com（http://www.omnimedicalsearch.com/）从许多顶级医学专业网站，如 PubMed，NIH 和默克公司收集信息，这个搜索引擎从同行水平的资源提供信息。它与 Healthline.com 和 Google Custom Search 公司合作。他们还提供了"珍稀医疗资源咨询台"。

4. MedNets　MedNets（http://www.mednets.com/）在谷歌的医疗目录中名列前茅。这个搜索引擎提供的信息来自期刊、协会、新闻等方面。除了一个用于一般公共医疗专业人员的搜索外，MedNets 还专门提供为医学专家服务的搜索。

5. Hardin MD　Hardin MD（http://hardinmd.lib.uiowa.edu/）由爱荷华大学（the University of Iowa）主办，该网站允许按字母顺序搜索到链接到在线文章和照片的各种疾病和健康主题。也可以通过该网站查看到经典医学书籍中的照片。

6. ClinicalTrials.gov　通过 ClinicalTrials.gov（http://www.clinicaltrials.gov/）可搜索到世界上广大范围的政府和个人支持的临床试验。根据条件，药物干预，赞助商或地点可搜索到近 57 000 份试验。该引擎也有一个为专业人士在本网站注册他们试验的链接。

7. Healthline　Healthline（http://www.healthline.com/）提供诊断和治疗，健康和保健领域的搜索。Healthline 提供互联网上优秀健康网站的搜索，减少搜索时间。

8. HighWire Press　HighWire Press（http://highwire.stanford.edu/）提供生命科学最重要的新闻和研究出版物的搜索。几乎一半都是免费可得的全文文章。

9. MedBioWorld　MedBioWorld（http://www.medbioworld.com/index.html）提供过去三年中路透社的卫生医疗信息，通过 MedBioWorld 可访问在线期刊，可访问全面学术出版物，访问高质量的基因组学的博客。

10. MedConnect　MedConnect（http://www.medconnect.com/）专为医疗保健专业人士设计，这个网站提供最新的顶尖信息。以 4 个整合期刊为特点，提供初级保健、管理式医疗、急救医学、儿科学。

还有很多可能用得到的搜索引擎，包括 Entrez、eMedicine、MedicalNDX、HONMedhunt、Antibiotic Guide、Electronic Orange Book、American Hospital Directory、PubGene、MedicalStudent.com、Journal Watch、MDLinx.com、Medscape 等。医学工作者要浏览一下这些搜索引擎，确定一个或几个最适合自己的搜索引擎加以应用。

英语医学文献的在线检索和在线阅读与汉语的区别不大，免费阅读的文献较多。

二、临床试验的注册

临床试验前需要注册，注册会带来很多益处，其中包括试验论文容易发表。试验注册需要选择国际医学杂志编辑委员会（ICMJE）认可的平台。很多临床试验注册处（clinical trials registry）是注册临床试验的官方平台。一些国家要求在该国进行临床试验要在该国进行注册，有些国家不需要，但往往强烈鼓励注册。美国国家医学图书馆（NLM）经营的 ClinicalTrials.gov 是临床试验的第一个在线注册平台，也是目前为止最大的和最广泛使用的平台。

临床试验是为健康干预（如药物、诊断、设备、治疗方案）收集安全与效果资料的试验。临床试验注册的目标是提供更高的透明度和获得更多临床试验的途径，把这些试验公布于众。临床试验注册处经常是可搜索到的，例如，可以通过疾病／主治、药物、试验所在地等搜索到已注册的试验。实验通常由制药公司、生物技术公司或医疗设备公司（赞助商）或由医院或提供赞助的基金会等注册，或由其他组织，如运行该研究的合同研究组织（CRO）注册。

特别是自 2005 年以来，各国政府和国际组织一直在采取行动使人们更容易广泛获得临床试验信息，并规范登记和注册过程。世界卫生组织正致力于在"获得最基本的和最佳运作的标准上达成共识"；国际医学杂志编辑委员会（ICMJE）决定从 2005 年 7 月 1 日起，如果一个临床试验不在一个临床试验平台注册，就不考虑给予出版。世界卫生组织已经开始以国际临床试验注册平台的形式推进临床试验的登记。制药行业也采取了行动，发布了使临床试验数据更加透明和公开的计划。2008 年 10 月公布的修订后的赫尔辛基宣言指出，"每一个临床试验必须在招募第一个受试者之前在一个公开访问的数据库中注册"。

世界卫生组织维护着一个国际用户注册端[①]，创建了国际临床试验注册平台（International Clinical Trials Registry Platform，ICTRP）。研究人员可以在这个网站或平台里找到自己需要的注册机构注册。WHO 指出，国际注册的任务是"确保所有参与医疗决策的人都能访问完整的研究试验，这将提高研究的透明度，并最终加强科学证据基础的有效性和价值"。

自 2007 年以来，国际医学杂志编辑委员会（ICMJE）除接受了美国的 clinicaltrials.gov 外，还接受了所有 WHO 网络里的主要注册平台。WHO 认为，干预试验的注册是一个科学、伦理和道德责任，其理由如下：

（1）有必要确保医疗保健的决定通过所有可获得的途径被公众知晓。

（2）如果存在发表偏倚和选择性报道，很难做出明智的决定。

（3）赫尔辛基声明说，"每一个临床试验必须在公开的数据库中注册，然后才可进行第一个受试者的招募"。

（4）提高对类似或相同试验的意识能使研究人员和资助机构避免不必要的重复。

（5）在进行中描述临床试验，可以更容易识别临床试验研究的不足。

（6）研究人员和潜在的参与者知道该试验在招聘，可能促进招聘。

（7）大家都注册，会使研究人员和医疗从业者辨认出他们可能有兴趣的试验，结果可能会导致更有效的研究人员之间的合作。合作的类型可能包括前瞻性荟萃分析。

（8）注册过程也是个检查改进过程，通过注册过程可能会引致临床试验质量的改进，因

---

① http://apps.who.int/trialsearch/

为注册过程有可能发现研究过程早期的潜在问题（如有问题的随机方法）。

WHO 注册网络的主要注册处在内容、质量和有效性、可访问性、唯一标识性、技术能力和管理符合特定标准，符合 ICMJE 的要求。这些主要注册处的名称与网址列入表 7-1。

表 7-1　世卫组织注册网络的主要注册处（Primary registries in the WHO registry network）

Area 地域	Website 网址
Australian New Zealand Clinical Trials Registry（ANZCTR）	anzctr.org.au
Brazilian Clinical Trials Registry（ReBec）	ensaiosclinicos.gov.br
Chinese Clinical Trial Registry（ChiCTR）	http://www.chictr.org.cn
Clinical Research Information Service（CRIS），Republic of Korea	http://cris.nih.go.kr/cris/en/use_guide/cris_introduce.jsp
Clinical Trials Registry–India（CTRI）	http://ctri.nic.in/Clinicaltrials/login.php
Cuban Public Registry of Clinical Trials（RPCEC）	http://registroclinico.sld.cu/en/home
EU Clinical Trials Register（EU–CTR）	eudract.ema.europa.eu
German Clinical Trials Register（DRKS）	www.drks.de
Iranian Registry of Clinical Trials（IRCT）	irct.ir
ISRCTN[1]	http://www.isrctn.com/
Japan Primary Registries Network（JPRN）	http://rctportal.niph.go.jp/
Thai Clinical Trials Registry（TCTR）	http://www.clinicaltrials.in.th/
The Netherlands National Trial Register（NTR）	trialregister.nl
Pan African Clinical Trial Registry（PACTR）	pactr.org
Sri Lanka Clinical Trials Registry（SLCTR）	slctr.lk
United States	clinicaltrials.gov

研究人员可以在上述注册机构里注册自己的临床试验。英国 ISRCTN 注册处在 2000 年开始注册工作。ISRCTN 原本代表的是"国际标准随机对照试验号 International Standard Randomised Controlled Trial Number"；然而，注册范围现超越了随机对照试验，现已包括旨在评估人群健康干预效果的所有研究的注册。该组织为观察和干预试验两者都给予注册，内容由专家编辑团队策划。

中国的临床试验注册处称作 ChiCTR，官方名称为"中国临床试验注册中心"，研究人员可以在百度上检索到，网站是 http://www.chictr.org.cn。有中文和英语两种语言。ChiCTR 成立于 2005 年 10 月，是在印度注册处成立一周后成立的，ChiCTR 加入了 WHO 国际临床试验注册平台。中国临床试验注册中心的网站里有更细致的描述。

除了上述 WHO 注册网络的主要注册处外，临床试验注册也由政府机构、非政府组织、

---

[1]　International Standard Randomised Controlled Trials Number，英国创建

大学以及商业和非营利组织组建和管理,包括制药公司,国际组织和卫生组织。网站 http://www.circare.org/registries.htm 以列表的形式列出了这些组织机构。例如:

ClinicalStudyResults 是美国药物研究和制造商(协会)(PhRMA[①])支持的临床试验在线数据库,网址:http://www.clinicalstudyresults.org/。

ClinicalTrialSearch.org 临床试验的开放源代码语义数据库,网址:http://www.clinicaltrialsearch.org/。

国际药品制造商协会联合会(IFPMA[②])的临床试验平台是在制药行业的倡议下产生的,旨在提高临床试验的透明度,服务方式是提供便捷的"一站式"已发表的临床试验信息。这个组织帮助以研究为基础的制药行业在其"通过临床试验注册和数据库披露临床试验信息的联合立场"下提供服务,网址:http://www.ifpma.org/。

世界上临床试验注册处越来越多,注册的试验也越来越多。一项 2013 年的研究数据给出了以下前五个注册处的数据情况(数字更新至 2013 年 8 月),见表 7-2:

表 7-2　2013 年前五个注册处及其注册试验数量

排号	注册处名称	注册的试验数量
1	ClinicalTrials.gov	150 551
2	EU register	21 060
3	Japan registries network(JPRN)	12 728
4	ISRCTN	11 794
5	Australia and New Zealand(ANZCTR)	8 216

三、SCI 论文的撰写标准

医学论文有其独特的格式。医学杂志论文的结构按顺序一般为:标题(title)、作者(authors)、摘要(abstract)、关键词(key words)、引言(introduction)、材料和方法(materials and methods)、结果(result)、讨论(discussion)、参考文献(reference)等。

然而,不同类别研究论文的撰写格式及内容区别较大。为改进并规范各类杂志论文的撰写,近年来国际顶级相关专业的专家学者们开始研究杂志论文撰写的规范,并制定了相关标准。EQUATOR Network[③](赤道网络)免费网站已保存了这些标准和对这些标准的评价,供大家免费分享。

EQUATOR 是 Enhancing the Quality and Transparency of Health Research 的缩写,意思是"提供健康研究的质量与透明度"。EQUATOR Network 是一个国际性组织,其成立的目的是提高健康研究的质量与透明度,以加强医学研究文献的价值和可靠性。EQUATOR Network

---

① Pharmaceutical Research and Manufacturers of America

② International Federation of Pharmaceutical Manufactures Associations

③ 网址:www.equator-network.org/

是为了提高人们对优良研究报告的重要性的认识,为了帮助改进不同种类研究的设计与报告的标准及其宣传和贯彻执行,为了监测健康科学文献领域的研究报告的质量,为了开展科研报告质量的问题的研究而组建的。这个组织像"雨伞"一样,汇聚了所有报告标准的创造者、医学杂志的编辑者和同行评审者、支持研究的基金组织以及其他的关键利益相关者,以改进科研结果发表质量以及科研本身的质量。

EQUATOR Network 产生于由编写试验报告统一标准以及编写其他标准的人们倡导的一个副产品,目的在于减少由于随机对照试验和其他一些种类的健康研究报告内容不够充足所产生的问题。EQUATOR Network 项目开始于 2006 年的 3 月,是英国国家卫生署(UK National Health Service,NHS)提供一年基金支持项目的一部分。这个项目的初始目的是利用所有活动去发展传播这些科研写作标准,以改进健康研究报告的质量;同时找到与这些活动相关的关键利益者并把他们组织到一起。这个组织的第一个项目就是:①确定所有可获得的报告医疗健康研究的标准;②调查这些标准的作者们,以收集关于他们制作这些标准、传播这些标准、使这些标准付诸实施的方法,以及在这些过程中所遇到的问题。

EQUATOR Network 于 2006 年 5—6 月在牛津召开了第一次国际性工作会议,本次会议有来自于 10 个国家的 27 个专家参加。与会者们是论文撰写标准的制作者、杂志的编辑、审稿人、医学文章撰写者和科研的基金提供者。这次会议给大家提供了一个交流经验的场合,大家交流了发展、应用报告标准和使报告标准付诸实施的经验,并优先考虑了成功启动组织作用的必要活动。

EQUATOR Network 于 2008 年 6 月 26 日在英国皇家医学会(Royal Society of Medicine)上正式启动。会上,Sir Iain Chalmers 做了第一次 EQUATOR Network 的年度演讲。自那以后,2009 年 9 月 9 日柳叶刀(The Lancet)杂志主编 Dr Richard Horton 在温哥华的会议上做了第二次年度演讲;2011 年 10 月 3 日,在英国的布里斯托尔的会议上 Hazel Thornton(Founding Chairman of the Consumers' Advisory Group for Clinical Trials)教授做了第三次年度演讲;2012 年 10 月 12 日美国斯坦福大学的 John Ioannidis 在德国的弗莱堡的会议上做了第四次年度演讲;2013 年 9 月 9 日考科蓝的美国出版中心(Director of the US Cochrane Center(USCC))主任 Kay Dickersin 在美国芝加哥的会议上做了第五次年度演讲;2014 年 5 月 16 日美国加利福尼亚大学副教授、JAMA 杂志副主编 Dr. Drummond Rennie 在法国巴黎的会议上做了第六次年度演讲;2015 年的 9 月 30 日全美健康研究发展组织高级顾问(Senior Advisor for Research Promotion & Development at the Pan American Health Organization)Luis Gabriel Cuervo 在英国爱丁堡的会议上做了第七次年度演讲。

EQUATOR Network 创建并维持着一个数字图书馆,这个图书馆为编者、审稿人、研究者收集关于科研写作报告标准的出版物和支持或否定报告标准中包括的重要项目的实证证据,报告质量、发表文章的伦理问题和教育材料的评估。EQUATOR Network 图书馆拥有下列各种研究报告标准的详细清单:

Experimental studies 实验研究,Observational studies 观察性研究,Diagnostic accuracy studies 诊断准确性研究,Biospecimen reporting 生物样本报告,Reliability and agreement studies 可靠性和协议的研究,Systematic reviews 系统综述,Qualitative research 定性研究,

Mixed methods studies 混合方法研究, Economic evaluations 经济评价, Quality improvement studies 质量改进研究, Genetic association studies 遗传关联研究。

除此之外, 还有如下健康研究相关资料: Reporting data 报告数据, Statistical methods and analyses 统计方法与分析, Guidance on scientific writing 科学写作指导, Industry sponsored research 行业赞助研究, Research ethics 研究伦理学, Publication ethics 发表伦理学和 Good practice guidelines 好的实践标准。

EQUATOR Network 图书馆目前涵盖的重要报告标准如下:

CONSORT: Consolidated Standards of Reporting Trials 临床试验报告的统一标准。

STROBE: Strengthening the Reporting of Observational Studies in Epidemiology 加强流行病学观察性研究报告质量。

PRISMA: Preferred Reporting Items for Systematic Reviews and Meta-Analyses 系统综述和荟萃分析的推荐报告条目。

ENTREQ: Enhancing Transparency in Reporting the synthesis of Qualitative Research 提高报告定性研究合成的透明度。

STARD: Standards for the Reporting of Diagnostic Accuracy Studies 诊断准确性研究报告的标准。

COREQ: Consolidated Criteria for Reporting Qualitative Research 定性研究报告的统一标准。

SQUIRE: Standards for Quality Improvement Reporting Excellence, 质量改进报告的卓越标准。

CARE: Case Report 个案报告。

SAMPL: Statistical Analyses and Methods in the Published Literature 已发表文献的统计分析与方法。

SPIRIT: Standard Protocol Items: Recommendations for Interventional Trials 标准方案条目清单: 临床干预试验的建议。

AGREE: Appraisal of Guidelines, Research and Evaluation 对指南、研究与评估的评价。

ARRIVE: Animal Research: Reporting of In Vivo Experiments 动物研究: 体内试验报告。

CHEERS: Consolidated Health Economic Evaluation Reporting Standards 医疗经济评价报告的统一标准, 简称 Economic evaluation。

每一种论文的撰写标准都对该类论文的撰写作详细的解释, 下面以 CONSORT(临床试验报告的统一标准)为例加以说明。

CONSORT 不仅包括了一般性的临床试验报告的统一标准, 还包括了不良反应临床试验报告的统一标准(CONSORT Harms)、非劣性临床试验报告的统一标准(CONSORT Non-inferiority)、整群对照临床试验报告的统一标准(CONSORT Cluster)、草药临床试验报告的统一标准(CONSORT Herbal)、非药物治疗干预的临床试验报告的统一标准(CONSORT Non-pharmacological Treatment Interventions)、临床试验报告摘要的统一标准(CONSORT Abstracts)、实效性临床试验报告的统一标准(CONSORT Pragmatic Trials)、针灸临床试验报告的统一标准（STandards for Reporting Interventions in Clinical Trials of Acupuncture，STRICTA）、以患者报告结局为疗效评价指标的临床试验报告的统一标准（CONSORT PRO（Patient-Reported Outcomes））等。

CONSORT 给出了临床试验报告论文统一标准要求的清单（check list）、声明（statement）、流程图（flow chart）和详解（explanation and elaboration）。在做科研设计时要参考流程图和清单，在撰写和完成论文时也要对照这个清单，以防有遗漏而造成读者不能按照作者的描述进行研究或重复实验的结果。

CONSORT 的清单（check list）中要求这类文章有框架条目（小标题）：文章标题和摘要（title and abstract）、引言（introduction）、方法（methods）、结果（results）、结论（conclusion）和其他信息（other information）等，并列出了每个小标题下的内容要求，例如文章标题部分要求在标题中标记出这个研究是随机试验（Identification as a randomised trial in the title）。

CONSORT 的声明（statement）中除陈述了本次改进的内容及其原因外，还对清单中的很多条目进行了解释。例如，最后一次的修改中指出，"我们在标题和摘要一项中就试验设计、方法、结果和结论方面增加了亚项"。

进而，CONSORT 的详解（elaboration）中对清单进行了非常详尽的逐条解释，每条解释都有实际例子，使人清晰明了。

另一个提供可靠医学论文撰写标准或指南的资源是美国国立医学图书馆的"研究报告指南与倡议"（the NLM's Research Reporting Guidelines and Initiatives[①]）网站。在 EQUATOR Network 里找不到的论文撰写标准或指南，可尝试在这个网站里找。

四、SCI 论文标题的撰写

论文标题（title）是论文的灵魂和核心。摘要是论文文章的浓缩，而标题是摘要的浓缩。换言之，文章标题要用很少的词语表达出论文的整个内容，因此十分重要也非常不容易。标题要使读者信服作者所讨论的话题是：重要的、相关的和创新的。标题要吸引读者。读者需要注意的是，针对具体类别的文章（例如临床试验报告）国际上已有具体的撰写标准，对文章的每一部分都进行了规范，如前所述，这些标准在 EQUATOR Network 的网站里可以查到。本章结合英语学习整体介绍一下 SCI 论文各部分的特点与撰写。

（一）SCI 论文标题的形式特点

SCI 论文的标题可以是一个短语，也可以是一个句子；可以是陈述性的（declarative），也可以是询问性的（interrogative）。例如：

例 1　Randomised controlled trial to compare surgical stabilization of the lumbar spine with an intensive rehabilitation programme for patients with chronic low back pain：the MRC spine stabilization trial. 腰椎稳定手术与强化康复训练治疗慢性下腰疼痛患者的随机对比试验研

---

① www.nlm.nih.gov/services/research_report_guide.html

究：多中心随机对照脊柱稳定试验。

例 2　Myofibroblasts, predictors of progression of mesangial IgA nephropathy？　肌成纤维细胞可以看作肾小球系膜 IgA 肾病的进展指标吗？

例 3　Third and fourth heart sounds had low sensitivity but moderate to high specificity for predicting left ventricular dysfunction. 第三第四心音对预测左室功能不全具有低度敏感性和中高度特异性。

例 4　Can risk score models help in reducing serious outcome events in patients with stable angina？　危险评分模型是否有助于减少稳定型心绞痛患者的严重事件？

上述的例 1 是个陈述性的短语，例 2 是个询问性的短语，例 3 是个陈述性的句子，例 4 是个询问性的句子。

撰写标题困难时，可以首先在摘要里选出能代表论文特色的 6~10 个单词，把他们连接成若干个不同短语或句子，然后选出一个能代表整个研究的短语或句子，最后再把这个短语或句子浓缩成最短的但仍然能传递整个论文含义的短语或句子，作为标题。

（二）SCI 论文标题的用词特点

英文标题多省略冠词。例如上述例 1 的标题 Randomised controlled trial to compare 中的 randomised 前按语法应该有冠词 a，表述一个对……的随机对照试验；例 2 Myofibroblasts, predictors of progression of…中的 predictors 前按语法应有定冠词 the，因为这里的 predictors 后有修饰成分，而事实上例 1 和例 2 的冠词却被省略了，没有影响理解，但减少了文字数量。

英文标题不要可有可无的词。有些汉语标题中常规上看似必需的词，在英语标题中却是不需要的。请对比下列汉英两种文字的标题。

Randomised controlled trial to compare surgical stabilization of the lumbar spine with an intensive rehabilitation programme for patients with chronic low back pain: the MRC spine stabilization trial. 腰椎稳定手术与强化康复训练治疗慢性下腰疼痛患者的随机对比试验研究：多中心随机对照脊柱稳定试验。

汉文中加了"研究"二字，这是英文原文中没有的字。但为了适应汉语论文标题的习惯，加上去更恰当。如果把这个汉语标题直译回英语，我们可能会译成 The study on randomised controlled trial to…，加上了 The study。然而，有没有 The study on 对读者理解标题所要传达的意思并无不同，因此是可有可无的，这时在英语标题中就要略去。再看下面的标题：

143 例首诊发现的中国艾滋病患者临床特征分析 clinical characteristics of 143 Chinese HIV/AIDS patients（on their first visit）

这个标题的英语没有把"分析"一词翻译出来，是为了适应英语的标题习惯。汉语标题中常用的而在翻译成英语时经常需要删除的单词和短语包括 study on/of, report of, research on/of, observation on/of, investigation on/of, the effect of, 等等。在撰写论文时要注意。

如果由于研究对象或研究方法比较复杂，标题信息量大，英文标题可以尝试中间加冒号，而后加以解释的形式，以突出中心信息，较少繁冗结构，如上述的例句 1 冒号后加了研究方法 the MRC spine stabilization trial。国外医学论文使用句子作为标题的和使用问话形式作为标题的比率远高于国内医学论文,因此在撰写医学论文英文标题时,可以充分考虑这些表达习惯的差异,恰当转换标题的撰写方法,使得医学论文的英文标题更符合译入语的语言特点和使用习惯。总之,论文文章标题要优先考虑传达完整的论文信息,而后考虑尽量用较少的文字。

五、SCI 论文摘要的撰写

医学论文摘要位于正文前,有相对的独立性和自鸣性,自成文章,包括四大要素,即目的（objective）、方法（method）、结果（result）和结论（conclusion）。摘要一般不用图、表的形式,也不引用参考文献,不加评论和解释。如使用英文缩略语,应于首次使用时给出全称,再次使用时才能直接用缩略语。摘要是文章的缩略,一般要短,不要超过 300 个英语单词,但仍要把研究描述清楚。摘要的主要目的是给读者提供研究的有用信息,帮助读者评估这篇论文,进而决定这篇文章在读者领域是否有用。如果有用,读者将选择这篇文章继续读下去,如果没用,读者将不会阅读这篇文章。

怎样撰写好一个摘要？有些学者用 ABC 来概况,也有的学者用 4 个 C 来概况。ABC 指的是 accuracy（精准）、brevity（简短）和 clarity（清晰）。一个好的摘要只包括这篇文章里作者原创的信息（a good abstract includes only information included in the original document）,一个好摘要要直入关键（不绕弯子）、语言精练、不用花哨的形容词（a good abstract gets straight to the point, contains precise language, and does not include superfluous adjectives）,不包括太专业的术语或俗话,并总是能清楚地解释所有缩略语。4 个 C 指的是 complete（完整）、concise（准确）、clear（清楚）和 cohesive（逻辑关联）。摘要要完整地陈述出研究的主要部分,句子之间和段落之间要有顺理成章的连贯性和逻辑性,简明扼要。

从功能上论文摘要大致可分为描述性、报道性和报道 – 指示性 3 种类型,在形式上又可分为结构和非结构摘要 2 种类型。

（一）指示性摘要

指示性摘要（indicative abstract）又称描述性摘要（descriptive abstract）或论点摘要（topic abstract）。请看下面的例子。

Endothelial and smooth muscle cells interact with each other to form new blood vessels. In this review, the cellular and molecular mechanisms underlying the formation of endothelium-lined channels（angiogenesis）and their maturation via recruitment of smooth muscle cells（arteriogenesis）during physiological and pathological conditions are summarized, alongside with possible therapeutic applications.[1] 内皮细胞和平滑肌细胞相互作用形成新血管。这篇综述总结了生理和病理条件下,内皮细胞作衬里的通道（血管生成）形成的细胞和分子机制和它们经过平滑肌细胞（动脉生成）招募的成熟机制,以及可能在治疗中的应用。

---

[1]　Carmeliet P. Mechanisms of angiogenesis and arteriogenesis. Nature Medicine, 2000, 6（4）: 389-395

这是一篇指示性摘要。第一句介绍了文献研究的主题,第二句概括了综述的内容。没有提供研究的结果和结论,也没有陈述研究方法。

通常指示性摘要仅介绍文章主要论述或解决的问题,不对研究进行评论,不提供研究的结果和结论,但可包含研究的目的、方法和范围。描述性摘要通常很短,一般在 100 个单词以内,多用于综述和会议报告。

(二)报道性摘要

报道性摘要又称信息性摘要(informative abstract)或资料性摘要。请看下面摘要:

Acute myocardial infarction(AMI)is the major cause of cardiovascular mortality worldwide. Early reperfusion is the only treatment recommended to reduce infarct size(IS). However, reperfusion presents also deleterious effects such as ischemia-reperfusion(IR)injury due to irreversible apoptotic death of cardiomyocytes. Most ischemic episodes are triggered by an increase in heart rate(HR)that induces an imbalance between myocardial oxygen delivery and consumption. The BEAUTIFUL clinical trial has demonstrated that moderate HR reduction diminishes the frequency of AMI episodes in patients with stable coronary artery disease and increased HR at rest. The HCN-mediated If current and the Cav1.3-mediated L-type Ca^{2+} currents play important roles in the generation of automaticity and HR, therefore they are interesting targets for selective control of HR and cardioprotection during AMI. 急性心肌梗死(AMI)是死于心血管疾病的主要原因。早期再灌注是被建议的唯一的治疗手段,目的是减少梗死面积(IS)。然而,再灌注也具有有害的影响,例如由于心肌细胞的不可逆的凋亡而导致的缺血再灌注(IR)损伤等。大多数缺血是由心率(HR)增快引起的心肌氧供应和消耗之间的不平衡所引发的。BEAUTIFUL 临床试验已经表明,适度地减慢心率会减少稳定的冠状动脉疾病休息时心率快的患者 AMI 的发作。HCN 介导和 If 电流和 cav1.3 介导的 L- 型 Ca^{2+} 电流在自动性和心率的生成上起着重要的作用,因此在 AMI 期间,他们在心率和心脏保护的选择性控制方面是有趣的目标。

The aim of our study was to investigate if targeting Cav1.3 channels could be an efficient strategy to reduce IS. Cav1.3-/-mice was used as a genetic model of Cav1.3 inhibition because of the lack of selective blocker. Ivabradine, the selective f-channel blocker, was used for pure HR reduction as a positive control. Results show that selective HR decrease(40%)in an in vivo mouse model of acute MI is associated with reduced IR injury. Ivabradine administration 30 minutes before ischemia significantly reduced IS(35%). Cav1.3-/-mice presented reduced IS(30%)compared to WT mice. In addition, preliminary results show that Girk4-/-mice, a genetic model of moderate tachycardia(10%)displayed increased IS(45%)compared to control mice. In conclusion, results suggest a direct relationship between HR and IR injury and that inhibition of Cav1.3 channels constitutes a promising strategy to reduce both HR and IS.[①] 我们研究的目的是探讨对 CaV1.3

---

① BETANCOURT V D. Heart rate control protects against ischemia-reperfusion injury. Cardiovasc Res, 2014, 103(suppl 1): S121-S122.

通道采取措施是否是可以减少心脏再灌注损伤的有效策略。由于缺乏选择性阻滞剂，CaV1.3–/– 小鼠被用作 Cav1.3 抑制的遗传模型。伊伐布雷定是一种选择性 f– 通道阻断剂，作为阳性对照被用于降低心率。结果表明，在急性心肌梗死的体内小鼠模型选择性 HR 下降（40%）与缺血性再灌注的减少有关。缺血前 30 分钟给予伊伐布雷定明显降低了缺血性再灌注（35%）。与 WT 小鼠对比，CaV1.3–/– 小鼠出减少了缺血性再灌注（30%）。此外，初步结果显示，与对照组相比，Girk4–/– 小鼠显示了缺血性再灌注增加（45%），Girk4–/– 小鼠是一个中度心动过速的遗传模型（10%）。结论，这些结果提示，HR 与 IR 损伤有直接关系，抑制 CaV1.3 通道是减少 HR 和 IS 的一种有前途的策略。

　　这篇摘要简要地回顾了急性心肌梗死的医疗现状（文章开头到 the aim of our study），陈述了研究目的（从 The aim of our study 到 to reduce IS），并全面地简单明了地介绍了本实验研究的过程、结果和通过本实验结果得出的结论，读者不看全文便知这个研究的价值，是报道性摘要。

　　报道性摘要的层次和论文内容相一致，这种摘要的内容较具体，一般包括研究背景、研究目的、使用的材料及方法、研究的结果和结论。尤其适用于试验研究和专题研究类论文。字数一般不超过论文字数的 10%，通常不超过 250 个实词。有的杂志特别是国内医学杂志要求把报道式摘要写成结构式。

（三）报道 – 指示性摘要

　　请看下面的一篇摘要：

　　A 60–year–old black man with poorly differentiated lymphocytic lymphoma presented with generalized lymphadenopathy and marked eosinophilia. Extensive evaluation of the eosinophils revealed them to be normal morphologically and functionally. The patient responded to corticosteroid therapy with resolution of the lymphadenopathy and reversion of the peripheral blood counts to normal limits. Recurrence of the original clinical picture within months prompted institution of systemic chemotherapy. Response was transient, and the patient expired after an unremitting downhill course. Recent advances in our knowledge of mechanism of eosinophilia and eosinophil function are reviewed. The relationship of lymphoma to eosinophilia is discussed. [1] 一个患有低分化淋巴细胞性淋巴瘤的 60 岁黑人男子，出现全身淋巴结病和明显的嗜酸性粒细胞增多症。嗜酸性粒细胞的评价显示，这些嗜酸性粒细胞的形态和功能正常。患者对皮质类固醇治疗有反应，外周血细胞计数恢复到正常范围。数月内原发临床症状复发，开始全身化疗。患者对化疗的反应是短暂的，过了一段不可回转的恶化过程后，患者死亡。本文对近年来我们在嗜酸性粒细胞及其功能的机制知识进展进行了综述，并讨论了淋巴瘤与嗜酸性粒细胞的关系。

　　这是一篇病历报告的摘要。摘要将患者的病历情况加以详细说明（报道性），而附带提

---

[1]　BENNETT A. Malignant lymphoma associated with marked eosinophilia. Medical and Pediatric Oncology, 1978, 5（1）: 73–78.

示文章还讨论了这一领域的研究进展以及淋巴瘤和嗜伊红细胞增多的关系（指示性）。报道—指示性摘要是以报道性摘要的形式表述论文中价值最高的那部分内容，以指示性摘要的形式表述其余部分。这种摘要适用于摘要长度受到限制的情况。篇幅以 100~200 字为宜。

（四）结构式与非结构式摘要

由一个段落组成并且无小标题的摘要通常被称为非结构式摘要（unstructured abstract）。上述指示性摘要、报道性摘要和报道－指示性摘要均为非结构式摘要或传统式摘要（traditional abstracts）。知名 SCI 国际期刊基础医学研究和综述性期刊论文摘要多采用非结构式摘要。非结构式摘要的优点是占版面小、句子之间逻辑关系紧密等。

明确标出目的（objective/purpose）、方法（method）、结果（result）、结论（conclusion）等小标题的摘要通常被称作结构式摘要（structured abstract）。例如：

OBJECTIVE：目的

To determine the risk of developing coronary heart disease（CHD）in a cross-sectional sample of Puerto Rico residents through an analysis of the 10-year Framingham risk score. 通过 10 年 Framingham 风险评分分析，在波多黎各居民的横断面样本中确定患冠心病（CHD）的风险。

METHODS：方法

An exploratory, retrospective, cross-sectional study of the medical records of patients 35 years or older who each visited the office of 1 of the 4 participating physicians on or after July 1, 2007. 2007 年 7 月 1 日或之后，4 个参与医生的任何一个看过的、35 岁或以上的患者的医疗记录的探索性的、回顾性的、横断面研究。

RESULTS：结果

Data for 453 patients were extracted from the medical records, but 96 cases were excluded because of incomplete data or the patients' not fulfilling the inclusion criteria, thus yielding a total sample of 357 patients. The average patient age was 58 years old（+/-11.8）; the majority（58%）was female. Eight of 10 patients were either overweight or obese. Eighty-five percent reported having at least 1 cardio-metabolic condition. Of these, 72.3% self-reported having hypertension; 38.4%, dyslipidemia; and 37.8%, diabetes. Many patients were not at goal for blood pressure or for lipid and glucose parameters nor were these patients taking any medication for these conditions. Nearly one-third of the participants had a 10% or greater 10-year risk of developing CHD. Compared with women, men were 3.3 times more likely to have a 10-year CHD risk of 10% or greater and 4.2 times more likely to have a risk of 20% or greater. 从病例中提取了 453 例患者，但由于数据不完整或不符合纳入标准，排除了 96 例患者，剩下 357 例合格患者。患者的平均年龄为 58 岁（+/-11.8），大多数（58%）为女性。10 名患者中有 8 名或超重或肥胖。85% 的人报告至少有 1 种心脏代谢问题。其中，72.3% 自我报告有高血压；38.4% 血脂异常；37.8% 糖尿病。许多患者没有血压、血脂、葡萄糖的目标控制水平参数，这些患者也没有服用任何药物的目标。近 1/3 的参与者有 10% 或更大的 10 年发展为冠心病的风险。与女性相比，男性 10 年

10% 患冠心病风险高 3.3 倍或更大，10 年 20% 患冠心病风险高 4.2 倍。

CONCLUSION：结论

A substantial number of patients had risk factors for developing CHD and were not at goal for specific parameters. Larger scale epidemiological studies should be conducted to assess CHD risk in Puerto Rico so that public health initiatives to reduce this risk might be proposed.[①] 大量的患者有冠心病的危险因素，并没有参数目标。应进行更大规模的流行病学研究，以评估波多黎各冠心病风险。因此，应该倡导公共健康，减少这种风险。

结构式摘要更方便读者查找信息，更易于阅读，更能准确地反应文章的内容，缺点是占较多篇幅。有人把目的、方法、结果和结论四个内容称为摘要的四大要素。然而，结构式摘要不都像上文所示的那样必须用 4 个小标题（或称作 4 部分框架），有的可能要多一些，有的标题词也有所不同。例如，表示目的的标题可以是 objective，也可以是 aim 或 purpose 等，objective 最多见。有的在 objective 前加上 background 部分，有的把研究场所（setting）、研究对象（subjects）、干预方法（interventions）、主要测定项目（main outcome measure）等从研究方法中单独列了出来。国外每个杂志都有自己的特色，有自己的要求，作者需按杂志的具体要求来做。

（五）摘要目的部分的撰写

目的部分主要陈述本研究要解决的问题，字数允许时可对研究背景作简单表述，要具信息性、检索性，选择使读者感兴趣的词汇和语句，使读者希望读下去。目的句一般只有一两句话，可用完整句子或动词不定式导入。通常非结构式摘要采用完整句，结构式摘要采用动词不定式。然而，各类期刊编辑往往有其独特的文体风格，采用什么方法来导入目的句，甚至论文标题（包括小标题）字母的大小写需按拟投期刊的要求决定。下面是结构式摘要目的部分的两个实例。

Objective To evaluate the efficacy and safety of a fixed-dose tablet containing sumatriptan succinate and naproxen sodium relative to efficacy and safety of each monotherapy and placebo for the acute treatment of migraine. 目的：评价含固定剂量琥珀酸舒马曲坦和萘普生钠片剂相对于各单药治疗组和安慰剂在紧急治疗偏头痛上的疗效和安全性。

OBJECTIVES：This study evaluates whether contrast-enhanced（CE）cardiac magnetic resonance（CMR）can be used to identify critical isthmus sites for ventricular tachycardia（VT）in ischemic and nonischemic heart disease. 目的：本研究评估是否增强心脏磁共振（CMR）可以用来识别在缺血性和非缺血性心脏病室性心动过速的关键峡部。

这是两个结构式摘要的目的部分，第一个例句小标题的第一个字母大写，其他字母小写，用不定式导入；第二个例句的小标题全部用的大写字母，用完整句子导入。目的部分如果用完整句则涉及动词时态。介绍文章的中心意图时通常用一般现在时，而交代开展

---

① Monsanto HA. The Puerto Rico Cardiovascular Risk-Estimation Study（PRCaRES）：an exploratory assessment of new patients in physicians' offices. P R Health Sci J. 2014 Jun；33（2）：58-64.

139

研究时的目的时则通常用一般过去时。例如：The goal of this paper/report is to clarify..., This experiment/study was done to observe...。有些结构式摘要没有"目的"这一小标题，而把研究的目的包括在背景（background）或引言（introduction）中。

目的部分可选用的相关词很多，其中包括：study, develop, evaluate, determine, obtain, assess, probe, investigate, analyze, explore, clarify, review, compare, establish, create, increase, improve, observe 等。

（六）摘要方法部分的撰写

摘要的方法部分主要包括研究设计、研究场所、研究对象、干预方法和结果变量的主要测定方法等。方法部分主要用过去时撰写。例如：

METHODS: This is a prospective 9-year follow-up population based study in Vantaa, a town in Southern Finland; 553 subjects（92% of the total population）aged 85 years or older were clinically examined by a neurologist. The presence of AF was collected from the medical records or examined by ECG or ambulatory ECG. Neuropathological examination was conducted in more than half of the clinically examined subjects.［Stroke. 2007 May; 38（5）: 1454-1460］。方法：这是基于芬兰南部万塔镇的一项前瞻性 9 年随访人口研究。553（占总人口的 92%）年龄在 85 岁或以上的受试者由神经科医生做了临床检查。通过医疗记录、心电图检查或动态心电图筛选出房颤的患者。临床上被检查的受试者中一半以上做了神经病理学检查。

有些杂志要求把方法部分的一些子项目单独列出。如果把这些子项目单独列出，就需要把它们写得详细一些。下面就这些子项目的撰写要求分别表述。

1. 设计部分的撰写　设计（design）部分包括研究所使用的材料与方法（Materials and Methods）、研究类型（队列、随机、双盲等）、数据获得途径、样本选择、分析资料所用的统计学方法等。如：

DESIGN: A qualitative approach using focus groups with 30 general practitioners from four primary care groups. The sampling strategy was stratified and purposive. The contents of interviews were transcribed and analysed according to the principles of "pragmatic variant" grounded theory.［BMJ. 2003 Jan 25; 326（7382）: 196.］。设计：利用四个初级保健组组成的 30 个全科医生焦点小组的定性方法。分层并有目的的抽样策略。根据"语用变体"扎根理论的原理，对访谈内容进行了转录和分析。

表示分组的常用词包括 divide, separate, allocate, classify, stratify, categorize, randomize, assign 等。例如：Participants were divided into two groups: ... 有的摘要不直接说出分组，而在上下文中体现出来。

研究手段多用 with, by, use, employ, apply, by means of 等来表示。例如：Fruit and vegetable intakes and dietary vitamin C were assessed by using a food-frequency questionaire. 。通过使用食物频率问卷评估水果和蔬菜的摄入量和膳食维生素 C。

研究方法涉及的术语较多，例如：Double blind randomised placebo controlled trial/ 双盲随机安慰剂对照研究。Before-after trial/ 前后对照试验, case-control study/ 病例对照研究，

case-series study/ 病例系列研究, meta-analysis/ 荟萃分析, cohort study/ 队列研究, randomised trial/ 随机试验, survey/ 调查, random sample/ 随机抽样调查, blind or blinded/ 盲法, double blind or blinded/ 双盲, confidence interval/ 置信区间, likelihood ratio/ 似然比、概率比, odds ratio/ 让步比, P value/P 值, relative risk ratio/ 相对风险比, sensitivity/ 敏感性, specificity/ 特异性。

2. 研究场所、对象、干预方法及测定部分的撰写 研究场所(setting)包括研究的机构和该机构的大体情况,例如:

Setting: A major US Veterans Affairs Medical Centre located in the Southeastern United States. [Hypothesis. 2003 Spring; 17(1): 1, 11–13]。地点: 美国东南部的美国退伍军人事务医疗中心。

研究对象(subjects)指的是研究的受试者,如患者、学生,也可以是动物,通常包括受试者的性质、数量、选择方法等,例如:

Participants: 108 children aged 2—15 with generalized tonic-clonic ($n=51$) or partial and secondary generalized seizures ($n=57$) [BMJ, 2007, 334: 1207]。参与者: 108 名年龄在 2–15 岁强直阵挛($n=51$)或部分、继发全身性发作。

干预方法(interventions)指的是治疗或处理方法,包括方法的选择、持续时间、借鉴还是自创等。例如:

Intervention: A dose of 500mg of amoxicillin 3 times per day for 7days and 200μg of budesonide in each nostril once per day for 10 days. [Rrom: Jama. 2007, 298(21): 2487]。干预: 500mg 剂量的阿莫西林每天 3 次,共 7 天。每个鼻孔 200μg 布地奈德,每天一次,共 10 天。

主要测量指标(main outcome measure)指的是评定研究结果中结果变量的测定方法。例如:

Measurements: The primary endpoint with respect to efficacy in psoriasis was the proportion of patients achieving a 75% improvement in psoriasis activity from baseline to 12 weeks as measured by the PASI(psoriasis area and severity index)Additional analyses were done on the percentage change in PASI scores and improvement in target psoriasis lesions.[1] 治疗银屑病效果的主要终点指标是 12 周时用银屑病面积和严重程度指数(psoriasis area and severity index, PASI)测评的银屑病活动度与基线相比改善 75% 的患者比例。另外,还对 PASI 评分变化的百分率以及银屑病皮损改善程度进行分析。

(七)摘要结果部分的撰写

英文摘要的结果部分是对研究目的及其所提出问题的直接回答。这部分通常用介绍被选中和被排除的研究对象(如患者)以及被排除的原因来开始,然后列出最重要的结果变量的频率。摘要的结果部分一般不用图表,通常用完整句子的过去时。和目的、方法不同,由

---

① MEASE PJ, GOFFE BS, METZ J, et al. Etanercept 103 in the treatment of psoriatic arthritis and psoriasis: a randomised trial. Lancet, 2000, 356: 385–390.

于结果部分反映的是客观事实,通常不用第一人称来陈述。例如:

Results: Cases with Dilated Cardiomyopathy(DCMP)were 38(76%), and those who had Hypertrophic cardiomyopathy(HCMP)were 12(24%).Dyspnea was the most common presenting complaint in 71% of cases.In cases with DCMP, the mean EF was 33.8, and FS was 17.11, while in cases with HCMP, the mean EF was 70.75, FS was 37. Fifty percent of cases were found to have moderate to severe PHT. Serum CK–MB was elevated in 3(6%)cases, while serum Troponin I was elevated in 2(4.2%)cases who diagnosed as having myocarditis. Viral myocarditis was the most common identified etiological agent responsible for 14(37%)cases with DCMP.[1] 方法:38 例(76%)扩张型心肌病(DCMP)、12(24%)例肥厚型心肌病(HCMP)。71% 病例呼吸困难是最常见的就医理由。DCMP 患者的平均射血分数(EF)为 33.8、缩短分数(FS[2])为 17.11;而 HCMP 患者的平均 EF 为 70.75, FS 为 37。50% 患者有中到重度肺动脉高压(PHT)。3 例(6%)血清 CK–MB 升高, 2 例(4.2%)被诊断为心肌炎的患者血清肌钙蛋白 I 升高。病毒性心肌炎是 14(37%)例 DCMP 的最常见的病因。

陈述研究、实验、调查所获得的结果的常见词包括 suggest, indicate, reveal, demonstrate, show, observe, find, prove, see 等,多用主动形式。这些词中每个词都有其深层含义,在选用时要根据研究结果情况仔细琢磨。例如:indicate 主要表示研究结果预示什么,语气较弱, reveal 表示结果揭示了什么,而 prove 是结果证实了什么,语气较强。

表示数量、生理生化指标增减的常见词包括 increase, decrease, rise, raise, elevate, fall, reduce, decline, drop 等,这些词和 to 或 by 连用时含义不同。The mortality decreased to 47% 死亡率降低到 47%,而 The mortality decreased by 20% 死亡率降低了 20%。与……相比常用 compare with/to, in comparison with, in contrast, on the contrary 等。与……相关常用 associate, correlate, be consistent, equal, match, connect 等。

结果部分中常见的高频名词、副词和形容词有 evidence/ 证据,level/ 水平,case/ 病历, sample/ 样品,specimen/ 标本,difference/ 差异,deviation/ 误差,expression/ 表达;respectively/ 分别,statistically/ 统计学上,significantly/ 显著地,markedly/ 明显地;negative/ 阴性,positive/ 阳性等。

(八) 摘要结论部分的撰写

结论是研究结果的逻辑发展,这部分要精准地陈述本研究能得出的结论和这个结论的应用意义,结论必须有摘要的其他部分资料的支持,绝对不可呈现无根据的个人见解。请看下面的实例:

Conclusion:CMP represents a considerable percentage of children with cardiac disorders. DCMP is the most common type, usually presented with congestive heart failure, and the most

---

① BAKEET MA. Childhood cardiomyopathies:a study in tertiary care hospital in upper Egypt. Electron Physician,2016,8(11):3164–3169. doi:10.19082/3164.eCollection 2016.

② Fractional shortening

common cause is myocarditis. Pediatricians need to raise their clinical suspicion to CMPs, as atypical presentations are not uncommon. To do screening for other family members, cardiac enzymes(CK-MB, Troponin I)have to be done in all newly diagnosed CMP cases, along with a revision of the routine prescription of L-Carnitine.[①] 心肌病（CMP）在儿童心脏病中占有相当大的比例。扩张型心肌病（DCMP）是最常见的类型，通常表现为充血性心脏衰竭，而其最常见的原因是病毒性心肌炎。临床上，儿科医生需提高他们读 CMP 的怀疑，因为非典型的临床表现并不少见。为了筛查家庭其他成员是否患有此病，必须在所有新诊断的 CMP 病例中作心肌酶（CK-MB、肌钙蛋白 I）检查，同时修订左旋肉碱的常规处方。

结论部分是基于事实总结出来的，因此多用现在时，但也有很多 SCI 论文用过去时以表示当时得出的结论，无明显区别。结论部分多用 be 动词和实意动词，但根据作者对研究结论的肯定程度有时要用情态动词。The result is associated with... 结果和……有关，The result may be associated with... 结果可能和……有关，前句表示作者非常肯定，而后句表示作者不很肯定。

结论句常见的句型有：The/Our results/findings/study（ies）/data/observation/analysis/experiment（s）/+ show（s）/suggest（s）/confirm（s）/indicate（s）/demonstrate（s）/support（s）/accord（s）等（或这些词的过去时）+ that...；We conclude that...，It is concluded that...，Our conclusion is that...，It can be concluded that...，Conclusion can be reached/drown that...。

六、SCI 论文正文的撰写

SCI 论文正文部分的内容顺序一般和摘要部分一致，但有很多文章有引言部分。

（一）引言部分的撰写

引言（Introduction）部分主要概述研究的背景，使读者对本文的背景有概括的了解，因此这部分有的杂志用的英文是"Background"。引言要求点明主题，抓住中心。可以少量引用以往的重要文献并加以分析，但不可长篇幅追溯历史，罗列文献。不要轻易使用"国内外首创"、"未见报道"、"前人未曾研究"等提法。

引言要简洁地提供本领域关于本文涉及的问题，大家已经了解了什么，还有什么不清楚或不知道的，作者本次研究了哪个大家不清楚或不知道的问题。引言部分的第一句话特别重要，要吸引住读者，因此要有兴趣性和趣味性。请看下列两个引言部分第一句话的撰写：

例 1 100,000 people each year die of cardiovascular disease in...

例 2 An important cause of mortality is cardiovascular disease in...

两个句子都是要说治疗心血管疾病的重要性，很显然例 1 的效果要比例 2 的效果好得多。

---

① BAKEET MA. Childhood cardiomyopathies: a study in tertiary care hospital in upper Egypt. Electron Physician, 2016, 8(11): 3164-3169. doi: 10.19082/3164. eCollection 2016.

引言的最后一句话要说明本次研究要解决的问题，即研究什么。例如：

Introduction: Cardiomyopathy (CMP) is defined by the World Health Organization (WHO) as a disease of the myocardium associated with cardiac dysfunction. An understanding of CMP is very important, as it is a common cause of heart failure in children, and the most common indication for heart transplantation in children older than one year, but data on CMP in Egypt are scarce. The aim of this study was to determine the number, risk factors, clinical presentation, complications and outcome of different types of childhood cardiomyopathies in Sohag University Hospital.[①] 引言：心肌病 (CMP) 被 WHO 定义为与心脏功能障碍有关的心肌疾病。理解 CMP 非常重要，因为它是儿童心力衰竭的常见原因，也是 1 岁以上孩子心脏移植的最常见指征，但在埃及 CMP 数据缺乏。本研究的目的是确定索哈杰大学医院 (Sohag University Hospital) 儿童心肌病不同类型的数量、危险因素、临床表现、并发症和结局。

引言部分是比较难写的地方，审稿人能在这里看出作者对本领域的了解情况，能看出作者的水平，对于是否录用作者的文章起着非常重要的作用，应该非常认真地撰写。

（二）材料与方法部分的撰写

SCI 论文的材料和方法部分就相当于我们平时写的实验报告，这个部分在文中所占比重比较大，尤其是分析和实验性研究论文，要占全文的 30% 左右才能介绍清楚。

SCI 论文材料和方法需要作出详细介绍的一个重要原因就是保证实验的可重复性，便于同行及读者对文章作者的实验结果进行检测和引用，这也是保证文章数据可靠性的重要论据。SCI 论文的材料部分要介绍清楚实验对象的选取方法和实验对象的来源、特征，既可以估计抽样误差，也可以让读者了解文章内容和结论的使用范围。实验研究需说明动物的名称、种系、等级、数量、来源、性别、年龄、体重、饲养条件和健康状况等。现场调查必须写明调查地点、调查方法、调查人群、年龄、性别。临床研究必须介绍病例和对照者的来源、选择标准及一般情况等，并应注明参与研究者是否知情同意。药品、试剂应使用化学名称，并注明剂量、单位、纯度、批号、生产单位及生产时间。仪器设备应注明名称、型号、规格、生产单位。统计学分析应写明具体的统计学处理方法及其选择依据。这部分还要把研究对象的样本数和分组方法介绍清楚，不可用一句随机分组来描述。在方法中要介绍清楚实验设计方案，例如随机对照试验、非随机对照试验、交叉对照试验、前后对照试验、双盲等方法，然后介绍清楚研究场所 (setting) 或者实验室设施，根据文章类型还要介绍干预措施、盲法、测量指标及判断结果的标准等。很多情况下还要介绍试验过程。

各类论文对这部分的要求不同，大多已有国际标准，因此在具体撰写时还需参考 EQUATER Network 网站中具体论文种类的撰写标准。

---

① BAKEET MA. Childhood cardiomyopathies: a study in tertiary care hospital in upper Egypt. Electron Physician, 2016, 8 (11): 3164–3169. doi: 10.19082/3164. eCollection 2016.

（三）结果、讨论、结论和参考文献部分的撰写

结果是研究所获得的数据经统计学处理后得出的主要发现。结果中不应简单罗列研究过程中所得到的各种原始材料和数据，而应当是将其归纳分析，得出相应的结论，然后用文字或图表进行表达。结果的叙述要求真实和准确。当经过显著性检验显示 $P<0.05$ 或 $P<0.01$ 的同时，应先给出统计值。

有些杂志要求把讨论部分单列出来，多数杂志这部分由作者自己决定怎么安排，可以单列出来，也可以合在结果部分一起写。讨论部分应以自己的研究为主线，通过对自己研究的结果与相关研究结果比较，引出研究的结论。讨论是文章最难写的部分，不仅反映了作者科研能力和学术水平，也显示出作者对国内外这一领域的科研进展的了解和掌握程度。这一部分的内容大致包括：论述本研究的医学基础或发病机制，说明本文材料和方法的特点，比较本次研究结果与他人结果的异同，分析各自的优越性和不足，对本次研究结果进行理论概括、提出新观点，对各种不同的观点进行比较和评价，提出今后探索方向和展望等。

结论是研究结果的逻辑发展，这部分要精准地陈述本研究能得出的结论和这个结论的应用意义，结论必须有文章其他部分资料的支持，绝对不可呈现无根据的个人见解。

参考文献中的文献应是作者直接阅读的原著，而不是间接转引他人阅读的原文，要以近 2~5 年的文献为主。每个杂志都明确的规定了参考文献的撰写格式。

（四）词语的选择与论文的修改

词语的选择，一定要查阅相关权威词典和语料库。英语的习惯是在一篇文章中，尽量不使用一个词去表达同一个意思。例如，汉语"使用"这个词，英语可用 apply，employ，use 等词交替使用来表达这个意思。翻译中医术语要参考权威词典，并且要灵活运用权威词典。权威词典找不到的术语则可根据术语的内部关系创造。

西医术语也要查阅词典，遇到同义词难取舍的时候要分析每个词的语义内涵。在撰写论文时，会经常遇到分析同义词后也难取舍，这时，作者可以通过 Yahoo 英文网来研究一下。输入要查的单词或短语或句子，看看多数人是怎么用的，按照多数人的用法来取舍就不会大相径庭。

英文论文的写作程序是：先撰写初稿，然后自己修改初稿，自己修改后要找同事帮助修改（换眼模式），即便同事的水平没有作者的高也可能发现作者不能发现的问题。初稿改好后不要急于投稿，先放置一段时间（搁置模式），例如一周，然后再去继续修改，这种方法往往可以发现写后不停地修改也发现不了的问题。最后要找同行专家完善润色一下，一定要请不了解作者课题的专家（如研究生导师等）审阅，不了解作者所做研究的专家对改进文章的语法逻辑、通顺程度以及论文的前瞻性等都会有非常重要的作用，而了解作者研究方向的专家不容易看出文章的逻辑问题，特别是有欠缺内容的时候。撰写一篇论文需要时间，一般需要一两个月才能完成。

七、SCI 论文的投稿

完成论文后,要根据论文内容和水平决定投到哪方面和具有多少影响因子的杂志上。这时,需要检索杂志。拟投文章杂志检索的最直接的方法是通过杂志影响因子(Journal IF[①])或 SCI 杂志影响因子清单(SCIJournal.org[②])网站进行,网址是 http://www.bioxbio.com/if/。该主页设有检索(search)框,如果作者知道想要投向哪个杂志,便可利用这个框,直接输入杂志名称。网站的主页上还有主题(subject)一栏,该栏目里包括 medicine 和 biology 等 12 个领域。点击进入其中的一个领域便可查阅到这个领域所有 SCI 杂志最近的情况,包括影响因子。例如,点击 medicine,就会出现所有关于医学的 SCI 全部杂志的清单,并从影响因子最大向最小的顺序排列。作者可以从这里选出自己想投稿的几个杂志,仔细研读,最后选几个去尝试。

每个 SCI 杂志都有自己的特色,有自己的特殊要求,投稿前要仔细阅读投稿要求和例文。

每个杂志的网站都有作者投稿指导,一般在 submission guidelines 或 author guidelines 或 instruction to authors 等栏目里。投稿前要仔细阅读这部分,并按其要求完善将要投给这个杂志的论文。

投稿时,首先写投稿信(cover letter)。杂志的网站上对投稿信有自己的要求,按照要求撰写便可。在投稿信中,作者应该简述所投稿件的核心内容,主要发现和意义,对稿件处理有无特殊要求等(如不要某人审稿等)。另外,请附上主要作者的姓名、通讯地址、电话、和 e-mail 地址,特别是通信作者。此外有的杂志社要求推荐几位审稿人及其联系方式。如果有行业内名人阅读过这篇文章,在 cover letter 里标注上会对论文的发表有利。下面是一个网上投稿的 cover letter 样本。

Dear Dr. Editor:

Attached please find "Strep Remediation: An Unexpectedly Effective Approach to Hospital Brownfields Reclamation," for your consideration. This paper reflects a six-month field study and presents fresh evidence of the efficacy of strep bacteria in addressing common hospital contaminants in three urban brownfields. You had responded positively to our query on this topic, via your email dated May 1, 2006.

Selected findings from this paper have been presented at the Association for Remediation Engineers' research conference(April 2006)and as part of the master's dissertation of the second author. The paper is not under consideration for publication at any other journal.

The primary author of this paper has published work in your journal in the past, as well as in other peer-reviewed journals in the field; a current CV and selected list of publications is attached

---

① Journal IF. http://www.bioxbio.com/if/

② SCIJournal. org. http://www.scijournal.org/index.html

for your reference.

We have carefully followed your manuscript preparation guidelines for formatting and style, and we look forward to receiving your comments on our efforts. Your author guidelines indicate that we should expect to hear from you within three months; if that is not an accurate estimate, please let us know. If this manuscript is not suitable to your needs, please notify us as soon as possible.

Yours truly,

Sandy Leachate

Assistant Faculty

Center for Environmental Studies and Technology

Co-authors:

Daniel Assay

Graduate Student

Center for Environmental Studies and Technology

Lisa Greenfields

Graduate Student

Center for Environmental Studies and Technology

投稿后,杂志编辑会马上回复,告知所投稿件在审理中。过一段时间后,杂志社会通知投稿人论文是否被拒,如果被拒,还会告知投稿人被拒的原因,并把审稿人对所投稿件的评价发给投稿人。这时也不要放弃,作者可根据审稿人的看法和建议进行修改,而后尝试其他杂志。如果论文没被拒,杂志编辑可能会让投稿人修稿,同时也会把审稿人的建议发给投稿人。投稿人就要按照审稿人的建议进行修稿,修稿后再发给杂志社。有时,审稿人会提出一些问题,需要投稿人回答,投稿人要根据所提的问题及时答复。

目前,这些交流一般都是通过 email 进行。需要提醒的是我国初高中所讲述的 email 撰写格式不是 updated,目前英文 email 的撰写格式是每段的开始都顶格(不留空格),最后的寒暄语和输入自己的名字也要顶格,段落与段落之间空行。如上述 cover letter 的 email 版所示。

第八章　随机临床试验论文的撰写标准

　　绝大多数 SCI 论文用英文发表,包括临床试验、个案报告、系统综述等。本书第七章针对我国学生的特点总体讨论了英文医学论文的撰写,没有针对某一种论文的撰写进行专项讨论。事实上,每一种医学论文都有其自己的文章特点,有其特殊的格式和内容要求。一直以来,作者们没有论文的撰写标准可参考,杂志社编辑一般是根据自己杂志社的要求和自己的经验、审稿人也是根据自己领域里的工作经验来审核稿件,也无可参考标准。EQUATOR Network 成立以后,制定和改进了医学领域绝大多数种类报告的标准或指南,这些标准或指南规范了各类研究的设计和研究结果报告文章的撰写,提高了研究和报告的质量。按照这些标准设计的研究和撰写的论文在内容上会更加完整,更有说服力,投出去的稿件也更易被接受,因为越来越多的杂志社和审稿人在参考这些标准或指南来评价稿件。同时,掌握了撰写标准或指南,在阅读他人的文章时,也有能力判断与评论这些文章的质量水平,快速使自己进入科研设计与论文撰写的先进行列,而不是总跟在别人的后面临摹、听从他人的指点。需要指出的是:国内很多专家学者(国外也有很多)还不知道 EQUATOR Network 制定的这些标准。本章结合"CONSORT 2010 说明与详述:报告平行对照随机临床试验指南的更新"原文,介绍临床试验报告标准的要求。对来自"CONSORT 2010 说明与详述"原文的数据,请参考原文[1],本文不做引文标注。

一、临床试验报告统一标准的出现与改进

　　整个医学都依赖于临床试验报告的透明化。设计良好又实施得当的随机对照临床试验(randomised controlled trial, RCT)能为医疗干预措施的有效性提供最可靠的证据,但如果临床试验存在方法学的不足,就会产生偏倚,尤其会夸大治疗效果。设计和报告质量低劣的临床试验所得出的有偏倚的结果会误导从单个患者的治疗到国家公共卫生政策的制定等各级

---

[1]　David Moher, et al. CONSORT 2010 Explanation and Elaboration: updated guidelines for reporting parallel group randomised trials. BMJ, 2010, 340. doi: https://doi.org/10.1136/bmj.c869(Published 24 March 2010)。http://www.bmj.com/content/340/bmj.c869

医疗卫生决策。

诸多综述都分析过临床试验报告的不足之处。例如，2000年PubMed收录的519篇临床试验报告中，只有21%报告了在试验中使用何种方法将受试者分配入各对照组，而2006年收录的616篇中也只有34%对此进行了报告。同样，2000年PubMed收录的临床试验报告只有45%，2006年只有53%对主要终点指标作出了定义；2000年只有27%，2006年只有45%报告了样本量的计算方法。试验报告不仅经常缺乏完整性，有时还不够准确。在119篇声称将所有最初分配入组的受试者都纳入了分析（意向性治疗分析）的报告中，实际上有15篇（13%）剔除了部分病例，或者未将最初分配的全部病例纳入分析[①]。很多其他综述发现，报告不充分的情况普遍存在于专业性期刊和非英语期刊。

恰当的随机方法可以减少试验入组时的选择性偏倚，这也是高质量RCT的关键要素。成功的随机方法取决于两个步骤：产生不可预测的分配顺序，对负责招募受试者的研究人员隐藏该顺序。令人遗憾的是，尽管分配受试者干预措施的方法如此重要，但对其报告通常还是不充分。例如，妇产科期刊发表的206篇据称是RCT的报告中，5%所描述的研究没有真正做到随机。这仅仅是保守的估计，因为目前大多数报告都未提供足够的有关分配方法的信息。

DerSimonian及其同事提出"编辑向作者提供一份他们希望作者报告时严格遵守的项目列表可以极大地改进临床试验的报告"[②]。早在20世纪90年代，两个出期刊编辑、临床试验专家和方法学专家组成的研究小组各自发表了报告临床试验的建议。Rennie在随后发表的一篇评论中敦促这两个小组一起开会拟定一套统一的建议[③]，结果便产生了临床试验报告的统一标准（Consolidated Standards of Reporting Trials, CONSORT）声明。

CONSORT声明（或简称CONSORT）由报告RCT必备的基本项目清单和描述整个试验过程中受试者流程的流程图组成，主要针对的是两组平行设计的RCT报告。CONSORT中的大多数条目也与很多其他设计类型的临床试验相关，如非劣效性试验、等效性试验、析因设计试验、群组试验，以及交叉设计试验等。报告上述设计类型试验的CONSORT扩展版已经发表。另外，已经发表的还有报告危害、非药物治疗、草药干预，以及摘要等的CONSORT扩展版。

CONSORT的目的是指导作者如何提高其临床试验报告的质量。临床试验报告需要清晰、完整和透明。读者、审稿人和编辑还可以利用CONSORT来帮助评估和解释RCT报告。但CONSORT不是用于质量评价的工具，其内容更多地着眼于那些与临床试验内部和外部真实性相关的条目。报告中也应该体现很多CONSORT没有明确提到的项目，如有关伦理委员会的批准，如何获取受试者的知情同意，甚或是否有数据安全性和监察委员会等方面的

---

① HOLLIS S, CAMPBELL F. What is meant by intention to treat analysis? Survey 18 of published randomised controlled trials. BMJ, 1999, 319: 670–674.

② DERSIMONIAN R, CHARETTE LJ, MCPEEK B, et al. Reporting on 34 methods in clinical trials. N Engl J Med 1982, 306: 1332–1337.

③ RENNIE D. Reporting randomized controlled trials. An experiment and a 37 call for responses from readers. JAMA, 1995, 273: 1054–1055.

信息。此外,必须准确恰当地报告文中提到的试验的其他方面,例如与成本效益分析相关的信息等。

　　CONSORT 声明也在定期修订,2001 年有一次修改。自那以后,支撑 CONSORT 的证据基础的积累极为可观,经验性资料提示,与报告 RCT 相关的一些新问题已经突显出来,如选择性报告结局。于是,2007 年 1 月在加拿大召开了一次 CONSORT 工作组会议,目的在于修订 2001 年版 CONSORT 声明和与其配套的说明与详述文件。这次修订对原版对照检查清单作了文字上的修改,使其更为明晰,并收入了一些与新近才认识到的主题相关的建议,如选择性报告结局产生的偏倚。随即产生了"CONSORT 2010 声明","CONSORT 2010 对照检查清单"和"两组平行对照随机临床试验各阶段进程的流程图"。

二、随机试验论文摘要的撰写

　　在撰写英文医学论文时,摘要是必须的一部分,我国很多汉语的医学核心期刊也需要英文摘要。CONSORT 的专家们为其摘要的撰写加了扩展版(CONSORT Abstracts),专项讨论了临床试验报告摘要的撰写。表 8-1 列出了 CONSORT Abstracts 的撰写清单(英汉对照)。该表的英文版可以从 CONSORT 网站中下载 [①]。

(一)随机试验报告摘要条目清单

表 8-1　杂志或会议随机试验报告摘要的条目
(items to include when reporting a randomised trial in a journal or conference abstract)

条目	描述
Title 标题	Identification of the study as randomised 能识别研究是随机的
Authors 作者	Contact details for the corresponding author 通信作者的详细联系方式
Trial design 实验设计	Description of the trial design (e.g.parallel, cluster, non-inferiority)描述实验设计 (例如:平行、集群、非劣性)
Methods 方法	
Participants 受试者	Eligibility criteria for participants and the settings where the data were collected 受试者的合格标准、资料收集的场所
Interventions 干预	Interventions intended for each group 每组准备采取的干预
Objective 目的	Specific objective or hypothesis 具体目的或假设
Outcome 结局	Clearly defined primary outcome for this report 明确界定的本试验主要结局
Randomisation 随机	How participants were allocated to interventions 受试者是怎样被分配到干预组的
Blinding (masking) 盲法	Whether or not participants, care givers, and those assessing the outcomes were blinded to group assignment 受试者、治疗给予者、结局评估者是否对各组设盲

[①]　见 www.consort-statement.org

续表

条目	描述
Results 结果	
Numbers randomised 随机的人数	Number of participants randomised to each group 随机分配到每组的受试者人数
Recruitment 招募	Trial status 实验状况
Numbers analysed 被分析的人数	Number of participants analysed in each group 每组里被分析的人数
Outcome 结局	For the primary outcome, a result for each group and the estimated effect size and its precision 各组每一项主要结局指标的结果,效应估计值及其精确性
Harms 伤害	Important adverse events or side effects 重要不良事件和副作用
Conclusions 结论	General interpretation of the results 对结果的总体解释
Trial registration 试验注册	Registration number and name of trial register 注册号和试验注册机构名称
Funding 资助	Source of funding 资助来源

(二)随机试验报告摘要实例

充分理解清单中的内容非常重要,下面通过一篇完整摘要来进一步了解随机试验报告摘要撰写的内容要求。

Effectiveness of early switch from intravenous to oral antibiotics in severe community acquired pneumonia multicentre randomised trial
严重社区获得性肺炎早期由静脉改为口服抗生素效果的多中心随机试验

Jan Jelrik oosterheert, Marc J M Bonten, Margriet ME Schneider, Erik Buskens, Jan-Willem J Lammers, Willem M N Hustirix, Mark H H Kramer, Jan M Prins, Peter H Th J Slee, Karin Kaasjager, Andy I M Hoepelman.

Correspondence to: i. m. hoepelman@umcutrecht. nl

Objectives Effectiveness of early switching to oral antibiotics compared with standard 7 day course of intravenous antibiotics in severe community acquired pneumonia. 目的:严重社区获得性肺炎早期改为口服抗生素与继续标准 7 天静脉滴注抗生素疗效的对比。

Design Multicentre parallel randomised controlled, open label, trial. A central randomisation centre used computer generated tables to allocate treatments. 设计:多中心平行随机对照、开放标签试验。一个中央随机化中心应用电脑制作的表格分配治疗。

Setting Five teaching hospitals and 2 university medical centres in the Netherlands. 场所:荷兰的五个教学医院和两个大学医疗中心。

Participants 302 patients in non-intensive care wards with severe community acquired pneumonia. 265 patients fulfilled the study requirements. 受试者:302 名非重症监护室的患有严重社区获得性肺炎的患者。265 名患者满足了研究要求。

Intervention Three days of treatment with intravenous antibiotics followed, when clinically stable, by oral antibiotics or by 7 days' intravenous antibiotics. Follow-up 28 days. **干预**：静脉滴注抗生素 3 天，临床稳定，接续口服抗生素或接续 7 天静脉滴注抗生素。随访 28 天。

Main outcome measures Clinical cure and length of hospital stay. **主要结局指标**：临床治愈和住院时间。

Results 302 patients（early switch $n=152$; standard care $n=150$）were randomised（mean age 69.5（standard deviation 14.0），mean pneumonia severity score 112.7（26.0））. 37 patients were excluded from analysis because of early dropout before day 3, leaving 265（$n=132$; $n=133$）patients for intention to treat analysis. Clinical cure was 83% in the intervention group and 85% in the control group（2%, -7% to 10%）. Duration of intravenous treatment and length of hospital stay were reduced in the intervention group, with mean differences of 3.4 days（3.6（1.5）vs 7.0（2.0）days; 2.8 to 3.9）and 1.9 days（9.6（5.0）vs 11.5（4.9）days; 0.6 to 3.2），respectively. Mobility and other side effects were comparable across groups. **结果**：302 名患者（早期转为口服 $n=152$；标准治疗 $n=150$）被随机分配到两组中［平均年龄 69.5 岁（标准差 14.0），平均肺炎严重程度评分 112.7（26.0））］。37 名患者被剔除，因为他们在治疗的 3 天内退出，结果剩下 265（$n=132$；$n=133$）名愿意参与治疗分析的患者。干预组的临床治愈为 83%，对照组的临床治愈为 85%（2%，-7%~10%）。干预组的静脉滴注治疗时间和住院时间缩短了，平均有 3.4 天（3.6（1.5）对 7.0（2.0）天；2.8~3.9）和 1.9 天的区别（9.6（5.0）对 11.5（4.9）天；0.6~3.2）。运动能力和其他副作用组间有可比性。

Conclusions Early switch from intravenous to oral antibiotics in patients with severe community acquired pneumonia is safe and decreases length of hospital stay by 2 days. **结论**：严重社区获得性肺炎患者早期从静脉滴注转为口服抗生素治疗安全，并且住院时间减少了 2 天。

Trial registration Clinical Trials NCT00273676. **试验注册**：临床试验编号：NCT00273676。

Funding Dutch Health Insurance Council, OG 99-64. **资助**：荷兰健康保险委员会，编号 OG 99-64。

CONSORT 要求，读者能通过标题识别研究是随机临床试验（randomised trial）。上述文章的标题中明确说明了该研究的类型是随机试验。作者部分用 Correspondence to... 的形式明确了通信作者（corresponding author）及其联系方式。通信作者的联系方式一般包括 email、通信地址、电话等。然而，现在绝大多数的联系都是通过 email。需要指出的是，通信作者指的是负责与杂志社沟通、联系发表论文的人，可以是作者中的任何一个。我国有些人认为通信作者指的是导师，这是误解。

上文描述了设计的类型是多中心的、平行、随机的对照研究，采用开放式标签，而不是盲法，并说明了如何实现随机，描述具体清晰。

各杂志社间在摘要的形式上要求不一致。在撰写论文时，要根据杂志社的具体要求来定，上文把场所（setting）单独列了出来，应该是杂志社的要求。受试者（participants）部分需陈述受试者纳入的合格标准、资料收集的场所等。上文的纳入标准是患有严重社区获得性肺炎的患者。而资料收集的场所在上段中被单独列出来了。在明确了招募的基础上说明了随访时间,使读者清楚了招募和随访情况。

文中说明了试验组采用静脉滴注 3 天后接续口服,而对照组则继续滴注抗生素,清楚地描述了每组的干预方法。结果部分包括了随机分配到每组的受试者人数、每组里被分析的人数。还包括了作为主要结局、每组结果和效应估计值及其精确性等。

对比表 8-1 清单,上文符合 CONSORT 的要求。作者在撰写 CONSORT 摘要时,要对照上述摘要条目来撰写,不要有遗漏,这样的论文不会因为内容不完整而被杂志社拒稿。

如若进一步了解随机试验报告摘要的撰写,读者可以到 EQUATOR Network 网站中 CONSORT 部分阅读其摘要的撰写部分[①]。该网站通过实例对比来讲解 CONSORT Abstracts 的撰写,容易被读者理解。

三、CONSORT 2010 对照检查清单

对照 CONSORT 检查清单来撰写或检查随机临床试验报告会提高报告的水平。CONSORT 2010 清单的撰写组建议读者结合 "CONSORT 2010 说明与详解" 阅读本清单,同时参考相关的扩展板。例如,在撰写整群对照临床试验报告时,不仅要参考表 8-2 的 CONSORT 2010 通用清单,还需参考 CONSORT 扩展中的整群对照临床试验报告的统一标准(CONSORT Cluster),撰写草药试验报告时还要参考 CONSORT 扩展中草药试验报告的统一标准(CONSORT Herbal),等等。CONSORT 扩展中还包括很多其他种类的临床试验的撰写标准,作者可以到其免费网站上查找,网址为:http://www.consort-statement.org/。如果对 CONSORT 文献中有些术语不很清楚,例如 Allocation concealment,Adjusted,也可以到其网站上去查找,网址为:http://www.consort-statement.org/resources/glossary。尽管 RCT 所评价的干预措施不全是治疗方法,受试者也不全是患者,但为了方便起见,CONSORT 编写组还是使用 "治疗方法" 和 "患者" 这两个词。

表 8-2 随机临床试验应报告的信息 CONSORT 2010 对照检查清单

(CONSORT 2010 checklist of information to include when reporting a randomised trial)

Section/Topic 论文章节 / 主题	Item No 条目号	Checklist item 对照检查条目
Title and abstract 文题和摘要		
	1a	Identification as a randomised trial in the title 文题能识别是随机临床试验
	1b	Structured summary of trial design, methods, results, and conclusions (for specific guidance see CONSORT for abstracts)结构式摘要,包括试验设计、方法、结果、结论几个部分(具体的指导建议参加 "CONSORT for abstract")

---

① http://www.consort-statement.org/Media/Default/Downloads/Extensions/CONSORT%20Extension%20for%20Abstracts%20checklist%20examples.pdf

续表

Section/Topic 论文章节 / 主题	Item No 条目号	Checklist item 对照检查条目
Introduction 引言		
Background and objectives 背景和目的	2a	Scientific background and explanation of rationale 科学背景和对试验理由的解释
	2b	Specific objectives or hypotheses 具体目的或假设
Methods 方法		
Trial design 试验设计	3a	Description of trial design (such as parallel, factorial) including allocation ratio 描述试验设计（诸如平行设计、析因设计），包括受试者分配入各组的比例
	3b	Important changes to methods after trial commencement (such as eligibility criteria), with reasons 试验开始后对试验方法所作的重要改变（如合格受试者的挑选标准），并说明原因
Participants 受试者	4a	Eligibility criteria for participants 受试者合格标准
	4b	Settings and locations where the data were collected 资料收集的场所和地点
Interventions 干预措施	5	The interventions for each group with sufficient details to allow replication, including how and when they were actually administered 详细描述各组干预措施的细节以使他人能够重复，包括它们实际上是在何时、如何实施的
Outcomes 结局指标	6a	Completely defined pre-specified primary and secondary outcome measures, including how and when they were assessed 完整而确切地说明预先设定的主要和次要结局指标，包括它们是在何时、如何测评的
	6b	Any changes to trial outcomes after the trial commenced, with reasons 试验开始后对结局指标是否有任何更改，并说明原因
Sample size 样本量	7a	How sample size was determined 如何确定的样本量
	7b	When applicable, explanation of any interim analyses and stopping guidelines 必要时，解释中期分析和试验中止原则
Randomisation：序列的产生		
Sequence generation 序列的产生	8a	Method used to generate the random allocation sequence 用于产生随机分配序列的方法
	8b	Type of randomisation; details of any restriction (such as blocking and block size) 随机方法的类型，任何限定的细节（如怎样分区组和各区组样本多少）
Allocation concealment mechanism 分配隐藏机制	9	Mechanism used to implement the random allocation sequence (such as sequentially numbered containers), describing any steps taken to conceal the sequence until interventions were assigned 用于执行随机分配序列的机制（例如按序编码的封藏法），描述干预措施分配之前为隐藏序列号所采取的步骤

Section/Topic 论文章节 / 主题	Item No 条目号	Checklist item 对照检查条目
Implementation 实施	10	Who generated the random allocation sequence, who enrolled participants, and who assigned participants to interventions 谁产生随机分配序列,谁招募受试者,谁给受试者分配干预措施
Blinding 盲法	11a	If done, who was blinded after assignment to interventions (for example, participants, care providers, those assessing outcomes) and how 如果实施了盲法,分配干预措施之后对谁设盲(例如受试者、医护提供者、结局评估者),以及如何实施盲法
	11b	If relevant, description of the similarity of interventions 如有必要,描述干预措施的相似之处
Statistical methods 统计学方法	12a	Statistical methods used to compare groups for primary and secondary outcomes 用于比较各组主要和次要结局指标的统计学方法
	12b	Methods for additional analyses, such as subgroup analyses and adjusted analyses 附加分析的方法,诸如亚组分析和校正分析
Results 结果		
Participant flow (a diagram is strongly recommended) 受试者流程(极力推荐使用流程图)	13a	For each group, the numbers of participants who were randomly assigned, received intended treatment, and were analysed for the primary outcome 随机分配到各组的受试者例数,接受已分配治疗的例数,以及纳入主要结局分析的例数
	13b	For each group, losses and exclusions after randomisation, together with reasons 随机分组后,各组脱落和被剔除的例数,并说明原因
Recruitment 招募受试者	14a	Dates defining the periods of recruitment and follow-up 招募期和随访时间的长短,并说明具体日期
	14b	Why the trial ended or was stopped 为什么试验中断或停止
Baseline data 基线资料	15	A table showing baseline demographic and clinical characteristics for each group 用一张表格列出每一组受试者的基线数据,包括人口学资料和临床特征
Numbers analysed 纳入分析的例数	16	For each group, number of participants (denominator) included in each analysis and whether the analysis was by original assigned groups 各组纳入每一种分析的受试者数目(分母),以及是否按最初的分组分析
Outcomes and estimation 结局和估计值	17a	For each primary and secondary outcome, results for each group, and the estimated effect size and its precision (such as 95% confidence interval) 各组每一项主要和次要结局指标的结果,效应估计值及其精确性(如95% 可信区间)
	17b	For binary outcomes, presentation of both absolute and relative effect sizes is recommended 对于二分类结局,建议同时提供相对效应值和绝对效应值

续表

Section/Topic 论文章节 / 主题	Item No 条目号	Checklist item 对照检查条目
Ancillary analyses 辅助分析	18	Results of any other analyses performed, including subgroup analyses and adjusted analyses, distinguishing prespecified from exploratory 所做的其他分析的结果,包括亚组分析和校正分析,指出哪些是预先设定的分析,哪些是新尝试的分析
Harms 危害	19	All important harms or unintended effects in each group(for specific guidance see CONSORT for harms42)各组出现的所有严重危害或意外效应(具体的指导建议参见 "CONSORT for harms")
Discussion 讨论		
Limitations 局限性	20	Trial limitations, addressing sources of potential bias, imprecision, and, if relevant, multiplicity of analyses 试验的局限性,报告潜在偏倚和不精确的原因,以及出现多种分析结果的原因(如果有这种情况的话)
Generalisability 可推广性	21	Generalisability(external validity, applicability)of the trial findings 试验结果被推广的可能性(外部可靠性,实用性)
Interpretation 解释	22	Interpretation consistent with results, balancing benefits and harms, and considering other relevant evidence 与结果相对应的解释,权衡试验结果的利弊,并且考虑其他相关证据
Other information 其他信息		
Registration 试验注册	23	Registration number and name of trial registry 临床试验注册号和注册机构
Protocol 试验方案	24	Where the full trial protocol can be accessed, if available 如果有,在哪里可以获取完整的试验方案
Funding 资助	25	Sources of funding and other support(such as supply of drugs), role of funders 资助和其他支持(如提供药品)的来源,提供资助者所起的作用

四、标题与摘要的撰写

本章前面已经讨论过标题(或称文体)和摘要,这里仅作进一步解释。

(一)条目 la. 文题能识别是随机临床试验(Identification as a randomised trial in the title)

例如:Smoking reduction with oral nicotine inhalers: double blind, randomised clinical trial of efficacy and safety. 用尼古丁口腔吸入器减少吸烟:有效性和安全性的双盲随机临床试验。

在电子数据库中能否识别出某篇报告是随机临床试验,很大程度上取决于该文献是如何被标引的。如果某篇报告的作者没有明确地报告是否系随机临床试验的信息,索引编制者可能不会将其归类为随机临床试验。为了确保恰当地标引某项研究,并且易于识别,作者应该在文章标题中使用"随机"一词表明受试者是被随机分配到所比较的各组中。

（二）条目 1b. 结构式摘要，包括试验设计、方法、结果、结论（Structured summary of trial design, methods, results, and conclusions）

清晰、透明且足够详细的摘要极为重要，因为读者经常根据这些信息作出他们对某项临床试验的评价。有些读者将摘要用作筛选工具来决定是否阅读全文。更关键的是，由于不能免费阅读所有的临床试验报告，而且有些医疗工作者也无法获取临床试验报告的全文，所以有时是根据随机临床试验的摘要作出医疗卫生决策的。

一篇期刊论文的摘要应该包含临床试验足够的信息，以便做到准确记录临床试验的实施过程和结果，并按照期刊规定的格式在有限的篇幅内提供临床试验的最佳信息。一篇结构清晰、撰写得当的摘要可以帮助人们快速评价相关的试验结果，帮助人们从电子数据库中检索出相关的试验报告。摘要应该准确反映全文的内容，不应当有正文中未提到过的信息。有研究对期刊论文摘要中报告的信息和正文报告的信息进行了比较，发现摘要中有与正文不一致或正文根本没有提到的表述。反过来，不在摘要中报告重要危害，因其会严重误导他人对试验结果的解释。

专家们极力推荐使用结构式摘要报告随机临床试验，针对试验设计、实施、分析和解释分列几个小标题为读者提供临床试验的信息。一些研究发现，结构式摘要与较为传统的描述性摘要相比质量更高，更容易让读者找到所需信息。然而，很多期刊有自己制定的摘要写作格式和字数限制，在实际撰写论文投稿时作者必须按他们的要求去做。

五、引言的撰写

引言部分包括"科学背景和对试验理由的解释"和"具体目的或假设"等内容。然而，目前，也有些 SCI 杂志不要求这部分。

（一）条目 2a. 科学背景和对试验理由的解释（Scientific background and explanation of rationale）

例如：Surgery is the treatment of choice for patients with disease stage I and II non-small cell lung cancer（NSCLC）... An NSCLC meta-analysis combined the results from eight randomised trials of surgery versus surgery plus adjuvant cisplatin-based chemotherapy and showed a small, but not significant（P=0.08）, absolute survival benefit of around 5% at 5 years（from 50% to 55%）. At the time the current trial was designed（mid-1990s）, adjuvant chemotherapy had not become standard clinical practice... The clinical rationale for neo-adjuvant chemotherapy is three-fold: regression of the primary cancer could be achieved thereby facilitating and simplifying or reducing subsequent surgery; undetected micro-metastases could be dealt with at the start of treatment; and there might be inhibition of the putative stimulus to residual cancer by growth factors released by surgery and by subsequent wound healing... The current trial was therefore set up to compare, in patients with resectable NSCLC, surgery alone versus three cycles of platinum-based chemotherapy followed by surgery in terms of overall survival, quality of life, pathological staging, resectability rates, extent of surgery, and time to and site of relapse. 外科手术是 Ⅰ 期和 Ⅱ 期非小细胞肺癌（non-small cell lung cancer, NSCLC）患者的治疗选择……一篇有关 NSCLC 的 meta 分析对比较手术和手术加以顺铂为基础的辅助化疗的 8 项随机临床试验结果的合并分析显示，5 年绝对生存率增加仅约 5%（从 50% 提高到 55%），没有统计学意义（P=0.08）。在设计该临床试验时（20 世纪 90 年代中期），辅助化疗还没有成为标准治疗在临床上推行……新辅助化疗在临床上应用的理由有三：能使原发肿瘤缩小，以便于后续的手术治疗，使手术变得简单，甚或可以不手术；检测不到的微转移可以在治疗之初就得到处理；有可能抑制因手术及术后伤口愈合而释放的生长因子刺激残存肿瘤的生长……本试验旨在比较可手术切除的 NSCLC 患者接受单纯手术治疗和术前加 3 个周期以铂类药物为基础的化疗在总生存率、生活质量、病理分期、肿瘤切除率、手术范围，以及复发的时间与部位等方面的差异。

典型的引言是，作者用流畅的文字解释试验的科学背景和试验理由，并介绍试验的整体概况。引言中也可以包括试验目的（条目 2b）。试验理由可以是解释性试验（如评价某种药物对肾功能的可能影响）或实效性试验（如比较两种治疗方法的益处和危害以便为其应用提供指导）。作者应该报告与试验中阳性干预措施的利弊有关的证据，并且当干预措施如何起效不够清晰的时候，作者还应该作出恰当的解释。

涉及人的生物医学研究必须以充分了解科学文献为基础。也就是说，将人置于不必要的研究危险之中是不道德的。有些临床试验后被发现没有必要做，因为对现有文献的系统综述已经或者本可以回答要研究的问题。因此，应该在引言中交待开展新试验的必要性。最理想的是引用一篇以往类似试验的系统综述作为参考文献，或者说明尚无此类试验。

（二）条目 2b. 具体目的或假设（Specific objectives or hypotheses）

例如：In the current study we tested the hypothesis that a policy of active management of nulliparous labour would: 1. reduce the rate of caesarean section, 2. reduce the rate of prolonged labour; 3. not influence maternal satisfaction with the birth experience. 我们在本研究中检验了以下假设，即对初产分娩的积极处理会：①减少剖腹产率；②减少产程延长的发生率；③不影响产妇的满意度。

目的指的是试验拟回答的问题，常常与某种特殊的治疗性或预防性干预措施的效果有关。假设是为达到目的而事先设定以待检验的问题。假设比目的更具体，适合用严谨的统计学方法检验。实际上，目的和假设并非总是易于区分。大多数 RCT 报告都能提供关于试验目的和假设的充足信息。

六、方法的撰写

方法部分的内容较多，包括试验设计、试验开始后对试验方法所作的重要改变、受试者合格标准、资料收集的场所和地点、干预措施、主要和次要结局指标、样本量的确定、随机分配、盲法和附加分析等。

（一）条目 3a. 描述试验设计（诸如平行设计、析因设计），包括受试者分配入各组的比例（Description of trial design（such as parallel, factorial）including allocation ratio）

例如：This was a multicenter, stratified（6 to 11 years and 12 to 17 years of age, with imbalanced randomisation［2∶1］）, double-blind, placebo-controlled, parallel-group study conducted in the United States（41 sites）. 本试验是在美国（41 个试验地点）进行的一项多中心、分层（6~11 岁和12~17 岁，按 2∶1 的比例非均衡随机分配）、双盲、安慰剂平行对照研究。

"设计（design）"一词常用来指试验各方面是如何安排的，但也有更狭义的解释。广义的试验设计包括很多具体方面，如随机方法和盲法的细节，这些在 CONSORT 清单的其他条目中也有提及。我们在这里用来指试验类型如平行对照或析因设计，也用来指概念性的试验框架如优效设计或非劣效设计，还用来指清单的其他条目中未提到的其他相关问题。

CONSORT 声明主要针对将受试者逐个随机分配到两个平行对照（parallel）组的临床试验。事实上，在所有已发表的临床试验中，这种设计仅仅刚过半数。其他主要设计类型有多组平行设计、交叉设计、群组设计，以及析因设计。另外，大多数试验是为明确一项新的干预措施的优效性（假如确实有）而设计的，而其他则是为评价非劣效性或等效性而设计的。研究人员清晰地描述试验的这些方面是非常重要的，包括随机分配的单元（如患者、全科医生的诊疗、损伤等）。摘要中最好也要有这些细节（见条目 1b）。

如果用的是不常见的试验设计，作者最好说明为什么选用这种设计，因为这类设计往往可能意味着需要更大的样本量或更复杂的分析和解释。

尽管大多数试验采用均衡随机方法（如按 1∶1 比例分为两组），还是应该尽可能说明分配的比例。对于药品的临床试验，还应该具体说明是哪一期试验（I ~ IV期）。

（二）条目 3b. 试验开始后对试验方法所作的重要改变（如合格受试者的挑选标准），并说明原因（Important changes to methods after trial commencement（such as eligibility criteria）, with reasons）

例如：Patients were randomly assigned to one of six parallel groups, initially in 1∶1∶1∶1∶1∶1 ratio, to receive either one of five otamixaban... regimens... or an active control of unfractionated heparin... an independent Data Monitoring Committee reviewed unblinded data for patient safety; no interim analyses for efficacy or futility were done. During the trial, this committee recommended that the group receiving the lowest dose of otamixaban（0.035 mg/（kg·h））be discontinued because of clinical evidence of inadequate anticoagulation. The protocol was immediately amended in accordance with that recommendation, and participants were subsequently randomly assigned in 2∶2∶2∶2∶1 ratio to the remaining otamixaban and control groups, respectively. 最初按 1∶1∶1∶1∶1∶1 的比例将患者随机分配到平行的 6 组中，分别给予 5 种奥米沙班（otamixaban）……治疗方案，或阳性对照药肝素……为了患者的安全，有一个独立的数据监察委员会审查未设盲数据；对有效还是无效未作中期分析。试验期间，该委员会建议停止接受最小剂量奥米沙班［0.035 mg/（kg·h）］的一组试验，因为临床证据表明其抗凝作用不够。试验方案随即根据该

建议作了修改,之后的受试者按 2∶2∶2∶2∶1 的比例随机分配到各组,分别接受保留下来的几种奥米沙班方案,或阳性对照药。

有些试验开始时可能没有固定的计划(也就是说完全是探索性的),但大多数都会有试验方案,详细说明试验将如何实施。偏离最初的方案是有可能的,因为无法预计在整个试验过程中可能出现的每一种环境变化。因此,有些试验在开始后会对试验方法作重要改变。改变试验计划可能因为从其他研究获得的外部信息,也可能是因为内部经费困难,或招募的受试者数量不足。像这样改变试验方案时,不应破坏对正在积累的受试者结局指标方面的数据所设的盲法。在有些试验中,独立的数据监察委员会可能会根据他们所看到的未设盲数据而建议更改试验方案,这是其职责之一。此类更改可能影响到研究方法(如治疗方案、入选标准、随机分配比例,或随访时间长短等的更改)或试验实施(如让数据质量低劣的中心退出试验)。

有些试验一开始就采用"适应型(adaptive)"设计。对这类设计尚没有一种被大家普遍接受的定义,有一种定义可能适用,即"一种利用积累的数据来决定如何调整研究的某些方面而又不损害试验的可靠性和完整性的多阶段研究设计"。调整通常是针对样本量和治疗方法的种类,以便更快地做出决策,更有效地利用资源。不过在选用这种设计时还要考虑很重要的伦理、统计和可行性等问题。

无论这些调整本身就是试验设计的一部分,还是因为环境改变而作出,都必须充分地予以报告,这有助于读者解释试验结果。应该报告试验方案的改变,这一点目前做得不好。有一篇综述将试验报告与试验方案作了比较,结果显示大约半数报告 RCT 的期刊论文存在主要结局指标与试验方案不一致且没有说明原因的情况。常见的这类不一致还有随机方法、盲法以及统计学分析的细节。

(三)条目 4a. 受试者合格标准(Eligibility criteria for participants)

例如:Eligible participants were all adults aged 18 or over with HIV who met the eligibility criteria for antiretroviral therapy according to the Malawian national HIV treatment guidelines(WHO clinical stage III or IV or any WHO stage with a CD4 count <250/mm^3)and who were starting treatment with a BMI <18.5. Exclusion criteria were pregnancy and lactation or participation in another supplementary feeding programme. 合格的受试者均为 18 岁及以上的成年艾滋病病毒感染者,根据马拉维国家抗艾滋病病毒治疗指南,符合抗逆转录病毒疗法的入选标准(WHO 临床III期或IV期,或 WHO 任何一期而 CD4 计数小于 250/mm^3),并且在 BMI 小于 18.5 时开始治疗。排除标准为怀孕和哺乳,或正在参加其他补充喂养计划。

详尽地描述使用何种合格标准筛选受试者非常有必要,它能帮助读者正确解释研究结果,是读者判断试验结果适用于哪些人(即试验的可推广性或实用性及与临床和公共卫生实践的相关性,见条目 21)必备的几个要素之一。从这一点看,描述招募方法,如转诊或自选(例如借助广告),也是很重要的。由于受试者合格标准用在随机分配之前,所以不会影响试验的内部真实性(internal validity),但它们是确保试验外部真实性(external validity)的中心环节。

典型而公认的选择标准涉及所研究的疾病的性质和病期,涉及如何排除那些可能特别容易受到所研究的干预措施伤害的人,还涉及如何确保研究工作遵守法律规定和伦理准则的问题。例如,在干预措施的研究中,特别要求做到受试者知情同意。常见的将纳入标准和排除标准区分开来的做法是没有必要的;同样一条标准其实既可以是纳入受试者的标准,也可以是排除受试者的标准。

尽管受试者合格标准很重要,却经常未被充分报告。例如,有 8 项已发表的曾被国立卫生研究院(National Institutes of Health)编成《临床警示》(*Clinical Alert*)的临床试验,在其原试验方案中列举了平均 31 条合格标准,但在期刊上发表时只提到其中的 63%,而在《临床警示》中只提到 19%。在有关艾滋病病毒的临床试验中也发现类似的欠缺。在 364 篇外科的 RCT 报告中,25% 根本就没有列出受试者合格标准[①]。

(四)条目 4b. 资料收集的场所和地点(Settings and locations where the data were collected)

例如: The study took place at the antiretroviral therapy clinic of Queen Elizabeth Central Hospital in Blantyre, Malawi, from January 2006 to April 2007. Blantyre is the major commercial city of Malawi, with a population of 1 000 000 and an estimated HIV prevalence of 27% in adults in 2004. 该研究于 2006 年 1 月—2007 年 4 月在位于马拉维布兰太尔的伊丽莎白皇后中心医院的抗逆转录病毒疗法门诊部进行。布兰太尔是马拉维的主要经济城市,人口 100 万,据估计 2004 年有 27% 的成年人感染艾滋病病毒。

和受试者合格标准、干预措施的描述一样,场所和地点也是判断试验实用性和可推广性的关键信息。受试者是从一级、二级或三级医疗机构招募,还是从社区招募?不同的医疗卫生机构在组织、经验和资源方面有很大差异,在不同医疗机构开展某种疾病研究的基线危险性也相差悬殊。研究环境的其他方面(包括社会、经济和文化环境以及气候)也会影响研究结果的外部真实性。

作者应该报告研究场所的数目和类型,描述参与的医护提供者,应该报告开展研究的地点,包括国家,最好还有城市,以及周围环境(如社区、诊所、医院门诊部、病房等)。尤其要清楚地报告试验是在一个还是几个中心(多中心临床试验)开展的。这些描述应提供足够的信息以便读者可以判断试验的结果是否适用于他们自己所处的环境。试验实施时的环境,与之后试验结果被用来指导实践或制定政策的环境可能相差甚远。作者还应该报告任何可能影响观察结果的有关试验场所和地点的其他信息,如交通问题可能影响患者参与或推迟干预措施的使用。

(五)条目 5. 详细描述各组干预措施的细节以使他人能够重复,包括它们的实施时间和实施方式(The interventions for each group with sufficient details to allow replication, including how and when they were actually administered)

例如: In POISE, patients received the first dose of the study drug(ie, oral extended-release metoprolol 100mg or matching placebo)2–4h before surgery. Study drug administration required a heart

---

① Hall J C, Mills B, Nguyen H, et al. Methodologic standards in surgical 98 trials. Surgery 1996; 119: 466–472.

rate of 50 bpm or more and a systolic blood pressure of 100mmHg or greater; these haemodynamics were checked before each administration. If, at any time during the first 6 h after surgery, heart rate was 80 bpm or more and systolic blood pressure was 100mmHg or higher, patients received their first postoperative dose (extended release metoprolol 100mg or matched placebo) orally. If the study drug was not given during the first 6h, patients received their first postoperative dose at 6h after surgery. 12h after the first postoperative dose, patients started taking oral extended-release metoprolol 200mg or placebo every day for 30 days. If a patient's heart rate was consistently below 45 bpm or their systolic blood pressure dropped below 100mmHg, study drug was withheld until their heart rate or systolic blood pressure recovered; the study drug was then restarted at 100mg once daily. Patients whose heart rate was consistently 45-49 bpm and systolic blood pressure exceeded 100mmHg delayed taking the study drug for 12h. 在 POISE 试验中,患者于术前 2~4h 首次服用试验药物(即口服美托洛尔缓释剂 100mg 或与其匹配的安慰剂)。要求心率大于或等于 50 次 /min,收缩压大于或等于 100mmHg 才能给予试验药物;这些血液动力学指标在每次给药前检测。在术后 6h 内的任何时候,只 要心率大于或等于 80 次 /min,且收缩压大于或等于 100 mmHg,则患者服下术后的第一次给 药(美托洛尔缓释剂 100mg 或与其匹配的安慰剂)。如果术后 6h 内未给试验药,则患者在术 后 6h 时服下术后第一次给药。术后第一次给药后 12h,患者开始每天服用美托洛尔缓释剂 200mg 或与其匹配的安慰剂,连续 30 天。如果患者的心率一直低于 45 次 /min,或收缩压降至 100mmHg 以下,则停用试验药,直至其心率和收缩压恢复,再开始每天给予试验药 100mg。如 果患者的心率维持在 45~49 次 /min,且收缩压超过 100mmHg,则推迟 12h 服用试验药。

Patients were randomly assigned to receive a custommade neoprene splint to be worn at night or to usual care. The splint was a rigid rest orthosis recommended for use only at night. It covered the base of the thumb and the thenar eminence but not the wrist. Splints were made by 3 trained occupational therapists, who adjusted the splint for each patient so that the first web could be opened and the thumb placed in opposition with the first long finger. Patients were encouraged to contact the occupational therapist if they felt that the splint needed adjustment, pain increased while wearing the splint, or they had adverse effects (such as skin erosion). Because no treatment can be considered the gold standard in this situation, patients in the control and intervention groups received usual care at the discretion of their physician (general practitioner or rheumatologist). We decided not to use a placebo because, to our knowledge, no placebo for splinting has achieved successful blinding of patients, as recommended. 患者被随机分配,晚上佩戴定制的氯丁橡胶夹 板或接受常规治疗。夹板是一种制动矫形器具,推荐只在晚上使用,置于拇指根部和大鱼际 隆起处,但不超过腕部。夹板由 3 名职业治疗师制作,他们给每个患者调整夹板,使得虎口 可以张开,且拇指与食指正好处在相对的位置。患者觉得需要调整夹板时,或者如果戴上夹 板时疼痛加剧,或者产生了不良反应(如磨破了皮肤),则应随时联系职业治疗师。由于对 这种情况没有治疗可以称为黄金标准,因此,对照组和干预组的患者均接受常规治疗(由全 科医生或风湿科医生酌情处理)。我们决定不使用安慰对照,因为就我们所知,还没有人能 按要求成功地对患者设盲而实施夹板的安慰对照。

作者应该详尽地描述每一种干预措施,包括对照的干预措施,足以让想使用试验来评价干预措施的临床医生确切地知道如何使用。对于药物治疗,应该包括药名、剂量、给药方式（如口服、静脉注射等）、给药时间和疗程、什么情况下撤药等信息,如果必要,还应该有如何逐渐增加剂量的方案。如果对照组接受"常规治疗",详尽描述"常规治疗"都包括哪些治疗方法也很重要。如果对照组或治疗组联合使用几种干预措施,作者应该详尽描述每一种干预措施,解释联合方案中每一种干预措施的施加顺序或撤减顺序,如有必要,说明在何种情况下才开始施加这些干预措施。

CONSORT 声明的几个扩展版专门论述非药物和草药干预措施的报告及其特殊要求（如专业技能,如何对干预措施实行标准化的细节等）。我们建议读者最好参阅关于非药物和草药干预措施的 CONSORT 声明。

（六）条目 6a. 完整而确切地说明预先设定的主要和次要结局指标,包括它们的测评时间和测评方式（Completely defined pre-specified primary and secondary outcome measures, including how and when they were assessed）

例如: The primary endpoint with respect to efficacy in psoriasis was the proportion of patients achieving a 75% improvement in psoriasis activity from baseline to 12 weeks as measured by the PASI（psoriasis area and severity index）. Additional analyses were done on the percentage change in PASI scores and improvement in target psoriasis lesions. 治疗银屑病效果的主要终点指标是 12 周时用银屑病面积和严重程度指数（psoriasis area and severity index, PASI）测评的银屑病活动度与基线相比改善 75% 的患者比例。另外,还对 PASI 评分变化的百分率以及银屑病皮损改善程度进行分析。

所有 RCT 都通过组间比较来评价因变量或结局指标（终点指标）。大多数试验都有好几个结局指标,其中有些指标比其他指标更有意义。主要结局指标是事先预设的被认为是对试验相关的各方（如患者、决策者、医生、资助人等）最重要的结局指标,常用来计算样本量（条目 7）。有些试验不止一项主要结局指标。不过,使用多项主要结局指标会带来如何解释多种分析结果的问题（条目 18 和 20）,因此不推荐这样做。其他有意义的结局指标是次要结局指标（辅助性的结局指标）。可以有好几个次要结局指标,常常包括未预料到的或不希望出现的干预措施效应（条目 19）,但危害始终应该被视为重要的结局指标,不管是把它们列为主要结局指标还是次要结局指标。

所有结局指标,无论是主要还是次要指标,都应该列出并完整地定义。其原则是提供的信息要足以使他人也能够使用这些指标。如果结局指标在随机分配后的几个时间点测评,作者还应该指明事先确定的最主要的时间点。对许多非药物干预措施来说,需要说明由谁测评结局指标（如是否需要特殊的技能才能做测评）以及测评者数量。

若有而且适合,就应该使用已有的有效量表或公认的指南,既可以提高测评质量又有助于与同类研究比较。例如,使用经过验证的测评工具有可能会提高生活质量评估的质量。作者应该说明量表的来源和特征。

在 196 项非甾体抗炎药治疗类风湿关节炎的 RCT 中使用了 70 多种结局指标；在

2 000 项精神分裂症的临床试验中用过 640 种不同的测评工具,其中 369 种只用过一次,对这 2 000 项试验中的 149 项的调查显示,使用未发表过的量表是产生偏倚的原因之一。在结果认为有治疗优势的非药物临床试验中,1/3 是基于未发表过的量表,若使用已发表的量表来评估则不能得出同样结论类似的数据还见于其他报道。对 2000 年发表的 519 篇 RCT 报告的研究显示,只有 45% 明确指出了主要结局指标,而对 2006 年发表的 614 篇 RCT 报告的类似研究显示,明确指出了主要结局指标者也仅仅占 53%。

（七）条目 6b. 试验开始后对结局指标是否有任何更改,并说明原因（Any changes to trial outcomes after the trial commenced, with reasons）

例如:The original primary endpoint was all-cause mortality, but, during a masked analysis, the data and safety monitoring board noted that overall mortality was lower than had been predicted and that the study could not be completed with the sample size and power originally planned. The steering committee therefore decided to adopt co-primary endpoints of all-cause mortality（the original primary endpoint）, together with all-cause mortality or cardiovascular hospital admissions（the first prespecified secondary endpoint）. 最初的主要终点指标是全因死亡率,但是在做设盲分析（masked analysis）时,数据与安全性监察委员会注意到,总死亡率比预计的要低,试验不可能按照最初计划的样本量和把握度（power）完成。于是指导委员会决定采纳将全因死亡率（最初的主要终点指标）作为共同主要终点指标的方案,即将全因死亡率作为主要终点指标,也可以将因心血管问题入院治疗（原先设计为第一次要终点指标）作为主要终点指标。

导致偏离最初试验方案的原因很多（条目 24）。作者应该报告对试验方案所作的所有重大变动,包括对受试者合格标准的临时改变、干预措施、检查项目、数据收集方法、分析方法,以及结局指标。这些信息经常没有报告。

正如上文所说（条目 6a）,大多数临床试验记录多种结局指标,于是就存在这样的风险,即只选择部分结果予以报告（条目 17）。预先设定好主要和次要结局指标并依此报告（条目 6a）就能消除这种危险。然而,在某些临床试验中,环境因素要求改变某种结局指标的评估方法,甚至如上面的实例,要求改用一种完全不同的结局指标。比如,来自其他临床试验或系统综述的外部证据提示终点指标或许不合适,或者招募的受试者人数或总体事件发生率低于预期。基于未设盲的数据改变某项终点指标尤其成问题,尽管对适应型试验设计来说可以在文中特别予以说明。有任何改变,作者都应该指出并说明原因。同样,试验开始后,如果对定为主要或次要指标的结局有所更改,也必须报告并说明原因。

将已发表的 102 篇随机对照临床试验报告与其试验方案比较发现,62% 的报告至少有一项主要结局指标在原试验方案基础上做过更改,或是新增,或是被省略[①]。一项对加拿大健康研究所资助的 48 项临床试验所作的研究也发现,40% 的试验在发表时其主要结局指标

---

① CHAN AW, HRÓBJARTSSON A, HAAHR MT, et al.Empirical 55 evidence for selective reporting of outcomes in randomized trials: comparison of protocols to published articles. JAMA, 2004, 291: 245765.

与原试验方案有异 [1]。后来对 150 篇临床试验报告的研究显示,没有一篇提到对试验方案的改动,更不用说对此有所解释了。最近发表的一篇有关经验性研究的系统综述检查了报告结局时存在的偏倚,提示其他研究也存在类似问题。

(八)条目 7a. 如何确定样本量(How sample size was determined)

例如:To detect a reduction in PHS(postoperative hospital stay)of 3 days(SD 5 days),which is in agreement with the study of Lobo et al with a two-sided 5% significance level and a power of 80%, a sample size of 50 patients per group was necessary, given an anticipated dropout rate of 10%. To recruit this number of patients a 12-month inclusion period was anticipated. 为了做到与 Lobo 等的研究一致,术后住院时间减少 3 天(标准差为 5 天),达到双侧 5% 的显著性水平和 80% 的把握度,预计脱落率为 10%,则每组必须有 50 例的样本量。预计需要 12 个月的招募期才能招募到该患者数量。

Based on an expected incidence of the primary composite endpoint of 11% at 2.25 years in the placebo group, we calculated that we would need 950 primary endpoint events and a sample size of 9650 patients to give 90% power to detect a significant difference between ivabradine and placebo, corresponding to a 19% reduction of relative risk(with a two-sided type 1 error of 5%). We initially designed an event-driven trial, and planned to stop when 950 primary endpoint events had occurred. However, the incidence of the primary endpoint was higher than predicted, perhaps because of baseline characteristics of the recruited patients, who had higher risk than expected(e.g., lower proportion of NYHA class I and higher rates of diabetes and hypertension). We calculated that when 950 primary endpoint events had occurred, the most recently included patients would only have been treated for about 3 months. Therefore, in January 2007, the executive committee decided to change the study from being event-driven to time-driven, and to continue the study until the patients who were randomised last had been followed up for 12 months. This change did not alter the planned study duration of 3 years. 按照安慰剂组 2.25 年后主要综合性终点事件的发生率预计达到 11%,我们计算出,为了检测出伊伐布雷定(ivabradine)组和安慰剂组之间有显著性差异,且达到 90% 的把握度,即相当于相对危险度(relative risk)减少 19%(双侧检验,Ⅰ 类误差为 5%),需要 950 例发生主要终点事件的病例,样本量要达到 9 650 例。我们最初设计的是事件驱动的临床试验,原计划在发生主要终点事件的病例达到 950 例时终止试验。然而,主要终点事件的发生率高于预期,可能归因于所招募患者的基线特征,他们具有的风险高于预期(即 NYHA Ⅰ 级患者的比例较低,而糖尿病和高血压患者的比例较高)。我们计算,当发生终点事件的病例达到 950 例时,最晚纳入的患者可能只治疗了 3 个月。因此,在 2007 年 1 月,执行委员会决定将本研究从事件驱动改为时间驱动,并继续研究直到最后纳入的患者完成 12 个月的随访。这一改动并未改变原定为 3 年的研究周期。

---

[1]　CHAN AW, KRLEZA-JERIC K, SCHMID I, et al. Outcome reporting bias in 113 randomized trials funded by the Canadian Institutes of Health Research. CMAJ, 2004, 171: 735-740.

出于科学和伦理的原因,必须仔细计算临床试验的样本量,并在临床意义与统计学要求之间取得平衡。理想的情况是,研究的样本量要足够大,从而具有较大的可能性(把握度)以检测出在该样本量的情况下临床结果的重要差异具有统计学意义,前提是这种差异确实存在。具有重要意义的效应值的大小与检测出该效应所需的样本量大小成反比,即差异越小所需样本量越大。计算样本量的要素包括:①每组结局指标的估计值(指试验组之间具有重要临床意义的目标差异);②α(I 类)误差的大小;③统计学把握度或 β(II 类)误差的大小;④若结局指标为连续变量,要有测量值的标准差。这些要素间的相互影响以及如何报告对群组临床试验和非劣效性与等效性临床试验而言会有所不同。

作者应该说明如何确定样本量。如果使用了正规的把握度计算方法,作者应该指出用来计算的主要结局指标(条目 6a)和计算时用到的所有量值,以及每组算出的目标样本量。更为可取的是采用对照组预期的结果以及作者认为不能忽视的组间差异来计算样本量。还有一种选择是,作者在描述计算方法时可以列出各组事件发生的百分率或均数。应该详细描述是否允许对研究期间损耗或不依从的病例进行补充。

一些方法学家曾经写道,有些所谓低把握度的临床试验或许是可以接受的,因为它们最终可能被纳入某篇系统综述和 meta 分析,况且有一些信息总比没有强。在这里要特别提醒,只有满足以下条件才可供 meta 分析使用,即如果不考虑试验结果的话,该试验不应该有偏倚,而且是被恰当地报告和发表。另一方面,很多医学研究人员担心结果不确定的低把握度的临床试验得不到发表,因而坚持认为所有的临床试验就个别而言都应有"充分的把握度(sufficient power)"。这种争论将会继续下去,CONSORT 工作组成员的观点也不尽相同。不过,严格地说,这种争论对如何报告临床试验是无关紧要的。不论试验的把握度如何,作者都必须恰当地报告其设想的效应大小,同时恰当地报告其研究方法和假设,这样才能向读者透明地展示试验的把握度,使他们能够藉此评估试验是否达到了原来设想的效应。

有些临床试验利用中期分析来帮助决定是否要提前终止试验,有时候中期分析用来帮助决定是否在原计划试验该结束时还继续招募受试者(条目 7b)。如果由于某些其他原因(例如招募困难或修改了目标样本量)而使实际样本量与最初设计的样本量不同,则应该予以说明。

小样本的研究在报告时经常会得出各干预组之间没有差异的错误结论,事实上是因为纳入研究的病例太少才得出这样的结论。对已发表的临床试验的综述一致发现,很大部分试验因为把握度低下不足以检测出具有临床意义的治疗效果。其实,小但真正具有临床意义的差异可能远多于大的差异,但它们需要大规模的临床试验才能检测出来。

总体来说,已见报道的临床试验样本量偏小。196 项关节炎临床试验的中位样本量是54 例,73 项皮肤病临床试验的中位样本量为 46 例,而 2 000 项精神分裂症临床试验的中位样本量为 65 例。以上这些小样本量的情况与一篇对 2000 年 12 月收录于 PubMed 的 519篇临床试验报告的研究以及另一篇对 2006 年收录于 PubMed 的 616 篇临床试验报告的类似研究的结果一致,根据这两篇研究,平行对照试验招募的中位患者数为 80 人。而且,很多综述发现,很少有作者报告如何确定样本量。

事后利用试验的结果来计算统计学把握度几乎没有什么价值,这时试验的把握度适合用可信区间来表述（见条目 17 ）。

（九）条目 7b. 必要时，解释中期分析和试验中止原则（When applicable, explanation of any interim analyses and stopping guidelines）

例如：Two interim analyses were performed during the trial. The levels of significance maintained an overall P value of 0.05 and were calculated according to the O'BrienFleming stopping boundaries. This final analysis used a Z score of 1.985 with an associated P value of 0.047 1. 试验期间做过两次中期分析。显著性水平设为总体 P 值 0.05，并且根据 O'Brien-Fleming 终止界值计算得出。本次终期分析用 Z 值 1.985，相应的 P 值为 0.047 1。

An independent data and safety monitoring board periodically reviewed the efficacy and safety data. Stopping rules were based on modified Haybittle-Peto boundaries of 4 SD in the first half of the study and 3 SD in the second half for efficacy data, and 3 SD in the first half of the study and 2 SD in the second half for safety data. Two formal interim analyses of efficacy were performed when 50% and 75% of the expected number of primary events had accrued; no correction of the reported P value for these interim tests was performed. 一个独立的数据和安全性监察委员会定期审核疗效和安全性方面的数据。终止原则以修正的 Haybittle-Peto 界值为准，即对于疗效数据，研究的前半阶段为 4 个标准差，后半阶段为 3 个标准差，对于安全性数据，前半阶段为 3 个标准差，后半阶段为 2 个标准差。当发生主要事件的病例数累计达到预期数的 50% 和 75% 时，分别对疗效做了两次正规的中期分析；对中期检验所报告的 P 值未作校正。

很多临床试验需要很长一段时间招募受试者。如果干预措施效果极好或极差，均应出于伦理原因提前终止研究。可以通过一边积累数据一边检查结果的做法来解决这个问题，最好由独立的数据监察委员会执行。不过，对积累的数据进行多次统计学检验而不经恰当的校正则可能得到错误的结果和导致错误的解释。如果临床试验的累积数据经过 5 次使用 P 值 0.05 的中期分析，则总体假阳性率接近 19%，而非通常人们所习惯的仅仅 5%。

有几种成组序贯统计方法可用来校正多次分析，其应用应该在临床试验方案中预先设定。使用这些方法时，每次中期分析都对数据进行比较，如果 P 值小于成组序贯方法规定的临界值则提示有统计学意义。一些临床试验研究人员使用成组序贯方法来辅助决策，也有人把它们当作一种正规的终止试验的标准（其用意是如果观察到的 P 值小于临界值就终止试验）。

作者应该报告，他们或数据监察委员会是否多次"查看"数据，如果是，则应该报告"查看"的次数，"查看"的原因，使用的统计学方法（包括任何正规的终止试验的标准），以及是在试验开始之前就已计划好的，还是在数据监察委员会受委派查看中期数据之前，或试验开始后的某个时间才安排的。已发表的临床试验报告常常没有包括这些信息，甚至一些比原计划提前终止的临床试验也没有报告这些信息。

（十）条目 8a. 产生随机分配序列的方法（Method used to generate the random allocation sequence）

例如：Independent pharmacists dispensed either active or placebo inhalers according to a computer generated randomisation list. 独立的药剂师根据计算机生成的随机分配表发放尼古丁吸入器或安慰剂吸入器。

For allocation of the participants, a computer-generated list of random numbers was used. 分配受试者时使用计算机生成的随机数字表。

应该根据机遇（随机）过程将受试者分配到试验所要比较的各组中,该过程的特点是具有不可预测性。作者应该提供充足的信息让读者可以评价生成随机分配序列的方法,以及分组过程中产生偏倚的可能性。有一点非常重要的是,与随机分配过程相关的信息要放在正文中,而不要另以补充文件的形式出现,从而导致读者可能错过阅读。

"随机（random）"一词有精确的技术含义。随机分配时,每名受试者在分配前接受每种干预措施的概率是已知的,但实际分配的干预措施却是由机遇过程决定的,无法预测。然而,在文献中"随机"经常被不恰当地用来描述一些使用了非随机的、具有确定性的分配方法的试验,如交替分配,按住院号分配,或按出生日期分配等。若研究人员使用这类非随机方法,就必须准确地对其进行描述,并且不得使用"随机"一词,或该词的任何变化形式。甚至用"半随机（quasi-random）"一词来描述这类试验也是不可接受的。基于非随机方法的临床试验一般都会得到有偏倚的结果,偏倚很可能源于未能充分隐藏其分配系统（见条目9）。

很多序列生成方法都可以满足要求。但如果缺乏进一步的说明,读者仅从"随机分配（random allocation）""随机化（randomisation）""随机（random）"等词语中是无法做出准确判断的。作者应具体说明序列生成的方法,如随机数字表或计算机随机数字生成程序等。也可按照一种普遍接受的非随机方法,即最小化（minimisation）程序生成序列。

在有些临床试验中,受试者被故意以不均等的数目分入各组,如为了获得更多的基于某种新方法的经验,或为了限制试验的成本。如果确实如此,作者应该报告随机分配的比例（例如2:1或对照组每分配1名受试者治疗组分配2名）（条目3a）。

在2000年PubMed收录的一组具有代表性的临床试验报告中,只有21%详细报告了随机序列生成的方法,在一项类似的对2006年PubMed收录的临床试验报告的研究中,这一比例上升到34%。在超过90%的这些试验中,研究人员使用了计算机随机数字生成程序或随机数字表。

（十一）条目 8b. 随机方法的类型,任何限定的细节（如怎样分区组和各区组样本多大）（Type of randomisation; details of any restriction（such as blocking and block size））

例如: Randomisation sequence was created using Stata 9.0（StataCorp, College Station, TX）statistical software and was stratified by center with a 1:1 allocation using random block sizes of 2, 4, and 6. 使用Stata 9.0（StataCorp, College Station, TX）统计软件生成随机序列,并按中心分层,采用的随机区组大小分别为2、4、6,按1:1的比例分配。

Participants were randomly assigned following simple randomisation procedures（computerized random numbers）to 1 of 2 treatment groups. 按照简单随机程序（计算机生成的随机数字）将受试者随机分配到两个治疗组。

有数百名以上受试者的临床试验经常依靠简单随机法使两个试验组的受试者数相近,

并使两组在已知和未知的预后因素上大致可比。对样本量较小的临床试验（见条目 7a），甚至原本设计的样本量并不小，只是在达到目标样本量之前就终止的试验，可使用限制性随机法，以达到组间样本量和基线特征的均衡。

重要的是，要明确指出有没有使用限制方法，可以直接表明没有使用限制方法或直接说明使用了"简单随机法"。不然，就应该在指出随机选择方法的同时，具体说明用于限制随机的方法。对于区组随机法，作者应详细描述如何产生区组（例如，借助计算机随机数字生成程序使用序列区组设计），区组大小，以及区组大小是否固定还是随机改变。如果试验人员知道了区组大小，也应该报告，因为可能会导致密码破译。作者应该具体说明是否应用了分层，如果是，则说明分层因素（如招募点、性别、疾病的阶段等），分层的分类截断值，以及限制的方法。分层是一项有用的技术，尤其是对小样本试验来说更是如此，但如果使用的分层因素过多，则实施就会变得复杂，甚至可能会行不通。若使用了最小化法，那么连同其所涉及的因素均应描述清楚；若使用了随机元素，也应该具体说明。

在专业性期刊发表的 206 篇临床试验报告以及在综合性医学期刊发表的 80 篇临床试验报告中，分别只有 9% 和 39% 报告使用了分层。两者各只有约一半的报告提到使用了限制性随机法。但以上研究以及 Adetugbo 和 Williams[①] 的研究发现，在很多临床试验中，虽然各治疗组样本量相同或相似，却并未提及区组随机或分层随机的使用。对这种样本数高度均衡的一种可能解释是使用了限制性随机法，但没有报告。

（十二）条目 9. 用于执行随机分配序列的机制（例如按序编码的封藏法），描述干预措施分配之前为隐藏序列号所采取的步骤（Mechanism used to implement the random allocation sequence（such as sequentially numbered containers），describing any steps taken to conceal the sequence until interventions were assigned）

例如：The doxycycline and placebo were in capsule form and identical in appearance. They were prepacked in bottles and consecutively numbered for each woman according to the randomisation schedule. Each woman was assigned an order number and received the capsules in the corresponding prepacked bottle. 盐酸多西环素和安慰剂均为胶囊剂型，外观相同。分瓶包装并连续编号，根据随机分配表发给每名妇女。每名妇女都分配到一个顺序号并领到编有相应号码的事先装好胶囊的药瓶。

The allocation sequence was concealed from the researcher（JR）enrolling and assessing participants in sequentially numbered, opaque, sealed and stapled envelopes. Aluminium foil inside the envelope was used to render the envelope impermeable to intense light. To prevent subversion of the allocation sequence, the name and date of birth of the participant was written on the envelope and a video tape made of the sealed envelope with participant details visible. Carbon paper inside the envelope transferred the information onto the allocation card inside the envelope

① Adetugbo K, Williams H. How well are randomized controlled trials 8 reported in the dermatology literature? Arch Dermatol, 2000, 136：381-385.

and a second researcher(CC)later viewed video tapes to ensure envelopes were still sealed when participants'names were written on them. Corresponding envelopes were opened only after the enrolled participants completed all baseline assessments and it was time to allocate the intervention. 对负责招募和评估受试者的研究人员（Joel Aradford）隐藏分配顺序，分配序列装于按顺序编号的密封的不透明信封中。信封内衬铝箔纸阻挡强光透过信封。为了防止分配序列被打乱，把受试者的姓名和出生日期写在信封上，并将密封信封和受试者的详细信息记录在录像带中。信封内的复写纸将这些信息转写到信封内的分配卡上，然后再由第二位研究人员（Catherine Cook）观看录像带，确认写上受试者姓名后的信封仍然密封。只有在招募的受试者完成全部基线评估后，才打开相应的信封，这时候再分配干预措施。

条目8a讨论了如何生成不可预测的分配序列。当受试者进入试验后，如何应用这一分配序列尤为重要。生成的分配顺序应该通过分配隐藏来执行，这是一种严格的机制，可防止负责招募受试者的人因预先知道分配的治疗而影响分配过程。研究人员要在不知道序列中下一个分配的情况下决定是否纳入或排除某个受试者，并且得到受试者的知情同意。

分配隐藏不能与盲法混淆（条目11）。分配隐藏意在防止选择性偏倚，在分配前保密分配序列，多能成功地执行；而盲法旨在防止实施偏倚和测量偏倚，在分配后保密分配序列，并非总能得到执行。若分配隐藏不充分，即使进行了随机，还是有可能使不可预测的分配顺序遭到破坏。

集中分配或"第三方"分配尤为可取。很多好的分配隐藏机制往往有外部介入。两种常用的方法是药房或中心电话随机系统，自动分配系统可能会变得更常用。当外部介入行不通时，使用编号容器是分配隐藏的极好方法。根据分配序列，将干预措施（通常是药）密封在标有连续数字、外形相同的容器里。如果组织和监管严密，将分配序列放在依次编号的不透光的密封信封内不失为一种好的分配隐藏机制。但这种方法可能会失败，尤其是执行不当时。研究人员要保证信封置于光照下确实不透光，而且只能在受试者的姓名和其他信息写在相应的信封上后，才依次打开。

一些方法学研究提供了支持这些预防措施的经验性证据。分配序列隐藏不充分或不彻底的试验与作者报告了充分的分配隐藏的试验相比，前者对治疗效果的估计高于后者。这些结果提供了强有力的经验性证据，即分配隐藏不充分会在评估治疗效果时导致偏倚。

尽管分配隐藏机制如此重要，已发表的试验报告却往往忽略这些细节。89%的关于类风湿关节炎的试验、48%的妇产科期刊报道的试验，以及44%的综合性医学期刊报道的试验未报告干预措施的分配机制。在有更广泛代表性的PubMed收录的全部随机临床试验报告中，只有18%对分配隐藏机制进行了报告，但所报告的隐藏机制有些是不充分的。

（十三）条目10. 谁产生随机分配序列，谁招募受试者，谁给受试者分配干预措施（Who generated the allocation sequence, who enrolled participants, and who assigned participants to interventions）

例如：Determination of whether a patient would be treated by streptomycin and bed-rest（S case）or by bed-rest alone（C case）was made by reference to a statistical series based on random sampling numbers drawn up for each sex at each centre by Professor Bradford Hill; the details of the series were unknown to any of the investigators or to the co-ordinator... After acceptance of a patient by the panel, and before admission to the streptomycin centre, the appropriate numbered envelope was opened at the central office; the card inside told if the patient was to be an S or a C case, and this information was then given to the medical officer of the centre. 参考由 Bradford Hill 教授按试验中心和性别分层制定的根据随机数字生成的统计序列,决定患者是接受链霉素治疗加卧床休息(S 组病例)还是仅仅卧床休息(C 组病例);所有研究人员和统筹者都不知道序列的详情……试验小组接受患者后,在患者进入链霉素中心前,在中心办公室打开与其相应的标有号码的信封;信封里的卡片会提示患者分配到 S 组还是 C 组,然后再将这些信息告知中心的医务人员。

Details of the allocated group were given on coloured cards contained in sequentially numbered, opaque, sealed envelopes. These were prepared at the NPEU and kept in an agreed location on each ward. Randomisation took place at the end of the 2nd stage of labour when the midwife considered a vaginal birth was imminent. To enter a women into the study, the midwife opened the next consecutively numbered envelope. 分组的详情写在彩色卡片上,置于按顺序编号的不透光的密封信封中。这些都在国立围产期流行病学研究室(National Perinatal Epidemiology Unit, NPEU)准备好,并保存在每个病区的确定的地方。第二产程结束时,若助产士认为产道分娩即将开始,便进行随机分配。助产士打开下一个连续编号的信封,将该妇女纳入研究。

Block randomisation was by a computer generated random number list prepared by an investigator with no clinical involvement in the trial. We stratified by admission for an oncology related procedure. After the research nurse had obtained the patient's consent, she telephoned a contact who was independent of the recruitment process for allocation consignment. 利用计算机生成的随机数字表进行分层随机,随机数字表由一名在试验中不参与临床工作的研究人员准备好。我们按因肿瘤入院接受的治疗进行分层。参与研究的护士得到患者的同意后,打电话给一个不参与招募过程的联系人,委托其进行分配。

正如条目 9 提到的,纳入受试者时干预措施的分配隐藏特别重要。因此,除了要知道隐藏分配序列的方法外,了解随机序列是如何执行的,尤其是谁生成分配序列,谁登记受试者,谁分配受试者进入各试验组,也是非常重要的。

试验中随机分配受试者的过程包括 3 个步骤:分配序列生成、分配隐藏和分配实施。尽管同一组人员可以完成每个项目下的多项工作,但研究者应尽量使参与生成分配序列和隐藏分配的人与参与执行分配的人完全分开。所以,如果有人参与了分配序列生成和分配隐藏步骤,那他们最好不要参与分配实施步骤。

即使序列生成和分配隐藏完美无瑕,不将分配序列的生成和隐藏与执行试验分配完全分开仍可能导致偏倚。如生成分配序列的人可能保留备份,在与候选受试者面谈时参考。这样的话,不管分配序列是否可以预测,此人都可能使招募和分配过程发生偏倚。因此,研究人员必须保证分配计划不可预测,并将计划锁起来,连序列生成者也看不到(如放在招募地点的人不能接触到的某幢大楼内的保险柜里)。试验报告中应说明研究人员将分配清单藏于何处。

（十四）条目11a. 如果实施了盲法，分配干预措施之后对谁设盲（例如受试者、医护提供者、结局评估者），以及如何实施盲法［If done，who was blinded after assignment to interventions（for example，participants，care providers，those assessing outcomes）and how］

例如：Whereas patients and physicians allocated to the intervention group were aware of the allocated arm, outcome assessors and data analysts were kept blinded to the allocation. 分配到干预组的患者和医生知道他们分配在哪个组，但分配结果对结局评估者和数据分析者设盲。

Blinding and equipoise were strictly maintained by emphasising to intervention staff and participants that each diet adheres to healthy principles, and each is advocated by certain experts to be superior for long-term weight-loss. Except for the interventionists（dieticians and behavioural psychologists）, investigators and staff were kept blind to diet assignment of the participants. The trial adhered to established procedures to maintain separation between staff that take outcome measurements and staff that deliver the intervention. Staff members who obtained outcome measurements were not informed of the diet group assignment. Intervention staff, dieticians and behavioural psychologists who delivered the intervention did not take outcome measurements. All investigators, staff, and participants were kept masked to outcome measurements and trial results. 向施行干预措施的工作人员和受试者强调每种饮食都符合健康原则，都是专家们提倡的有利于长期减肥的，以此来严格保证设盲和均衡。除了施行干预措施的人（营养师和行为心理治疗师）之外，受试者的饮食分配也要对研究人员和工作人员设盲。试验遵守已建立的程序，始终将进行结局指标测量的工作人员与发放饮食的工作人员分开。得到结局指标测量结果的工作人员不知道各组的饮食分配。发放饮食的工作人员、营养师和行为心理治疗师未参与结局指标的测量。向所有的研究人员、工作人员和受试者遮蔽结局指标的测量结果和试验结果。

"盲法（blinding）"或"遮蔽（masking）"是指隐瞒干预措施分配信息以免参与试验的人因为知道这些信息而可能受影响。盲法是防止偏倚的重要保护措施，尤其是在评价主观性结局指标时。

受试者如果知道治疗的分配，其疗效可能会不同（如当他们接受的是新疗法时，就会表现出更好的疗效）。未施行盲法还可能影响对干预措施的依从性，导致辅助干预措施的使用，以及受试者退出试验的危险。

不对医护提供者设盲会导致类似的偏倚；未设盲的数据收集者可能会有区别地评价结局指标（如评价的频次和时间安排），重复测量异常结果，或在测试中提供帮助；未设盲的结局评判者可能会有区别地评价主观性结局指标；未设盲的数据分析者可能会有选择地使用分析策略从而导致偏倚，如选择有利的时间点或结局指标，以及将受试者从分析中剔除。关于这些偏倚已有很多报道。

与分配隐藏（条目1）不同，盲法并非总是适用或可行，如比较从耳朵或拇指上采血的疼痛程度的试验。当结局指标涉及主观因素时，使用盲法尤其重要，如评价疼痛程度。就客观结局指标如任何原因引起的死亡而言,对数据收集者和结局评价者设盲似乎无关紧要。即使这样,如果不对受试者或医护提供者设盲也会导致其他问题,如病例耗损差别。在某些试验尤其是外科试验中,对受试者和外科医生设盲常常十分困难,甚至不可行,但对数据收集者和结局评判者设盲往往可以成功施行,如可以拍摄治疗前后伤口的照片,让未参与试验的人评估。不论盲法是否可行,作者都可以而且应该说明设盲的对象(即受试者、医护提供者、数据收集者和结局评判者)。

遗憾的是,作者往往不报告是否采用盲法如 506 项囊肿性纤维化试验的报告中有 51%,196 项类风湿关节炎试验中有 33%,68 项皮肤病学试验中有 38% 未报告是否使用盲法。只有当作者改进了试验中盲法应用的报告,读者判断试验的可靠性才不会有困难,他们才有望利用试验结果指导其临床实践。

人们有时更倾向于用"遮蔽"一词来代替"盲法",以避免与视力丧失的疾病混淆。不过,"盲法"在方法学上的含义似乎已被人们普遍理解,完全可用于报告临床试验。

(十五)条目 11b. 如有必要,描述干预措施的相似之处(If relevant, description of the similarity of interventions)

例 如: Jamieson Laboratories Inc provided 500-mg immediate release niacin in a white, oblong, bisect caplet. We independently confirmed caplet content using high performance liquid chromatography... The placebo was matched to the study drug for taste, color, and size, and contained microcrystalline cellulose, silicon dioxide, dicalcium phosphate, magnesium stearate, and stearic acid. 健美生实验室有限公司提供速释烟酸制剂,一种规格为 500mg 的白色椭圆形分劈药片。我们独立地利用高效液相色谱法证实了其中的成分⋯⋯安慰剂在味道、颜色、大小,以及微晶纤维素、二氧化硅、磷酸氢钙、硬脂酸镁和硬脂酸含量方面与试验药完全相同。

正如我们寻求分配隐藏的证据以确认分配是真正随机一样,我们同样寻求盲法实施方法的证据。对受试者和医护提供者施行了盲法的试验,作者应该说明干预措施特征的相似之处(如外观、味道、气味、施予方法等)。

有些人提倡通过在试验结束时询问受试者或医护提供者,他们认为受试者接受了试验干预措施还是对照干预措施,以检测盲法是否成功。由于受试者和医护提供者常常会知道受试者是否在主要结局指标方面获益,这使得要确定他们的回答是反映了盲法不成功还是他们对干预措施效果的猜测很准确变得困难。鉴于这样得到的信息具有不确定性,我们已经将建议报告这类评价盲法是否成功的检测从"CONSORT 2010 声明"中删除。但我们还是提倡作者报告在实施盲法时做过的任何折中处理。例如,作者应该报告在试验实施过程中的任何时间点是否有必要对任何受试者揭盲。

(十六)条目 12a. 用于比较各组主要和次要结局的统计学方法(Statistical methods used to compare groups for primary and secondary outcomes)

例如: The primary endpoint was change in bodyweight during the 20 weeks of the study in the intention-to treat population... Secondary efficacy endpoints included change in waist circumference, systolic and diastolic blood pressure, prevalence of metabolic syndrome... We used an analysis of covariance(ANCOVA)for the primary endpoint and for secondary endpoints waist circumference, blood pressure, and patient-reported outcome scores; this was supplemented by a repeated measures analysis. The ANCOVA model included treatment, country, and sex as fixed effects, and bodyweight at randomisation as covariate. We aimed to assess whether data provided evidence of superiority of each liraglutide dose to placebo(primary objective)and to orlistat(secondary objective). 主要终点指标为意向性治疗人群 20 周研究期间体重的变化……疗效的次要终点指标包括腰围、收缩压和舒张压、代谢综合征发生率……的变化。我们对主要终点指标以及腰围、血压和患者报告的结局指标评分等次要终点指标采用协方差分析(ANCOVA),辅以重复测量分析。协方差分析模型以治疗方法、国家和性别为固定效应,以随机分配时的体重为协变量。我们旨在评价所得数据是否能为不同剂量的利拉鲁肽(liraglutide)优于安慰剂(主要目的)和奥利司他(orlistat)(次要目的)提供证据。

解释—数据分析方法有很多,其中某些方法在特定情况下可能并不很合适。有必要说明每种分析所用的统计学过程,并在报告的结果部分进一步阐明。需要遵循的原则为"详细描述统计学方法使具备相关知识而又能获得原始数据的读者能够核实报告的结果"(www.icmje.org/)。详细描述统计学分析如意向性治疗分析也很重要。

几乎所有分析方法都会得出一个比较组间结局指标的疗效估计值。作者应同时报告疗效估计值的可信区间,即真实治疗效果的不确定范围。可信区间也可解释为治疗效果与观察数据吻合的数值范围。通常采用 95% 的可信区间,即 100 个类似研究中有 95 个研究的真实值所在的范围。

也可用统计学差异评价研究结果。P 值表示干预措施的作用确无差异时由机遇造成观察值差异(或更极端的结果)的可能性。极力推荐报告确切的 P 值(如 $P=0.003$),而不是不精确的阈值,如 $P<0.05$。

标准的分析方法都假设数据是"独立"的。就对照试验而言,这通常意味着每例受试者都有一次观察。将一例受试者的多次观察结果视为独立数据是一种严重的错误,当可以在不同身体部位测量结局指标时就会得出这样的数据,比如在口腔和风湿病学研究中。数据分析应建立在每例受试者只计数一次的基础上,或采用更复杂的统计学方法。196 项类风湿关节炎试验中有 123 项(63%)存在对每个病例多次观察结果进行分析的错误。

（十七）条目 12b. 附加分析的方法,诸如亚组分析和校正分析（Methods for additional analyses, such as subgroup analyses and adjusted analyses）

例如: Proportions of patients responding were compared between treatment groups with the Mantel-Haenszel X^2 test, adjusted for the stratification variable, methotrexate use. 不同治疗组间患者的有效率比较用 Mantel-Haenszel X^2 检验,对分层变量(是否使用甲氨蝶呤)进行校正。

Pre-specified subgroup analyses according to antioxidant treatment assignment(s), presence or absence of prior CVD, dietary folic acid intake, smoking, diabetes, aspirin, hormone therapy, and multivitamin use were performed using stratified Cox proportional hazards models. These analyses used baseline exposure assessments and were restricted to participants with nonmissing subgroup data at baseline. 根据是否分配了抗氧化剂治疗或分配的抗氧化剂治疗的不同,是否原有心血管疾病,饮食中叶酸摄入量的大小,是否吸烟,是否患糖尿病,是否使用阿司匹林,是否接受激素疗法,以及是否服用多种维生素,应用分层 Cox 比例风险模型进行预先设定的亚组分析。这些分析使用了基线暴露评估,而且仅限于无亚组基线数据缺失情况的受试者。

和主要分析一样,亚组分析也应明确指出所采用的方法。检验效能最强的分析是用辅助的亚组分析(如老年和年轻受试者)来寻找疗效差异的证据,这种比较称为交互检验。一种常用但带有误导性的方法是对独立分析每一组疗效所得的 P 值进行比较。从一个有统计学意义和一个无统计学意义的 P 值推断出亚组的效果(交互作用)是错误的。这样的推断有很高的假阳性率。

由于亚组分析得出虚假结果的风险很高,因此通常不鼓励使用。尤其是事后的亚组比较(看到数据后再做分析)得出的结果往往不能被进一步的研究证实。这种分析可信度不高。有些研究用某种形式的多元回归分析来校正受试者特征的不均衡性。RCT 中需要作校正分析者比流行病学研究少得多,尤其是有一个或多个预后变量时,校正分析可能是明智的选择。校正分析最好应该在研究计划中说明(条目 24)。例如,对分层变量(条目 8b)通常推荐进行校正,其原则是分析策略必须符合试验设计类型。在 RCT 中是否使用校正分析不应根据基线资料差异是否具有统计学意义而定(条目 16)。采用任何校正分析和统计学方法都应说明理由。

作者应说明选择哪些校正变量,如何处理连续变量,指出其分析是预先计划的还是视数据而选用。对已发表研究的综述显示,校正分析的以上几个方面报告均不充分。

七、结果的撰写

结果部分包括随机分配的情况、基线数据、亚组分析和校正分析等。

(一)条目 13a. 随机分配到各组的受试者例数,接受已分配治疗的例数,以及纳入主要结局分析的例数(For each group, the numbers of participants who were randomly assigned, received intended treatment, and were analysed for the primary outcome)

条目 13 是关于描述受试者流程(participant flow)的条目,描述受试者流程的时候极力推荐使用流程图(a diagram is strongly recommended),因为这样会一目了然。

有些 RCT 的设计和实施较简单,用几句话就可将受试者在试验各阶段的流程描述清楚,特别是没有失访和排除病例时。在较复杂的研究中,读者可能很难辨别受试者是否接受了分配的治疗,为何没有接受分配的治疗,是否以及为何失访,是否以及为何在分析时被排除。这些信息之所以很关键有几个原因。分组后被排除者不大可能代表研究中的所有受试者,例如,当其病情恶化或因治疗而受到伤害时,可能无法做随访评价。

失访一般难以避免。要将失访造成的损耗与研究者决定排除的病例区分开来,后者的原因有受试者不合格、退出治疗和对试验方案依从性差等。若有受试者在分析时被排除,则可能得出错误结论,各组之间排除受试者的不均衡更意味着可能存在偏倚。因此,研究人员是否将最初随机分配到各组的所有受试者都纳入分析(意向性治疗分析,见条目16)就特别重要。知道未按分配接受干预措施或未完成治疗的受试者人数才能让读者确定,与理想情况相比,估计的疗效被低估的程度。

可能的话,还应报告所有被评定过是否符合纳入条件的总人数。尽管这一数字仅与外部真实性相关,而且可以说不如其他数字重要,但仍是反映受试者能否代表所有符合纳入标准者的一个有用指标。

一篇对1998年发表在5种主要综合性医学期刊和内科学期刊上的RCT的综述发现,对受试者流向的报告常常不完整,尤其是接受所分配干预措施的受试者人数和失访人数。多达20%的文章未提供随机分配的受试者人数和分析时排除的人数这些基本信息。在采用了CONSORT推荐的受试者试验流程图的文章中,这些信息的报告要全面得多。这一研究为在CONSORT声明修订版中新版流程图的设计提供了依据。建议使用的模版见图8-1,要求报告数字的各项在表8-3中有详细描述。

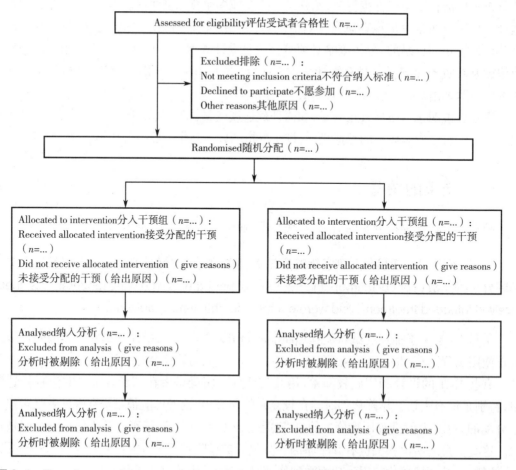

图8-1　Flow diagram of the progress through the phases of a parallel randomised trial of two groups（that is, enrolment, intervention allocation, follow-up, and data analysis）

表 8-3 描述随机临床试验各阶段受试者流向时必须包括的信息
（ Information required to document the flow of participants through each stage of a randomised trial ）

Stage 阶段	Number of people included 纳入人数	Number of people not included or excluded 未纳入或排除的人数	Rationale 理由
Enrollment 招募受试者	People evaluated for potential enrolment 已评价的招募对象人数	People who did not meet the inclusion criteria or met the inclusion criteria but declined to be enrolled 不符合纳入标准的人数或符合纳入标准但拒绝参加试验的人数	These counts indicate whether trial participants were likely to be representative of all patients seen; they are relevant to assessment of external validity only, and they are often not available. 这些数字反映参加试验的受试者对全体就诊患者的代表性；它们仅与评价外部真实性相关，它们常常未予报告
Randomisation 随机分配	Participants randomly assigned 随机分配的受试者人数		Crucial count for defining trial size and assessing whether a trial has been analysed by intention to treat. 用于定义试验大小和评价试验是否经意向性治疗分析的关键数字
Treatment allocation 分配治疗	Participants who completed treatment as allocated, by study group 按分配完成治疗的受试者人数，按组分别列出	Participants who did not complete treatment as allocated, by study group 未按分配完成治疗的受试者人数，按组分别列出	Important counts for assessment of internal validity and interpretation of results; reasons for not receiving treatment as allocated should be given. 用于评价内部真实性和解释结果的重要数字；应该给出未接受分配的治疗的原因
Follow-up 随访	Participants who completed treatment as allocated, by study group 按分配完成治疗的受试者人数，按组分别列出 Participants who completed follow-up up should be given as planned, by study group 按计划完成随访的受试者人数，按组分别列出	Participants who did not complete treatment as allocated, by study group 未按分配完成治疗的受试者人数，按组分别列出 Participants who did not complete follow-up as planned, by study group 未按计划完成随访的受试者人数，按组分别列出	Important counts for assessment of internal validity and interpretation of results; reasons for not completing treatment or follow-up should be given. 用于评价内部真实性和解释结果的重要数字；应该给出未完成治疗或随访的原因
Analysis 分析	Participants included in main analysis, by study group 纳入主要分析的受试者人数，按组分别列出	Participants excluded from main analysis, by study group 未纳入主要分析的受试者人数，按组分别列出	Crucial count for assessing whether a trial has been analysed by intention to treat; reasons for excluding participants should be given. 用于评价试验是否经意向性治疗分析的关键数字；应该给出排除受试者的原因

　　有些信息并非总能知道,如完成受试者合格性评估的总人数。有些数字可能比其他数字更有用,依试验特性而定。有时候需要针对某项具体试验调整流程图的结构。在某些情况下,增加一些其他信息可能会很有用。例如,一项比较微创手术与药物治疗胃食管反流病的平行对照临床试验的流程图中还包括一个优选治疗的非随机平行对照组(图 8-2)。

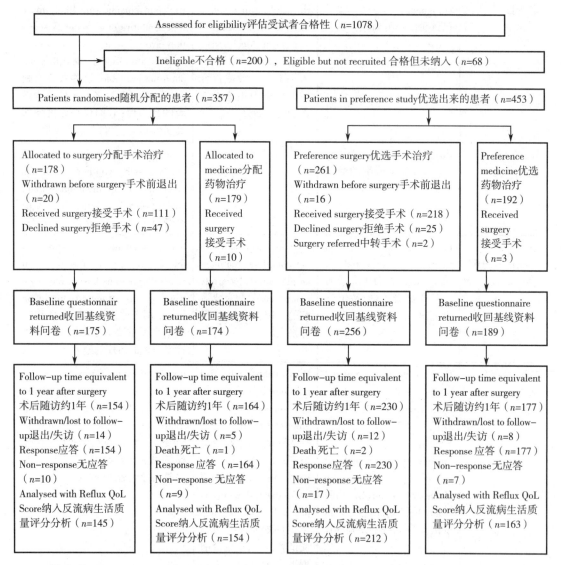

图 8-2　Flow diagram of minimal surgery compared with medical management for chronic gastro-oesophageal reflux disease. The diagram shows a multicentre trial with a parallel non-randomised preference group.

　　流程图的确切形式和内容可依试验的具体特征而变化。例如,许多关于手术或疫苗接种的试验不包括可能中止试验这一项。尽管 CONSORT 竭力推荐使用流程图来表示受试者在研究中的流向,但没有规定一个特定格式。

（二）条目13b. 随机分组后，各组脱落和被剔除的例数，并说明原因（For each group, losses and exclusions after randomisation, together with reasons）

例如：There was only one protocol deviation, in a woman in the study group. She had an abnormal pelvic measurement and was scheduled for elective caesarean section. However, the attending obstetrician judged a trial of labour acceptable; caesarean section was done when there was no progress in the first stage of labour. 仅有 1 名试验组妇女试验方案执行有偏差。她由于骨盆测量结果异常，被安排行择期剖腹产术，但产科主治医生认为可以尝试自然分娩。当第一期产程无进展时，对其施行了剖腹产术。

The monitoring led to withdrawal of nine centres, in which existence of some patients could not be proved, or other serious violations of good clinical practice had occurred. 通过监测研究过程，撤销了 9 个中心，在这些中心，有些患者无法证明确实存在，或有其他严重违反临床试验管理规范的情况。

流程图中可以报告一些偏离计划的情况（条目13a），如未接受预定干预措施的受试者人数。如果受试者因为被发现不满足合格标准（条目16）而在随机分组后被排除（和意向性治疗分析的原则相反），则应该将其包括在流程图中。在发表的文章中仅用"偏离研究计划"一词并不足以证明排除已经随机分组的受试者是合理的，而应该报告偏离研究计划的性质和排除已随机分组的受试者的确切原因。

（三）条目14a. 招募期和随访时间的长短，并说明具体日期（Dates defining the periods of recruitment and follow-up）

例如：Age-eligible participants were recruited... from February 1993 to September 1994... Participants attended clinic visits at the time of randomisation（baseline）and at 6-month intervals for 3 years. 从 1993 年 2 月至 1994 年 9 月……招募年龄符合的受试者……受试者从随机分组时（基线）开始每 6 个月看一次门诊，时限 3 年。

知道试验何时开始和在什么时期内招募受试者有助于了解试验所处的历史背景。药物、手术或联合治疗手段日新月异，可能会影响试验期间受试者的常规处理。了解招募受试者的频次同样有用，尤其是对其他研究者而言。

随机分组后，随访期常不固定。在很多 RCT 中，结局指标是出现某事件的时间，每位受试者的随访均于某一特定日期结束，应报告此结束日期，同时报告最短、最长和中位随访期也很有用。

一篇对肿瘤学期刊中采用了生存分析的报告（多数不是 RCT）的综述发现，约 80%（132 篇报告中的 104 篇）报告了增补病例的起始和结束时间，但仅 24%（132 篇报告中的 32 篇）同时报告了随访结束时间。

（四）条目14b. 为什么试验中断或停止（Why the trial ended or was stopped）

例如：At the time of the interim analysis, the total follow-up included an estimated 63% of the total number of patient-years that would have been collected at the end of the study, leading to a threshold value of 0.009 5, as determined by the Lan-DeMets alpha-spending function method... At the interim analysis, the RR was 0.37 in the intervention group, as compared with the control group, with a p value of 0.000 73, below the threshold value. The Data and Safety Monitoring Board advised the investigators to interrupt the trial and offer circumcision to the control group, who were then asked to come to the investigation centre, where MC(medical circumcision)was advised and proposed... Because the study was interrupted, some participants did not have a full follow-up on that date, and their visits that were not yet completed are described as "planned" in this article. 中期分析时,总随访数包括估计在研究结束时可以收集到的患者一年总数的 63%,由 Lan-DeMets a 损耗函数法计算得出阈值为 0.009 5……中期分析时,与对照组比较,干预组的相对危险度为 0.37,P 值为 0.000 73,低于阈值。数据和安全性监察委员会建议研究人员中止试验并为对照组施行环切术,之后把对照组患者叫到研究中心来建议他们行"医疗环切术"……因为试验中断,有些受试者在试验中止日期尚未完成全部随访过程,他们没有完成的随访在本文中仍记为"按计划"。

In January 2000, problems with vaccine supply necessitated the temporary nationwide replacement of the whole cell component of the combined DPT/Hib vaccine with acellular pertussis vaccine. As this vaccine has a different local reactogenicity profile, we decided to stop the trial early. 2000 年 1 月,疫苗供应出现问题,因此必须在全国范围内临时用无细胞百日咳疫苗代替全细胞百白破 /Hib 联合疫苗。由于这种疫苗的局部反应原性不同,我们决定提前终止试验。

可以认为,临床试验人员在只有很少的事件累积时不依据统计学原则任意进行非计划的中期分析有很高的随意"捕捉"数据的危险性,这很可能大大地高估了治疗的获益。

与达到试验结果以外的目标之后才报告最终研究结果的试验相比,读者从以数据驱动方式截取试验结果的试验中只能得出价值很有限的推论。因此,RCT 报告应该说明试验为什么中止。报告还要透露影响作出中止试验决定的试验以外的因素,以及谁作出中止试验的决定,包括报告资助机构在商议和作出中止试验决定时发挥的作用。

一篇对因为已获益而比计划提前终止的 143 项 RCT 的报告所作的系统综述发现,这些试验在事件累积达到中位数 66 时终止,中位相对危险度估计为 0.47,累积事件数与效应值之间具有高度相关性,事件较少的小型试验得出的治疗效应最大(比值比为 31,95% 可信区间为 12 至 82)。虽然越来越多发表在高影响力医学期刊上的临床试验报告了提前终止的信息,但仅有 0.1% 的试验报告了因为获益而提前终止,这与从模拟研究得出的估计以及对数据安全性和监察委员会调查的结果对比有很大差别。因而,很多临床试验以较少的病例数而报告较大的治疗效应,可能较原计划方案提前终止试验,但却未对此予以报告。

（五）条目15. 用一张表格列出每一组的基线数据,包括人口学资料和临床特征（A table showing baseline demographic and clinical characteristics for each group）（见表 8-4）

尽管受试者合格标准（条目 4a）指出谁可以入选试验,但了解实际纳入的受试者的特征也很重要。这些信息可以让读者特别是临床医生判断试验结果与某个特定患者的相关程度。

表 8-4　报告人口学和临床特征基线资料举例

（Example of reporting baseline demographic and clinical characteristics）

	Telmisartan 替米沙坦（N=2 594）	Placebo 安慰剂（N=2 972）
Age（years）年龄（岁）	66.9（7.3）	66.9（7.4）
Sex（female）性别（女性）	1 280（43.3%）	1 267（42.6%）
Smoking status 吸烟情况：		
Current 还在吸烟	293（9.9%）	289（9.7%）
Past 过去吸烟	1 273（43.1%）	1 283（43.2%）
Ethnic origin 人种：		
Asian 亚洲	637（21.6%）	624（21.0%）
Arabic 阿拉伯	37（1.3%）	40（1.3%）
African 非洲	51（1.7%）	55（1.9%）
European 欧洲	1 801（61.0%）	1 820（61.2%）
Native or aboriginal 土著	390（13.2%）	393（13.2%）
Other 其他	38（1.3%）	40（1.3%）
Blood pressure 血压（mmHg）	140.7（16.8/81.8）（10.1）	141.3（16.4/82.0）（10.2）
Heart rate 心率（次/分）	68.8（11.6）	68.8（12.1）
Cholesterol 胆固醇（mmol/L）：		
Total 总胆固醇	6.09（1.18）	6.08（1.16）
LDL 低密度脂蛋白胆固醇	3.02（1.01）	3.03（1.02）
HDL 高密度脂蛋白胆固醇	1.27（0.37）	1.28（0.41）
Coronary artery disease 冠状动脉疾病	2 211（74.8%）	2 207（74.3%）
Myocardial infarction 心肌梗死	1 381（46.8%）	1 360（45.8%）
Angina pectoris 心绞痛	1 412（47.8%）	1 412（47.5%）
Peripheral artery disease 外周动脉疾病	349（11.8%）	323（10.9%）
Hypertension 高血压	2 259（76.5%）	2 269（76.3%）
Diabetes 糖尿病	1 059（35.8%）	1 059（35.6%）

注：数据平均值用标准差（SD）或百分数（%）表示

　　随机临床试验旨在对仅在干预措施（治疗）方面不同的各组受试者进行比较。恰当的随机分配虽可防止选择性偏倚，却不能保证各组基线一致。然而，基线特征的任何差异都是机遇而非偏倚所致。应该对各试验组的重要人口学和临床特征等基线资料进行比较，以便读者能够评估组间的相似性。对在试验之初也能测量的结局指标（如血压等），基线数据尤为重要。

　　最好用一张表格描述基线信息（表 8-4）。对于连续变量，如体重或血压，在报告均数的同时，还要报告数据的变异度。各组的连续变量可用均数和标准差表示。当连续变量的数据呈偏态分布时，最好的办法是用中位数和百分位数范围（如第 25 和第 75 百分位数）来描述变异度。标准误和可信区间不适合用来描述变异度——它们是推论性统计量而非描述性统计量。不应该把小数目的有序分类的变量(如疾病分期的 I 至 IV 期)当作连续变量处理,而应该报告每一类的例数和构成比。

遗憾的是,基线差异的显著性检验仍很常见。1997 年发表于领先综合性医学期刊的 50 项 RCT 报告中有一半这样做。这种显著性检验评价的是观察到的基线差异系因机遇而发生的概率;然而我们知道,任何差异均因机遇所致。检验基线差异并非一定是错误之举,只是不合逻辑。这种检验假设是多余的,会误导研究人员和读者。基线比较更应考虑所测量的变量的预测作用强度以及因机遇而发生的不均衡的程度。

(六) 条目 16. 各组纳入每一种分析的受试者数目(分母),以及是否按最初的分组分析(For each group, number of participants (denominator) included in each analysis and whether the analysis was by original assigned groups)

例如:The primary analysis was intention-to-treat and involved all patients who were randomly assigned. 主要分析为意向性治疗分析,包括全部随机分配的病例。

One patient in the alendronate group was lost to follow up; thus data from 31 patients were available for the intention-to-treat analysis. Five patients were considered protocol violators... consequently 26 patients remained for the per-protocol analyses. 阿仑膦酸钠组 1 例失访,故有 31 例的数据可用于意向性治疗分析。5 例被视为违背方案者……最终保留 26 例作符合方案分析(per-protocol analysis)。

各组受试者例数是结果分析的基本要素。尽管可以在流程图(见条目 13a)中列出纳入分析的受试者例数,但对不同的结局指标而言,这些数目常常会不同。所有的分析都应给出每组受试者例数。对结局指标为二分类变量者,如危险比(risk ratio)和危险差(risk difference),还应报告分母或事件发生率。用分数的形式表达结果还有助于读者评估是否有随机分配的受试者在分析时被剔除。所以,结果不应仅用综合测量指标如相对危险度来表达。

有时候受试者可能并未接受整个干预措施,或者随机分配时错误地纳入了不合格的受试者。用于处理此类问题的如下方法被广为推荐,即不论分组后发生了什么情况均按最初的分组对全部受试者进行分析。这种"意向性治疗"分析策略并非总是可以直截了当地执行。常常会有一些患者没有完成试验——他们可能脱落或退出已开始的治疗——因而最终未作评估。如果结局指标是死亡率,根据入组时登记的信息可以将这些患者纳入分析,但如果有其他结局指标的数据缺失,则可能需要使用估算技术。"意向性治疗分析"一词常被不恰当地使用,例如,用于有受试者因未接受第一次试验用药而在结果分析时被排除的情况。

相反,可将分析对象仅限于符合入选标准且完全执行研究方案规定的干预措施和结局测量的受试者,这种分析被称作"符合方案分析"(on-treatment 或 per protocol 分析)。分析时排除部分受试者会导致错误的结论。例如,某试验比较药物与手术治疗颈动脉狭窄,仅对有随访资料的受试者的分析显示,手术可降低一过性缺血发作、中风和死亡风险。但按最初分组纳入全部受试者进行意向性治疗分析发现,手术治疗并不比药物治疗更好。

意向性治疗分析可避免因受试者由于非随机地丢失所造成的偏倚,故总体来说较受青睐。不论作者是否使用"意向性治疗分析"一词,他们都应明确报告在每一种分析中纳入了哪些受试者及其数目（条目13）。未依从分配的治疗可能意味着意向性治疗分析将低估治疗措施的可能益处，此时可以考虑附加分析，如符合方案分析。然而，必须注意的是，这类分析常有明显缺陷。

　　根据一篇对2002年发表于10种核心医学期刊的403篇RCT报告的综述，249篇（62%）报告了在其主要分析中使用了意向性治疗分析。这个比例在遵守CONSORT声明的期刊中更高（70%对48%）。在报告了使用意向性治疗分析的文章中，实际上仅39%按最初的随机分组对全部受试者进行了分析，超过60%的文章在其主要分析中存在数据缺失的情况。其他研究显示类似的结果。与报告有受试者被排除的试验相比，未报告排除受试者的试验在其他方法学质量方面较差，这强烈提示有部分研究者排除了部分受试者但却未报告。另一项研究发现，报告意向性治疗分析的试验在试验设计和报告的其他方面也做得较好，例如描述样本量的计算等。

　　（七）条目17a. 各组每一项主要和次要结局指标的结果，效应估计值及其精确性（如95% 可信区间）（For each primary and secondary outcome, results for each group, and the estimated effect size and its precision（such as 95% confidence interval））（表8-5 和表8-6）

　　对于每组每个结局指标，都应总结性地报告研究结果（例如，是否发生某事件的受试者人数及其分母，或测量指标的均数和标准差），同时给出组间差异，即所谓效应值。对二分类变量结局指标，效应值可以是危险比或相对危险度、比值比（odds ratio），或者危险差；对于生存时间数据，可以是危害比（hazard ratio）或中位生存时间的差值；而对于连续变量数据，通常是均值的差异。组间比较时，应给出差异的可信区间。常见的错误是报告各组结局指标独立的可信区间而非整个疗效的可信区间。试验结果采用表格描述常较使用文字陈述更清晰，见表8-5 和表8-6。

表8-5　报告每组的总结性结果举例《二分类变量结局指标》
（Example of reporting of summary results for each study group, binary outcomes）

Endpoint 终点指标	Etanercept 依那西普（n=30）	Placebo 安慰剂（n=30）	Risk difference 危险差（95%CI）
Number（%）例数			
Primary endpoint 主要终点指标			
Achieved PsARC at 12weeks 12周时达到牛皮癣关节炎缓解标准	26（87）	7（23）	63%（44~83）
Secondary endpoint 次要终点指标			
Proportion of patients meeting ACR criteria 符合ACR标准的患者比例：			
ACR20	22（73）	4（13）	60%（40~80）
ACR50	15（50）	1（3）	47%（28~66）
ACR70	4（13）	0（0）	13%（1~26）

表 8-6　报告每组的总结性结果举例（连续变量结局指标）

（Example of reporting of summary results for each study group，continuous outcomes）

	Exercise therapy 锻炼疗法（n=65）		Control 对照（n=66）		Adjusted difference* (95%I) at 12 months12 个月时调整后的差值 *(95% 置信区间)
	Baseline（mean（SD））基线（均数（标准差））	12 months（mean（SD））12 个月时（均数（标准差））	Baseline（mean（SD））基线（均数（标准差））	12 months（mean（SD））12 个月时（均数（标准差））	
Function score 功能评分（0-100）	64.4（13.9）	83.2（14.8）	65.9（15.2）	79.8（17.5）	4.52（-0.73 到 -9.76）
Pain at rest 休息时疼痛评分（0-100）	4.14（2.3）	1.43（2.2）	4.03（2.3）	2.61（2.9）	-1.29（-2.16 到 -0.42）
Pain on activity 活动时疼痛评分（0-100）	6.32（2.2）	2.67（2.9）	6.97（2.3）	3.54（3.38）	-1.19（-2.22 到 -0.16）

*Function score adjusted for baseline，age，and duration of symptoms. 调整后功能评分基线、年龄和症状的持续时间。

对所有的结局指标，作者应给出可信区间以表示估计值的精确性（或不确定性）。通常采用 95% 可信区间，但有时也可用其他值。许多杂志要求或强烈建议使用可信区间。在差异无统计学意义时可信区间尤其有价值，因为在这种情况下常可从可信区间看出，统计结果并不能排除重要临床差异存在的可能。近年，尽管可信区间还未被所有医学专业采用，但其使用已明显增加。除可信区间外还可再给出 P 值，但报告结果时不能仅有 P 值。应报告研究设计中所有预先设定好的主要和次要终点结局指标的结果，而不是仅仅报告有统计学意义的差异或"有用"的分析结果。选择性地报告研究工作是一个很普遍很严重的问题。进行了中期分析的试验，应着重解释试验结束时的结果，而非中期结果。

若结果为二分类数据和生存时间数据，同时报告为获益所需治病例数或受损所需治病例数（number needed to treat for benefit or harm）也很有用（条目 21）。

（八）条目 17b. 对于二分类结局，建议同时提供相对效应值和绝对效应值（For binary outcomes，presentation of both absolute and relative effect sizes is recommended）

例如：The risk of oxygen dependence or death was reduced by 16%（95% CI 25% to 7%）. The absolute difference was -6.3%（95% CI -9.9% to -2.7%）; early administration to an estimated 16 babies would therefore prevent 1 baby dying or being long-term dependent on oxygen. 氧气依赖或死亡风险减少了 16%（95% CI 为 25% 至 7%）。绝对差为 -6.3%（95% CI 为 -9.9% 至 -2.7%），即每对大约 16 名婴儿早期给药可望防止 1 名婴儿发生死亡或长期依赖氧气。（表 8-7）。

表 8-7　同时报告绝对效应值和相对效应值举例

（ Example of reporting both absolute and relative effect sizes ）

	Percentage（No）百分比（例数）			
Primary outcome 主要结局指标	Early administration 早期给药（ n=1344 ）	Delayed selective administration 选 择 延迟给药（ n=1346 ）	Risk ratio 危险比 95%（ CI ）	Risk difference 危 险 差 95%（ CI ）
Death or oxygen dependence at "expected date of delivery" "预 产 期" 时发生死亡 或氧气依赖	31.9（429）	38.2（514）	0.84（0.75–0.93）	–6.3（–9.9 到 –2.7）

　　当主要结局指标是二分类变量时，应该同时报告（采用可信区间）相对效应（危险比或相对危险度，或者比值比）和绝对效应（危险差），因为仅用相对效应或绝对效应都不能反映试验效应的全貌及其意义。不同读者可能或偏爱相对危险度，或偏爱绝对危险度（absolute risk），但若治疗效应是用相对危险度描述，则更容易使医生和业外人对其作出过高的估计。危险差比相对危险度更加不易推广至其他人群，因为危险差的大小取决于非暴露组基线危险度的大小，而不同人群的基线危险度多不相同。从公共卫生的角度看，如果疾病的结局指标是常用指标，即便相对危险度接近一致，也可能在临床上有重要差异。相反，如果结局指标是很少用的指标，即使相对危险度较大，对公共卫生而言也不一定有重要意义（尽管它对处于某种高危险的个体来说可能很重要）。

（九）条目 18. 其他分析结果，包括亚组分析和校正分析，指出哪些是预先设定的分析，哪些是新尝试的分析（Results of any other analyses performed, including subgroup analyses and adjusted analyses, distinguishing prespecified from exploratory）

　　例如：On the basis of a study that suggested perioperative β–blocker efficacy might vary across baseline risk, we prespecified our primary subgroup analysis on the basis of the revised cardiac risk index scoring system. We also did prespecified secondary subgroup analyses based on sex, type of surgery, and use of an epidural or spinal anaesthetic. For all subgroup analyses, we used Cox proportional hazard models that incorporated tests for interactions, designated to be significant at P<0.05... Figure 3 shows the results of our prespecified subgroup analyses and indicates consistency of effects... Our subgroup analyses were underpowered to detect the modest differences in subgroup effects that one might expect to detect if there was a true subgroup effect. 有一项研究认为，围手术期应用 β 受体阻滞剂的效果可能因基线危险度（baseline risk）而异，据此我们根据修订的心脏病危险指数评分系统预先设定了主要亚组分析。我们还根据性别、手术方式以及使用硬膜外麻醉还是脊髓麻醉作了预先设定的次要亚组分析。全部亚组分析我们都使用了 Cox 比例风险模型进行交互作用检验，以 P<0.05 为有统计学意义……表 3 显示我们预先设定的亚组分析结果，表明疗效一致……如果确实存在亚组疗效，人们可能希望能将其检测出来，

但我们的亚组分析尚不足以检测这种亚组疗效可能存在的微小差异。

对同样的数据作多种分析有得出假阳性结果的危险。作者应该抵住诱惑不作过多的亚组分析。试验方案预先设定的分析（条目24）要比那些视数据情况而采取的分析可靠得多，故作者应该报告哪些分析是预先设定的。如果作了亚组分析，作者应报告分析了哪些亚组，若这些分析是预先设定的，则要报告为什么这样做，还要报告有多少种亚组分析是预先设定的。选择性地报告亚组分析可能导致偏倚。评价某个亚组时，问题不在于是否该亚组得到有统计学意义的结果，而在于各亚组的疗效是否有显著的组间差异。检验交互作用有助于对此问题作出判断，尽管这类检验的把握度特别低。如果正式作了交互作用检验（条目12b），则应予以报告，即要报告各亚组间干预措施效果的估计差值（及其可信区间），而不只是报告P值。

一项调查显示，50篇临床试验报告中35篇报告了亚组分析，而这其中仅42%采用了交互作用检验。通常很难判断试验方案中是否设定过亚组分析。另一项对发表于高影响力期刊上的外科临床试验报告的调查显示，72篇中有27篇共报告了54种亚组分析，这其中91%系事后分析，仅6%的亚组分析采用了交互作用检验来评估是否存在亚组疗效。

类似的建议也适用于对基线变量作过校正后的分析。若有校正，则校正前和校正后的分析均应报告。作者应该说明，校正分析包括校正变量选择是否是预先计划的。理想的情况是，试验方案要写明对基线变量的校正是否使用协方差分析。因为变量的基线值有显著差异而对其进行校正有可能导致对疗效的估计产生偏倚。一项调查发现，在全部25篇报告了亚组分析的试验报告和28篇报告了校正分析的试验报告的23篇中，试验方案与发表的论文之间有不为人注意的出入。

（十）条目19. 各组出现的所有严重危害或意外效应（具体的指导建议参见"CONSORT for harms"）（All important harms or unintended effects in each group. For specific guidance see CONSORT for harms）

例如：The proportion of patients experiencing any adverse event was similar between the rBPI21［recombinant bactericidal/permeability-increasing protein］and placebo groups：168（88.4%）of 190 and 180（88.7%）of 203, respectively, and it was lower in patients treated with rBPI21 than in those treated with placebo for 11 of 12 body systems... the proportion of patients experiencing a severe adverse event, as judged by the investigators, was numerically lower in the rBPI21 group than the placebo group：53（27.9%）of 190 versus 74（36.5%）of 203 patients, respectively. There were only three serious adverse events reported as drug-related and they all occurred in the placebo group. rBPI21组（重组杀菌性/通透性增强蛋白）和安慰剂组出现任何不良事件的患者的比例相近，分别为88.4%（168/190）和88.7%（180/203），但在12个出现了不良事件的人体系统中，有11个系统发生不良事件的患者比例rBPI21治疗组低于安慰剂治疗组……由研究人员判断发生严重不良事件的患者比例rBPI21组低于安慰剂组，分别为27.9%（53/190）和36.5%（74/203）。仅报告了3例与药物相关的严重不良事件，且均发生在安慰剂组。

读者需要有关干预措施益处和危害的信息，以便权衡后作出明智的决定。不良反应的存在及其性质对判断某一项干预措施是否可以接受和是否有用会产生很大影响。在试验过程中观察到的不良事件不一定都是干预措施所致，有些可能是正在被治疗的疾病所致。尽管不能检测出罕见的危害，随机临床试验是获取安全性和有效性数据的最佳方法。

很多 RCT 报告提供的不良事件信息不充分。对 1967—1999 年发表的 192 篇药物临床试验报告的调查显示，仅有 39% 充分报告了临床不良事件，29% 充分报告了药物毒性的实验室检测结果。最近，一项对提交给试验负责机构国立癌症研究所（National Cancer Institute）的不良事件数据与期刊论文中报告的信息所作的比较发现，低等级的不良事件在期刊论文中报告不足。期刊论文报告的高等级事件［"常见毒性标准（Common Toxicity Criteria）"第 3 至第 5 级］与实际情况不符，对于为什么将不良事件归因于所研究的药物，报告也不完整。而且，一篇对 2006 和 2007 年发表于 6 种综合性医学期刊中的临床试验报告的综述发现，尽管 133 篇报告中 89% 提及不良事件，但分别有 27% 和 48% 的论文未给出严重不良事件信息和患者因不良事件而退出的信息。

已有一份 CONSORT 声明扩展版为如何报告随机临床试验中的危害提供了详细建议，正确报告的建议和举例可以在 CONSORT 网站免费获取。这些建议是对"CONSORT 2010 声明"的补充，应该参考这些建议，尤其是在以危害研究作为试验关键目的的时候。简而言之，只要收集了不良事件的数据，就应该列出不良事件并加以定义，必要时参考有关标准。应描述用于收集不良事件数据和判定其原因的方法。对于每一个研究分组，都应报告每一项不良事件的绝对危险度（对反复发生的事件要采用合适的计量方法）以及因为危害而退出的受试者数目。最后，作者应权衡获益和危害并在文中予以讨论。

八、讨论的撰写

讨论部分要包含与结果相对应的解释、权衡试验结果的利弊，包括对试验的局限性、潜在偏倚、试验结果推广的可能性等的解释。

（一）条目 20. 试验的局限性，报告潜在偏倚和不精确的原因，以及出现多种分析结果的原因（如果有这种情况的话）（Trial limitations, addressing sources of potential bias, imprecision, and, if relevant, multiplicity of analyses）

例如：The preponderance of male patients（85%）is a limitation of our study... We used bare-metal stents, since drug-eluting stents were not available until late during accrual. Although the latter factor may be perceived as a limitation, published data indicate no benefit（either short-term or long-term）with respect to death and myocardial infarction in patients with stable coronary artery disease who receive drug-eluting stents, as compared with those who receive bare-metal stents. 本研究的局限性在于男性患者居多（85%）……我们使用了裸金属支架，因为直到病例收集的后期，药物洗脱支架才有供应。尽管后者也可视为一种局限，但已发表的资料表明，稳定型冠心病患者接受药物洗脱支架者与接受裸金属支架者比较，在死亡和心肌梗死方面并无获益（包括短期和长期）。

在科学报告的讨论部分常常满是支持作者研究发现的溢美之词,而很少就其研究本身和研究结果提出经过斟酌的正反两方面论点。为纠正这个问题,一些杂志已尝试通过提倡作者在讨论试验结果时使用更加结构化的写作。例如,《内科学年鉴》(Annals of Internal Medicine)建议作者对讨论部分使用结构式写作,包括以下几部分:①概述主要结果;②提出可能的机制并解释试验结果;③与其他已发表研究的相关结果进行比较(尽可能包含将现在所做研究的结果与以往所有相关研究的结果结合起来所作的系统综述);④这次研究的局限性(以及为减小和弥补这些局限而采取的措施);⑤酌情用一段简短的话总结该研究对临床和科研的意义。我们建议作者遵循这些合理的建议,也可以在讨论部分加上合适的小标题。

尽管研究报告往往未讨论局限性,但指出并讨论一项研究的弱点特别重要。例如,一个外科治疗组报告,腹腔镜胆囊切除术(一种技术上比较难的手术操作)治疗急性胆囊炎,并发症发生率显著低于传统开腹胆囊切除术。但是,作者未讨论其结果存在的明显偏倚,即所有的腹腔镜胆囊切除术均由研究者亲自操刀,而80%的开腹胆囊切除术由实习医生完成。

作者还应讨论研究结果的不准确性。不准确性的产生可能涉及到研究的多个方面,包括主要结局指标的测量(条目6a)或诊断(条目4a)。或许所使用的量表只在成年人群中得到了验证,但却用于儿童,或者测量者未受过如何使用测量工具的培训。

要始终牢记统计学意义与临床重要性的区别。作者尤应避免一个常犯的错误,即将结果无统计学意义解释为干预措施等效。无论P值如何,可信区间(条目17a)为判断试验结果是否与有临床意义的效果一致提供了有价值的信息。

使用多种比较的方法来评价试验结果时,作者应特别小心。这种多重性来自多种干预措施、结局测量方法、时间点、亚组分析以及其他因素。在这种清况下,某些有统计学意义的结果很可能仅由机遇产生。

(二)条目21. 试验结果被推广的可能性(外部可靠性,实用性)(Generalisability (external validity, applicability) of the trial findings)

例如:As the intervention was implemented for both sexes, all ages, all types of sports, and at different levels of sports, the results indicate that the entire range of athletes, from young elite to intermediate and recreational senior athletes, would benefit from using the presented training programme for the prevention of recurrences of ankle sprain. By including non-medically treated and medically treated athletes, we covered a broad spectrum of injury severity. This suggests that the present training programme can be implemented in the treatment of all athletes. Furthermore, as it is reasonable to assume that ankle sprains not related to sports are comparable with those in sports, the programme could benefit the general population. 干预措施在不同性别、各种年龄、各种运动类型,以及不同运动水平的运动员中实施,结果表明,各种年龄的运动员,从年轻新秀到以运动为休闲的年长运动员,以及介于两者之间者,都可使用本文所述的防止踝部扭伤复发的训练方案而获益。通过纳入不必做医疗处理和要做医疗处理的运动员,我们涵盖的损伤程度范围很广。这提示本训练方案可用于治疗所有运动员。而且,因为将非体育运动所致的踝部扭伤视作类同于体育运动所致的踝部扭伤是合理的,故本训练方案也有益于普

通人群。

This replicates and extends the work of Clarke and colleagues and demonstrates that this CB (cognitive behavioural) prevention program can be reliably and effectively delivered in different settings by clinicians outside of the group who originally developed the intervention. The effect size was consistent with those of previously reported, singlesite, indicated depression prevention studies and was robust across sites with respect to both depressive disorders and symptoms... In this generalisability trial, we chose a comparison condition that is relevant to public health—usual care... The sample also was predominantly working class to middle class with access to health insurance. Given evidence that CB therapy can be more efficacious for adolescents from homes with higher incomes, it will be important to test the effects of this prevention program with more economically and ethnically diverse samples. 本研究重复并扩展了 Clarke 等的工作，表明我们的认知行为预防方案可以在不同场所由最初制订该干预方案的研究小组以外的临床医生可靠而有效地实施。其效应值与之前报道的单中心抑郁症预防研究的结果一致，并且在抑郁症及其身体症状两方面都很强……在本次研究可推广性的临床试验中，我们选择一种与公共卫生相关的干预措施——常规处理进行比较研究……病例主要选自从劳动阶级到中产阶级的不同阶层，他们都有医疗保险。因为有证据显示，认知行为疗法对来自高收入家庭的青少年更有效。因此，检测本预防方案对具有更多样化的经济和种族背景的病例的效果将十分重要。

外部真实性，也称可推广性或适用性，是指研究结果能推广到其他情况的程度。内部真实性，指试验设计和实施消除偏移的可能性的程度，它是外部真实性的前提条件：一个有缺陷的试验的结果是不可靠的，其外部真实性则无从谈起。不存在绝对的外部真实性，唯有对试验中未直接检查的一些明确限定的疾病来说，外部真实性才有意义。试验结果能推广到本试验外，年龄、性别、疾病严重程度和合并症与本实验一致的个体或群体吗？试验结果适用于同类其他药物吗？适用于不同剂量、不同给药次数、不同给药途径以及有不同辅助疗法时的情况吗？有望在一级、二级和三级保健体系中获得类似结果吗？试验中未予评价的相关结果会是如何？尤其关乎危害时，随访时间和疗程长短的重要性如何？

外部真实性是一种大体判断，因纳入试验中的受试者特征、试验环境、所观察的治疗方案以及所评价的结局指标而不同。因此，充分报告受试者合格标准以及试验环境和地点（条目 4b）、干预措施及其实施过程（条目 5）、结局指标的定义（条目 6），以及招募期和随访时间（条目 14）都很重要。对照组受试者发生不同结局的比例（对照组危险度）也很重要。如流程图（条目 13）所示，拒绝参加试验的合格受试者的比例与试验的可推广性相关，因为它可能提示患者对干预措施的偏好或接受程度。同样也要考虑到临床医生可能存在的偏好。

当试验结果应用于个体患者时，有几个问题很重要。尽管个体患者与试验中的患者或系统综述中的患者在治疗效果上可能会有差异，但多是量而不是质的差异。

尽管有一些很重要的例外，试验中对较小范围患者有益的疗法（尤其是药物）在实际医疗中还是常常得到较广泛的应用。已有一些评价外部真实性的框架，包括像使用积分法作"过程评估"这种定性研究，以及"对照检查清单"结合基线危险度计算疗效的方法，如每增加一例获得有利结局的病例需要治疗的患者数和每发生一例副作用需要治疗的患者数,有助于评估那些与典型受试者特征不同的个体或群体患者的获益和危险之间的比重。最后,除了以患者为中心估计干预措施可能的利弊,临床医生还必须将其与患者的价值观和意愿治疗结合起来考虑。在评估试验结果对不同环境和不同干预措施的推广性时应考虑类似的问题。

（三）条目22.与结果相对应的解释,权衡试验结果的利弊,并且考虑其他相关证据（Interpretation consistent with results, balancing benefits and harms, and considering other relevant evidence）

例如:Studies published before 1990 suggested that prophylactic immunotherapy also reduced nosocomial infections in very-low-birth-weight infants. However, these studies enrolled small numbers of patients; employed varied designs, preparations, and doses; and included diverse study populations. In this large multicenter, randomised controlled trial, the repeated prophylactic administration of intravenous immune globulin failed to reduce the incidence of nosocomial infections significantly in premature infants weighing 501 to 1 500 g at birth. 1990年以前发表的研究提示,预防性免疫疗法还可减少极低出生体重儿的院内感染。然而,这些研究的病例数很少,采用的设计、剂型和剂量不同,纳入研究的人群各异。在这次大规模多中心随机对照临床试验中,对出生体重在501~1 500g的早产儿预防性重复静脉注射免疫球蛋白,未能显著降低院内感染率。

读者可能需要了解当前的试验结果与其他RCT结果的关系。最好的实现办法是在试验报告的结果或讨论部分包含正式的系统综述。这种同时作系统综述的办法对临床试验的作者来说可能不切实际,但通常可以引用一篇有关类似临床试验的系统综述。系统综述可能有助于读者评估该RCT的结果是否与同一主题的其他试验的结果相似。RCT报告常未充分注意到这一点。可使用贝叶斯法对试验数据和以前的证据进行统计学合并处理。

讨论应在全面检索的基础上尽量系统化,而非仅限于支持当前试验结果的研究。

九、其他信息的撰写

临床试验经常是在一个项目支持下产生的,如果是这样,就需标出项目注册号和注册机构名称。论文有时是一个试验方案的一部分,如果是这样,也许要说明在哪里可以获取完整的试验方案。如果有特殊基金支持,也需要标出。这些信息都有助于论文的发表。

（一）条目23.临床试验注册号和注册机构名称（Registration number and name of trial registry）

例如:The trial is registered at ClinicalTrials.gov, number NCT00244842. 本临床试验在Clinical-Trials, gov注册,注册号为NCT00244842。

不完整地报告试验,选择性地报告试验结局,以及该作意向性治疗分析却作了符合方案分析等所导致的后果屡见报道。变相地重复发表临床试验也会引起很多问题,尤其是对系统综述的作者,他们可能无意中多次纳入同一项临床试验的结果。

为了减少和避免这些问题,在过去的25年中,要求临床试验在开始之前就注册,为其分配唯一的临床试验辨识号,并记录试验的其他基本信息的呼声不断,这样做便于公开试验的详细基本情况。受最近发生的隐瞒数据这类严重问题的触动,为实现随机临床试验注册又作了新的努力。WHO明确指出"对所有干预性临床试验进行注册是一种科学、伦理和道德责任"(www.who.int/ictrp/en)。为一项随机临床试验注册时,作者通常要按最基本的要求报告试验的一些信息,并获得一个唯一的临床试验注册号。

2004年9月国际医学期刊编辑委员会(International Committee of Medical Journal Editors, ICMJE)修改了他们的规定,声明他们将只考虑发表在招募第一名受试者之前就已经注册的临床试验。这导致临床试验注册数增长惊人。ICMJE对合格注册机构的资质提出了指导意见(http://www.icmje.org/)。

根据最近一项对165种高影响因子医学期刊作者须知的调查,44种期刊特别声明所有新近的临床试验都必须注册,并以此作为向本期刊投稿的基本要求。

作者应该提供注册机构的名称和试验的唯一注册号。如果其临床试验还没有注册,作者应写明没有注册并给出原因。

(二)条目24. 如果有的话,在哪里可以获取完整的试验方案(Where the full trial protocol can be accessed, if available)

例如:Full details of the trial protocol can be found in the Supplementary Appendix, available with the full text of this article at www.nejm.org. 完整而详细的试验方案可以在附录中找到,和本文全文一起见于www.nejm.org。

完整的试验方案(而不是试验过程中某一特殊步骤的方案)十分重要,因为它预先设定了随机临床试验的方法,如主要结局指标(条目6a)。提供试验方案有助于限制试验开始后改变试验方法而不报告以及选择性地报告结局的做法(条目6b)。对随机临床试验方案中应包括的要素的描述见于他处。

为了确保感兴趣的读者获得试验方案,作者可以考虑几种选择。正如以上举例所述,报告试验主要结果的期刊可以在其网站上提供试验方案。如果是开放获取期刊,试验结果和试验方案更易获取。有些期刊(如Trials)发表试验方案,报告试验的主要结果时可以参考这一做法。临床试验注册(条目23)也可以确保试验方案的很多详情可供获取,因为合法的临床试验注册数据库里有最基本的临床试验特征资料,至少包括好几条试验方案条目和试验结果。临床试验的研究人员也可以通过项目负责人把他们的试验方案放在某个网站上。不管采用哪种机制,鼓励所有临床试验的研究人员都这样做,让感兴趣的读者易于获取他们的试验方案。

(三)条目25. 资助和其他支持(如提供药品)的来源,提供资助者所起的作用(Sources of funding and other support(such as supply of drugs), role of funders)

例如:Grant support was received for the intervention from Plan International and for the research from the Wellcome Trust and Joint United Nations Programme on HIV/AIDS（UNAIDS）. The funders had no role in study design, data collection and analysis, decision to publish, or preparation of the manuscript. 从国际计划获得基金资助干预措施，从维康基金会和联合国 HIV/AIDS 联合项目获得基金资助研究。提供资助者在研究设计、数据收集和分析、决定发表或文稿准备中均未承担任何任务。

This study was funded by GlaxoSmithKline Pharmaceuticals. GlaxoSmithKline was involved in the design and conduct of the study and provided logistical support during the trial. Employees of the sponsor worked with the investigators to prepare the statistical analysis plan, but the analyses were performed by the University of Utah. The manuscript was prepared by Dr Shaddy and the steering committee members. GlaxoSmithKline was permitted to review the manuscript and suggest changes, but the final decision on content was exclusively retained by the authors. 本研究受葛兰素史克制药公司资助。葛兰素史克参与研究设计和实施，在试验期间提供后勤保障。其员工与研究人员一起制定了统计学分析方案，但由犹他大学完成分析。Shaddy 博士和指导委员会成员准备了文稿。允许葛兰素史克审阅了文稿并提出了修改意见，但只有作者保留对文稿内容的最终决定权。

作者应报告临床试验的资助来源，因为这是读者用于评价一项临床试验的重要信息。研究显示，制药企业资助的研究与其他经费来源资助的研究相比更有可能得到有利于资助研究的公司生产的产品的结果。一篇对 30 项关于资助问题的研究的系统综述发现，由制药企业资助的研究得到有利于资助者的结局的可能性是其他经费来源资助的研究的 4 倍（比值比为 4.05，95% 可信区间为 2.98~5.51）。现在仍有很大一部分试验发表时不报告资助来源。漏报情况的严重性很难量化。一项对 370 篇药物临床试验报告的调查发现，29% 未报告资助来源。另一项调查显示，519 篇于 2000 年 12 月发表并被 PubMed 收录的随机临床试验报告中仅 66% 报告了资助来源。

资助者多大程度参与试验及其对试验设计、实施、分析和报告的影响不一，因此作者详细描述资助者的作用十分重要。若资助者未参与试验，作者也应该报告资助者未参与试验。同样，作者还应报告任何其他提供支持者，如提供和准备药物或仪器设备，或分析数据和撰写文稿等。

十、总结的撰写

CONSORT 的建议主要针对平行设计的有两个治疗组的 RCT。大多数 RCT 采用这种设计，但有相当一部分并非采用这种设计：2000 年 12 月发表的 RCT 有 45%（233/519），2006 年 12 月为 39%（242/616）。

CONSORT 声明的大部分内容同样适用于各种设计类型的临床试验，因此被称作 CONSORT 通用版指南，但针对每一种设计都有一些问题需要补充。CONSORT 工作组已经设计了很多 CONSORT 声明母版的扩展版，工作组还将继续设计其他扩展板。

在报告群组设计临床试验，或者报告非劣效性或等效性临床试验时，作者除了参考本文之外,还应参考 CONSORT 的相应建议。对每一种设计来说,都要同时在正文中和论文摘要中明晰地报告其临床试验设计。

多组(2 组以上)平行对照临床试验需要对标准 CONSORT 指南所作的调整最小。可对流程图作简单扩充。它与两组对照临床试验的主要区别在于,要阐明研究假设与多组之间有什么关联以及数据分析的相应方法,还有如何解释试验结果。对于析因设计临床试验,一般需要考虑干预措施之间有无交互作用。除了对是否接受试验所观察的每种干预措施的受试者进行全面比较,研究人员还要考虑报告每种治疗组合的结果。

在交叉设计临床试验中,每一名受试者按随机顺序接受两种(或多种)治疗;要另外处理的主要问题涉及数据的配对性,它会影响试验设计和分析。类似问题也影响到个体内比较,在这种情况下,受试者同时接受两种治疗(常常针对配对的器官)。另外,由于分别有存在时间遗留效应和系统遗留效应的危险,因此在以上两种情况中,试验设计的选择都必须有充足的理由。

除非研究人员能确保所作的比较无偏倚,否则对卫生保健干预措施的评价就可能产生误导。试验组的随机分配仍是唯一能消除选择性偏倚和混杂偏倚的方法。与随机临床试验相比,非随机临床试验更可能导致对治疗效果高估。

然而,如果研究人员实施这类试验不当,即使 RCT 也会因偏倚而受损。一篇合并分析了几项方法学研究结果的系统综述发现,就主观性结局指标而言,使用了不恰当或不明确的分配隐藏方法的试验对疗效的估计比那些使用了恰当的隐藏方法的试验高 31%,而未使用盲法的试验对疗效的估计比使用盲法的试验高 25%。正如人们所担心的那样,两者之间有很强的相关性。

RCT 的设计和实施需要方法学和临床专业知识,需要一丝不苟地尽心尽力,还需要对意想不到的困难高度警觉。撰写 RCT 报告同样要时时注意减少偏倚。不应让读者去推测,对试验方法的报告应完整和透明,以便读者容易区分无偏倚的研究结果和有问题的研究结果。良好的科学研究需要恰当地报告研究结果,而符合伦理道德的临床试验需以良好的科研为基础。

CONSORT 是一份需要不断改进的文件,需要不断地动态评价和凝练,如有必要,还要进一步修改。CONSORT 网站(www.consort-statement.org)已经开通,提供学习资料以及与报告 RCT 相关资料的存档数据库。该网站收入了很多试验实例,包括本文所举的全部例子。

第九章　临床病例报告的撰写指南

病例报告是医学有史以来一直沿用的一种报道形式。许多新发现的疾病和某些已知疾病新的特殊临床表现、或病因、病理的新发现，都是首先通过病例或系列病例报告而得到记录、传播的。中国的传统医学也一直采用了相近的医案报告的形式。在现代医学高度发展的今天，病例报告仍然起着重要的作用。病例报道传统上报道的是新发现的或罕见的疾病或一个常见疾病的不寻常临床表现；而目前的个案报告多集中在已知疾病的新临床表现、影像学、检验学等诊断手段的新发现方面，以及临床治疗上的经验教训方面。随着科学的进步，病例报告的要求也在提高，但仍有很多发表在 SCI 杂志上的论文报告的信息不够充分，影响了病例报告水平。为提供报告水平，EQUATOR Network 为病例报告撰写了指南。

一、病例报告指南的产生及其意义

病例报告（Case Report，CARE）是一种出于医疗、科学或教育目的，对一名或多名患者所遇到的医疗问题进行描述的记叙文。在无报告标准指导的情况下编写的案例报告是不够严谨的，无法指导临床实践或临床研究设计，因此有必要制定、传播和推行适用于病例报告的系统性报告指南。EQUATOR Network 病例报告指南（The CARE Guidelines）撰写组通过由三个阶段组成的共识形成过程完成了病例报告指南的撰写。这三个阶段是：①通过会议前文献复习和采访，生成适用于报告指南的条目；②召开面对面的共识会议，起草报告指南；③会后反馈、审核和试点测试，最后是临床病例报告指南的定稿。27 名专家参与了病例报告指南的形成过程，产生了一个包含 13 个条目的病例报告清单。该清单的主要条目包括标题（title）、关键字（key words）、摘要（abstract）、引言（introduction）、患者信息（patient information）、临床所见（clinical findings）、时间表（timeline）、诊断评估（diagnostic assessment）、治疗干预（therapeutic interventions）、跟进和结果（follow-up and outcomes）、讨论（discussion）、患者观点（patient perspective）和知情同意书（informed consent）。

病例报告（CARE）指南在医学期刊的实施将提高发表病例报告的完整性和透明度，病例报告信息的系统集聚会给临床研究设计提供信息，给临床工作提供有效性和危害性的早期信号，改进医疗服务。

病例报告通常展示医疗机构收集到的临床观察。病例报告在不良反应和治疗作用的确认、新疾病的识别、常见疾病的非常见表现形式和罕见疾病的临床表现等方面有帮助。例如,沙利度胺和先天性畸形之间关系的理解、心得安用于治疗婴儿血管瘤的发现均开始于病例报告。病例报告可能产生未来临床研究的假设,已经证实病例报告对以系统为目标方法的全球集合的评估是有作用,并能指导临床的个体化和个性化治疗。此外,病例报告在医疗教育方面,为基于案例的学习提供了一个框架,可以在跨文化医疗教育和传递提供方便。

病例报告很常见,并对医学杂志文章数量的增多起着一定的作用,然而他们的质量参差不齐。例如,一项对来自四个同行评审的急救医学期刊的 1 316 个病例报告的评估发现一半以上未能提供能增加透明度和复制需要的主要治疗信息。没有报告指南指导下撰写出来的病例,常在数据分析的汇集上、提供研究设计信息上或指导临床实践上不够严谨。

EQUATOR Network 为很多形式的研究报告设计了指南,包括随机对照试验(CONSORT)、观察性研究(Strengthening the Reporting of Observational Studies in Epidemiology, STROBE)、系统综述和荟萃分析(Preferred Reporting Items for Systematic Reviews and Meta-Analyses, PRISMA)等。

实证证据提示,杂志采用 CONSORT 声明作为指南,使得作者增加了报告随机试验的完整性。EQUATOR Network 已经制定了不良事件病例报告的指南;此前尚无这种指南。EQUATOR Network 病例报告指南撰写组的主要目标是通过基于共识过程为病例报告制定报告指南。

病例报告检查清单首先规定了病例报告应该采用叙述文形式。病例报告撰写组认为,一个案例报告应该讲述一个故事,使用描述性文体,所有部分风格一致,包括任何结论的理由和读者可获取的信息部分。

撰写组推荐以表格或图的形式提供时间轴(条目 7),给出该病例重要组成部分的具体日期和时间。这可能包括家族史和病史、遗传信息、目前症状、诊断检查结果、干预和在跟进中发生的事件。时间轴应该展示出如何展开病例的重要事件。

撰写组意识到清单项目中的诊断评估(条目 8)和治疗干预措施(条目 9)这两个条目往往是相关的,因而在一个案例报告中把二者单独立项。

该小组详细讨论了是否包括患者就其经历给出个人看法。最后,倡导尽可能包括患者报告的结果(条目 10)和经验(条目 12)。

最后,包括了一个知情同意条目(条目 13)。作者有伦理义务从患者那里获得知情同意,以便在病例报告中发表患者信息。当患者或亲属阅读病例报告并批准其内容时,知情同意便成立了。如果患者没有能力签字,并也不能找到一个亲属代理签署同意,作者需从一个相关的机构委员会寻求许可,公布病例。有些情况下,有必要获得伦理委员会或机构审查委员会(IRB)的批准。

这 13 项清单提供了一个框架,以满足发表病例报告完整性和透明度的需要。撰写组试图在充足的细节和简洁的写作之间取得平衡,这是病例报告吸引人的特点之一。

虽然病例报告长期以来一直是医学新思想和信息的重要来源,但似乎可能在"什么有用"和"对谁有用"方面开始发挥作用。生物医学中心(BioMed Central)于 2007 年推出的《医疗病例报告杂志》(*Journal of Medical Case Reports*),2012 年其病例数据库拥有了 50 种医学期刊杂志上发表的超过 11 000 篇病例报告。6 个月内,就已经拥有了来自 212 医学学术期刊的超过 26 000 篇病例报告,病例报告指南清单是改善病例报告使其报告数量增长的一部分因素。

二、撰写病例报告时需纳入的信息清单

病例报告(CARE)指南旨在提高病例报告的准确性、透明度和实用性。这个指南是由一个国际专家小组开发的,于 2013 首次在"同行评审科学出版物国际会议上"展示。随后他们被多个医学期刊认可并翻译成九种语言。病例报告指南的倡议与 EQUATOR Network 紧密配合,为提高健康研究报告的透明度和准确性提供资源。缩略词"CARE"来自 Case Report 两个词的前两个字母。

CARE 指南有利于作者撰写和发表病例报告、医学杂志的编辑和同行评审人员评估病例报告以及研究人员寻找和支持研究假设;CARE 还有利于为指南开发者在临床实践指南方面提供反馈、给教育部门提供"基于问题学习"(PBL)的支持、为临床医生提供临床实践信息以及为患者提供治疗选择信息。该清单列于表 9-1。

表 9-1　撰写病例报告时需纳入的 CARE 信息清单(2013)
[CARE checklist (2013) of information to include when writing a case report]

Topic	Item	Description
Title 标题	1	The words "case report" should be in the title along with the area of focus 词语"案例报告"应与本案例的焦点领域一同列于标题中
Key Words 关键词	2	2 to 5 key words that identify areas covered in this case report 以 2 至 5 个关键词概括本案例的领域
Abstract 摘要	3a	Introduction—What is unique about this case？ What does it add to the medical literature？引言:本案例有何独特之处? 为医学文献增添了什么内容?
	3b	The main symptoms of the patient and the important clinical findings 患者的主要症状和重要临床所见
	3c	The main diagnoses, therapeutics interventions, and outcomes 主要诊断、治疗干预和结果
	3d	Conclusion—What are the main "take-away" lessons from this case？结论:从本案例"获取的"主要教训是什么?
Introduction 引言	4	One or two paragraphs summarizing why this case is unique with references 用 1~2 段文字总结为什么本案例是独特的,提供相关的参考文献
Patient Information 患者信息	5a	De-identified demographic information and other patient specific information 给出去识别化的人口统计信息和其他特殊信息
	5b	Main concerns and symptoms of the patient 患者的主诉和主要症状
	5c	Medical, family, and psychosocial history including relevant genetic information(also see timeline)医疗、家庭和心理社会历史,包括饮食、生活方式和相关的遗传信息(参考时间轴)
	5d	Relevant past interventions and their outcomes 以往的相关干预及其结果

Topic	Item	Description
Clinical Findings 临床所见	6	Describe the relevant physical examination（PE）and other significant clinical findings 描述相关的身体检查（PE）及其他重要临床所见
Timeline 时间表	7	Important information from the patient's history organized as a timeline 按时间顺序描述患者历史上的重要信息
Diagnostic Assessment 诊断评价	8a	Diagnostic methods（such as PE, laboratory testing, imaging, surveys）诊断方法（如体格检查、实验室检查、成像、调查）
	8b	Diagnostic challenges（such as access, financial, or cultural）诊断挑战（如能否办到、财力和文化方面）
	8c	Diagnostic reasoning including other diagnoses considered 诊断推理,包括其他被考虑在内的诊断
	8d	Prognostic characteristics（such as staging in oncology）where applicable 可能时,描述一下预后特征（如肿瘤学的分期）
Therapeutic Intervention 治疗干预	9a	Types of intervention（such as pharmacologic, surgical, preventive, self-care）干预的类型（例如药物、手术、预防性的、自我医疗）
	9b	Administration of intervention（such as dosage, strength, duration）干预的管理（如药量、规格、持续时间）
	9c	Changes in intervention（with rationale）干预的改变（提供理由）
Follow-up and Outcomes 跟进和结果	10a	Clinician and patient-assessed outcomes（when appropriate）临床医生和患者评估的结果（适当时）
	10b	Important follow-up diagnostic and other test results 重要跟进诊断和其他检查结果
	10c	Intervention adherence and tolerability（How was this assessed？）干预依从性和耐受性（如何评估这点？）
	10d	Adverse and unanticipated events 不良和意外事件
Discussion 讨论	11a	Discussion of the strengths and limitations in your approach to this case 作为报告人,你对本案例所采取的方法的力度和限制
	11b	Discussion of the relevant medical literature 相关医学文献的讨论
	11c	The rationale for conclusions（including assessment of possible causes）所得结果的道理（包括可能原因的评价）
	11d	The primary "take-away" lessons of this case report 从本案例报告获取的主要教训
Patient Perspective 患者观点	12	When appropriate the patient should share their perspective on the treatments they received 适当时,在他们接受的治疗方面,患者应该把他们的观点拿出来分享
Informed Consent 知情同意书	13	Did the patient give informed consent？ Please provide if requested 患者是否提供了知情同意书,请在要求时提供

Equator Network 为不同类型的病例报告撰写了相对应的报告指南,其中包括:Preferred reporting of case series in surgery 外科病例系列的优先报告指南(the PROCESS guidelines); Consensus-based surgical case report guidelines 基于共识的外科病例报告指南(SCARE Guideline); Homeopathic clinical case report guideline 顺势疗法的临床病例报告指南(HOM-CASE Guideline); The Single-Case Reporting Guideline In BEhavioural Interventions 行为干预个案报告指南(SCRIBE Guideline); Guidelines for reporting case studies on extracorporeal treatments in poisonings 中毒的体外治疗个案报告指南; Guidelines for reporting case series of tumors of the colon and rectum 结肠直肠肿瘤系列病例报告指南; Guidelines for clinical case reports in behavioral clinical psychology 行为临床心理学临床病例报告指南; Conducting and reporting case series and audits-author guidelines for acupuncture in medicine 医学针灸系列病例报告和审计-作者指南。在撰写病例时除参考"撰写病例报告时需纳入的 CARE 信息清单"外,还要参考上述特殊领域的指南。这些指南均记录在 Equator Network 中,并可免费获得。

三、病例报告的撰写程序

相对而言,采用与发表时顺序不同的书写方式来撰写准确透明的病例报告可能更容易些。撰写病例报告时,首先要注意:第一,明确预传达的信息。想撰写的病例是关于结果、诊断评估、干预、新的或罕见的疾病等哪个方面的病例报告? 第二,创建一个案例报告时间表,即一个案例报告的可视性总结。第三,用专业的具体信息完成专题报告的剩余部分。最后,撰写摘要。患者的有些信息应被隐去,以便达到去识别化。知情同意书需在病例报告投稿前获得,如果患者未成年或无法给予知情同意,找一个亲属给予知情同意书。

(一)第一部分

1. 标题要采取描述性的形式并做到简洁实用,应该描述最受关注的现象(症状、检查、诊断、干预、结果)。

2. 创建一个时间表或时间图,作为病例报告各阶段的时间总结。时间表和时间图的实例在 CARE 的网站里可找到。

3. 引言应简要总结这个病例报告的重要性,并引用 2013 年出版的 CARE 指南[①],简述案例背景,提及相关医学文献。

(二)第二部分

1. 病例报告的叙述(这部分要在创建了时间表或图之后完成)

● 主要症状和相关的人口统计信息,如年龄、性别、种族、职业。

● 临床所见部分要描述重要的体格检查(PE)所见。

[①] GAGNIER JJ. The CARE guidelines: consensus-based clinical case reporting guideline development. Glob Adv Health Med, 2013, 2(5): 38-43.

● 相关的既往病史,相关的并存疾病情况。医疗、家庭和心理历史,包括饮食、生活方式和遗传信息。

● 诊断评估讨论要包括:①诊断检查和结果;②鉴别诊断;③诊断。

● 治疗干预需描述干预的类型(药物、手术、预防性的、生活方式)和干预是怎样给予的(药量、规格、给药持续时间和频率),可用表或图。

● 跟进和结果部分要描述病例的临床疗程,包括:①跟进就诊,临床医生与患者的评价结果;②干预修改、中断、或终止;③干预的依从性和如何进行评估;④不良反应或意外事件。通常的患者报告结局测量信息系统(如 PROMIS®[①])可对报告有帮助,建议采用。

2. 患者应该以叙述的形式给大家分享他或她对于所报告病例情况的观点,这是病例报告的一部分。

(三)第三部分

1. 讨论部分描述病例的管理,包括力度和限制,参考已发表的科学文献,结论的理论依据(包括原因和效果的评价),从案例中获取的主要经验教训。

2. 结论应提供病例中最重要的所见。

(四)第四部分——其他部分

1. **摘要**　用结构式或非结构式的格式简要地总结相关信息,不用引文。写完病例报告后写摘要。信息应包括:①背景;②案例的要点,包括患者的主要症状、主要临床表现、主要诊断和干预、主要结果;③从本案报告中吸取的主要经验教训。

2. **关键词**　提供能辨认本病例重要主题的 2 至 5 个关键词。

3. **参考文献**　恰当地从同行评审的科学文献中选择参考文献。

4. **致谢**　用一短致谢部分介绍一下资金资助情况。

5. **表格和图**　根据需要提供表格和图。

6. **知情同意书**　患者应提供知情同意书,如有需要,作者应提供此信息。偶尔还可能需要更多的信息。

7. **道德委员会或机构审查委员会是否提供批准**　如是,请在需要时提供。

Equator Network 在其网站中的 CARE 部分提供了不同种类病例报告的具体撰写指南,作者需积极参考。

四、病例报告中部分条目的解释

病例报告要全面、透明,对照报告清单检查,不要有缺项。然而,与临床试验报告的撰写标准不同,EQUATOR Network 目前为止还没有针对病例报告指南条目清单的详解。通过对照报告清单来阅读一些 SCI 论文是加深理解和掌握临床病例报告撰写的好方法。在撰写病

---

① PROMIS®(Patient-Reported Outcomes Measurement Information System)患者报告结局测量信息系统。

例报告时，对于有些未涵盖的信息要说明其原因。下面举部分实例加以说明。

（一）条目 1. 标题（Title）

The words "case report" should be in the title along with the area of focus. 词语"案例报告"应与本案例的焦点领域一同列于标题中。例如：

Diabetes Management via a Mobile Application: a Case Report 通过应用移动技术的糖尿病管理：病例报告。

本标题中有"case report"的说明，也有 Diabetes Management 这个焦点领域，明确了报道的类型和报道的内容，有方便读者查询和图书馆归档等诸多益处，符合 CARE 的要求。

（二）条目 2. 摘要（Abstract）

清单的摘要分为 4 个亚条目：2a：Introduction—What is unique about this case？ What does it add to the medical literature？ 引言——本案例有何独特之处？为医学文献增添了什么内容？ 2b：The main symptoms of the patient and the important clinical findings 患者的主要症状和重要临床所见；2c：The main diagnoses，therapeutics interventions，and outcomes 主要诊断、治疗干预和结果；2d：Conclusion—What are the main "take-away" lessons from this case？ 结论：从本案例"获取的"主要教训是什么？请看下面的实例：

1. Background 背景　Among the different serotypes of Streptococcus pneumoniae[①]，serotype 3 has received global attention. We report the fatal case of a 76-year-old Japanese man who had an invasive pneumococcal disease associated with pneumonia caused by serotype 3 S. pneumoniae. 在链球菌肺炎的不同血清型中，血清型 3 受到了全球的关注。我们报告一例 76 岁日本男性致命病例，该患者患了血清型 3 链球菌肺炎所致的浸润性肺球菌疾病。

2. Case presentation 病例介绍　The patient had a history of hypertension，laryngeal cancer，chronic obstructive pulmonary disease，and type 2 diabetes mellitus. Following a cerebral arteriovenous malformation hemorrhage，he underwent surgery to remove the hematoma and began rehabilitation. On day 66 of hospitalization，he suddenly developed a fever，and coarse crackles and wheezes were heard in his right lung. A diagnosis of hospital-acquired aspiration pneumonia was made，and initial treatment with piperacillin/tazobactam was started. Teicoplanin was added after S. pneumoniae was isolated from the blood culture，however，the patient died 5 days later. The S. pneumoniae detected in the sputum smear was serotype 3，showed mucoid colonies and susceptibility to penicillins，cephalosporins，carbapenems，and levofloxacin，but resistance to erythromycin[①]. 患者有高血压、喉癌、慢性阻塞性肺疾病、2 型糖尿病的历史。脑动静脉畸形出血后，患者接受了手术清除血肿并开始康复治疗。住院第 66 天，患者突然发高烧，右肺可闻及粗湿啰音和哮鸣音。诊断为医院获得性吸入性肺炎，并开始用哌拉西林／他唑巴坦开

---

① SUGIMOTO N. Invasive pneumococcal disease caused by mucoid serotype 3 Streptococcus pneumoniae: a case report and literature review. BMC Research Notes，2017，10：21. DOI：10.1186/s13104-016-2353-3

始治疗。血培养分离出肺炎链球菌后加入替考拉宁。患者 5 天后死亡。痰涂片发现肺炎链球菌为血清 3 型,呈现黏液样菌落,对青霉素类、头孢菌素类、碳青霉烯类、左氧氟沙星敏感,但对红霉素耐药。

3. Conclusion 结论　We experienced a fatal case of pneumonia caused by mucoid serotype 3 S. pneumoniae with a thick capsule. Serotype 3-associated pneumonia may develop a wider pulmonary infiltrative shadow, a prolonged therapeutic or hospitalization course, and a poor outcome. Careful observation and intervention are required, and the use of additional antibiotics or intravenous immunoglobulins should be considered in such cases. Pneumococcal immunization is also an important public health measure to minimize the development of severe infections caused by serotype 3 strains[①]. 我们经历了一个致命的肺炎病例,该病是由厚囊包裹的黏液样血清 3 型肺炎链球菌引起的。血清 3 型相关的肺炎可出现更广泛的肺部浸润阴影,需长期治疗,预后差。患者需要仔细观察和干预,这种病例需加多抗生素或静脉注射免疫球蛋白治疗。肺炎球菌免疫也是一个重要的公共医疗措施,以尽量减少血清 3 型菌株严重感染的发展。

本病例在背景(background)中介绍了该案例有何独特之处,在病情介绍(case presentation)中给出了 2b 和 2c 要求的内容,并在结论(conclusion)中给出了 2d 要求的教训:应该给更多的抗生素或免疫球蛋白(additional antibiotics or intravenous immunoglobulins),Piperacillin 是第三代半合成青霉素,本病例的细菌对此敏感,但本病例没有用免疫球蛋白治疗。

(三)条目 4. 引言(Introduction)

One or two paragraphs summarizing why this case is unique with references 用 1~2 段文字总结为什么本案例独特,提供相关的参考文献。

Introduction 引言

Diabetic ketoacidosis, a life-threatening complication of diabetes mellitus(DM), occurs with the accumulation of glucose due to insulin insufficiency[(1)]. As one of the acute complications of diabetes mellitus, diabetic ketoacidosis causes great threats to patients. Corneal hydrops are characterized by stromal edema, which is the result of leakage of aqueous humor through a tear in Descemet's membrane[(2)]. Studies have identified risk factors for developing acute hydrops, such as steeper keratometry and poorer Snellen visual acuity at the time of diagnosis[(2,3)]. However, to the best of our knowledge, no cases of diabetic ketoacidosis-induced corneal hydrops have been reported. This case report described the case of corneal hydrops resulting from diabetic ketoacidosis in a 20-year-old male patient[②]. 糖尿病酮症酸中毒是糖尿病(DM)危及生命的并发症,是由于胰岛素不足造成的葡萄糖的过多积累所致[(1)]。作为一种糖尿病急性并发症,糖尿病酮症

① SUGIMOTO N. Invasive pneumococcal disease caused by mucoid serotype 3 Streptococcus pneumoniae: a case report and literature review. BMC Res Notes, 2017, 10: 21. doi: 10.1186/s13104-016-2353-3

② FENG MY, WANG C. Corneal hydrops induced by diabetic ketoacidosis: a case report. Experimental and Therapeutic Medicine, 2016(12): 1809-1811.

酸中毒给患者造成了很大的威胁。角膜水肿的特点是间质水肿，这是角膜后弹力层撕裂房水漏出所致[2]。研究已经明确了急性水肿的危险因素，这些因素包括较陡的角膜弧度和较差的视力[2,3]。然而，据我们所知，糖尿病酮症酸中毒引起的角膜水肿尚无文献报道。本文报告发生在 20 岁的男性患者身上的糖尿病酮症酸中毒导致的角膜水肿。

本引言有三处用了文献，并提供了参考文献（1）、（2）和（2,3）。文中明确说明了本文的独特之处：首次报道糖尿病酮症酸中毒引起的角膜水肿。

（四）条目 5. 患者信息（Patient information）

5a. De-identified demographic information and other patient specific information 给出去识别化的人口统计信息和其他特殊信息。

本条目的意思是在报告个案病例时，需要给出患者的人口统计信息，但要把能辨认出具体患者的个人信息隐去，例如姓名等，不能使读者读了文章后知道具体患者是谁。这是医疗隐私所要求的。请看下面的实例：

A 76-year-old Japanese man with a history of hypertension, laryngeal cancer, chronic obstructive pulmonary disease (COPD), and type 2 diabetes mellitus developed a cerebral arteriovenous malformation hemorrhage and was hospitalized at Aichi Medical University Hospital, Japan. His vaccination history was unknown. Case characteristics and laboratory data on the first visit are summarized in Table 9-2. Following surgery for removal of the hematoma, he began rehabilitation and was encouraged to engage in early postoperative ambulation. In March, 2015, on the 66th day of hospitalization, he developed a sudden fever and exhibited a sharp decline in oxygenation[1]. 一个 76 岁的日本男子，有高血压、喉癌、慢性阻塞性肺疾病（COPD）和 2 型糖尿病，在脑动静脉畸形处出血，并在日本爱知医科大学附属医院住院。患者的接种史未知。第一次就诊的病例特征和实验室数据见表 9-2。血肿清除手术后，患者开始康复活动，鼓励早期术后活动训练。2015 年 3 月，住院的第 66 天，患者突然发烧，氧合能力急剧下降。

表 9-2　病例特征和首诊实验室检查
（Patient characteristics and the first visit laboratory test findings）

Patient characteristics	
Height	168.0cm
Body weight	67.4kg
Body mass index	23.9kg/m^2
Hematological test	
White blood cell count	7 700/μl

---

① SUGIMOTO N. Invasive pneumococcal disease caused by mucoid serotype 3 Streptococcus pneumoniae: a case report and literature review. BMC Research Notes, 2017, 10: 21. DOI: 10.1186/s13104-016-2353-3

文中叙述和表格两者结合给出一些人口统计学方面的信息和实验室检查所见（因篇幅所限，我们只复制了白细胞计数，略去了其他结果），没有患者姓名，读者无法从文中辨认出具体所指。

5b. Main concerns and symptoms of the patient 患者的主诉和主要症状；5c. Medical, family, and psychosocial history including relevant genetic information（also see timeline）医疗、家庭和心理社会历史，包括饮食、生活方式和相关的遗传信息（参考时间轴）；5d. Relevant past interventions and their outcomes 过往的相关干预及其结果。请看下面的实例：

The girl was diagnosed with insulin-dependent Type 1 diabetes mellitus at the age of 8（2009）; she also had a developmental disorder with motor and sensory dysfunctions（treated with occupational and physical therapy）. She had dyscalculia and was normally intelligent and talented and visited a school for physically handicapped children. She had asthma that had been well controlled for years（using oral ketotifen, inhalative salmeterol, and a fluticasone aerosol inhaler）. She lived with her mother, a gerontological nurse; had infrequent contact with her father, a bus driver; and had three older half-siblings. The parents were divorced. Major diagnoses of her family were cardiovascular and neoplastic diseases（cardiac infarction, carotid stenosis, atherosclerosis, hypertension, and renal carcinoma）and atopic dermatitis. The girl had been treated with intensified insulin therapy according to standards, and she and her mother had initially received 12 hours of structured standard training in diabetes management. 该女孩在 8 岁（2009 年）时被诊断患有胰岛素依赖型 1 型糖尿病；该患者还患有运动和感觉功能障碍（采用了职业和物理治疗）。患者有计算障碍，但一般智力正常，参观过一所残疾儿童学校。患者有哮喘，多年来一直控制得很好（使用口服酮替芬，沙美特罗和氟替卡松气雾）。患者和母亲住在一起，母亲是一个老年病护士；患者与她父亲频繁联系，父亲是一个公共汽车司机；有三个一半血统的哥哥姐姐，父母离异。家庭主要成员的主要疾病是心血管疾病、肿瘤性疾病（心肌梗死、颈动脉狭窄、动脉粥样硬化、高血压和肾癌）和异位性皮炎。根据标准，这个女孩接受了强化胰岛素治疗，她和她的母亲接受了 12 小时的糖尿病管理规范化培训。

After the first 6 weeks, diabetes management and glycemic control had become very difficult. Blood glucose levels fluctuated drastically, and no clear rules and guidance for adjustment of insulin dosage were available or taught. Thirty to sixty mild and approximately one severe hypoglycemias occurred per month, and the latter had to be treated with glucagon... During school, the girl was constantly accompanied by an assistant nurse who monitored blood glucose and food intake, injected insulin, and called the mother hourly or bihourly. This resulted in maximum stress for the mother, complicated her work duties and her new relationship, and made her feel completely helpless... 头 6 周后，糖尿病管理和血糖控制变得非常困难。血糖水平波动较大，没有明确的胰岛素剂量调整规则和指南。每个月有 30 到 60 次轻中度和大约一次重度低血糖反应发生，后者必须用胰高血糖素治疗……在校期间，女孩总是被一个助理护士伴随着，随时监测血糖、监管食物的摄入、注射胰岛素，并需要每小时或每两小时给她母亲打一次电话。这给了母亲极大的压力，干扰了她的工作和她的社会关系，母亲感到完全无助……

At the age of 10（May 2011）, during a severe hypoglycemia, she was admitted to a hospital and then referred to the Pediatric Endocrinology and Diabetes Department of the Gemeinschaftskrankenhaus Herdecke, where she has been treated since then. 10 岁（2011 年 5 月）时, 她因严重低血糖被收入院治疗, 然后被转入 Gemeinschaftskrankenhaus Herdecke 医院的儿童内分泌和糖尿病科治疗, 然后一直在那里治疗。

上文中还通过图的形式包括了"条目 7.Important information from the patient's history organized as a timeline 按时间顺序描述患者历史上的重要信息"。因篇幅所限, 本文不予列出。

（五）条目 6. 临床所见（Clinical findings）

临床所见（Clinical findings）, 是指文章作者需描述的相关身体检查（PE）及其他重要临床所见（Describe the relevant physical examination（PE）and other significant clinical findings）。下面是条目 5b, c, d 中实例的接续：

The patient was conscious but in a depressed mood. In addition, an odor described as resembling 'rotten apples' was detected during deep respiration. Poor skin elasticity was manifested. Rough sounds were heard in the lungs upon breathing, with no dry or wet rales and a heart rate of 126 bpm. Low skin temperature was detected in the distal end of the limbs and no hydrops was observed in either of the lower extremities. Weak arterial pulse was noted on the dorsa of the feet. No Babinski sign was identified. Ophthalmology consultation was performed due to inhibited vision in the left eye. The ophthalmological examination indicated that light perception was present in the visual acuity of the left eye, and intraocular pressure was found to be 13.0mmHg. Mild swelling was observed in the eyelid, along with mixed hyperemia. Gray, homogeneous haze was observed in the cornea, which led to the diagnosis of diabetic ketoacidosis-induced corneal hydrops. [1] 患者神志清醒但情绪低落。此外, 深呼吸时可以嗅到类似"烂苹果"味道。皮肤弹性差。肺呼吸音粗糙, 无干、湿啰音, 心率 126 次 /min。四肢远端皮肤温度低, 双下肢未见水肿。足背动脉搏动弱。征未引出。因左眼视力受限, 请眼科会诊。眼科检查提示, 左眼视力有光感, 眼压为 13mmHg。眼睑出现轻度水肿, 伴有混合性充血。角膜可见灰色均匀混浊, 提示糖尿病酮症酸中毒诱发的角膜水肿。

（六）条目 8. 诊断评价（Diagnostic assessment）

诊断评价包括四个部分：8a. Diagnostic methods（such as PE, laboratory testing, imaging, surveys）诊断方法（如体格检查、实验室检查、成像、调查）；8b. Diagnostic challenges（such as access, financial, or cultural）诊断挑战（例如能否办到、财力和文化方面是否允许做一些检查和用药）；8c. Diagnostic reasoning including other diagnoses considered 诊断推理, 包括其他

---

[1]　FENG M, WANG C. Corneal hydrops induced by diabetic ketoacidosis: A case report. Experimental And Therapeutic Medicine, 2016（12）: 1809-1811.

被考虑在内的诊断；8d. Prognostic characteristics（such as staging in oncology）where applicable 可能时，描述一下预后特征（例如肿瘤学的分期）。下面的实例报告了诊断方法和诊断推理：

CASE PRESENTATION 病例介绍

...Urgent blood analyses and non-contrast cranial computed tomography were performed, and Safe Implementation of Thrombolysis in Stroke-Monitoring Study（SITS-MOST）inclusion and exclusion criteria were verified. Mild left temporal lobe hypodensity was detected on brain imaging （fig 1A）... Additional CT scanning did not show haemorrhagic transformation or brain oedema. A left temporal lobe glioblastoma multiforme was diagnosed after MRI and neurosurgery. Diffusion-weighted images did not show any hyperintensities.

……进行了紧急血液分析和非对照头颅 CT（non-contrast cranial computed tomography） 检查，与脑卒中溶栓监测的安全实施研究（SITS-MOST）的纳入和排除标准进行了比较验 证。脑成像检出轻度左颞叶低密度…… 进一步 CT 扫描未提示出血转化或脑水肿。经 MRI 和神经外科术后诊断为左颞叶多形性胶质母细胞瘤。弥散加权图像没有显示出任何强 信号。

INVESTIGATIONS 分析探究

Basal cranial computed tomography：mild left temporal lobe hypodensity, which was considered as a possible acute sign of brain ischaemia despite being located in an area with frequent artefacts caused by middle cranial fossa. 颅底 CT：轻度左颞叶低密度，是可能有急性脑缺血的 标志，尽管所在位置经常会被颅中窝造成假象。

Control cranial computed tomography（after seizure）：mild left temporal lobe hypodensity, without any changes to previous images. 对照头颅 CT（发作后）：轻度左颞叶低密度，与以前的 图像比较没有任何变化。

MRI（performed 24 h after symptoms' onset）：left temporal lobe glioblastoma multiforme. Diffusion and apparent diffusion coefficient（ADC）sequences did not show acute ischaemia. T2-weighted images excluded vasogenic oedema. MRI（发作 24 h 后）[1]：左颞叶多形性胶质母细 胞瘤。弥散系数和表观弥散系数（ADC）序列没有显示急性缺血。T2 加权图像排除血管源 性水肿。

（七）条目 9.10. 治疗干预（Therapeutic intervention）、跟进与结果（Follow-up and outcomes）

治疗干预要注意 3 部分的撰写：9a. Types of intervention（such as pharmacologic, surgical, preventive, self-care）干预类型（例如药物、手术、预防性的、自我医疗）、9b. Administration of intervention（such as dosage, strength, duration）干预管理（例如药量、规格、持续时间）、 9c. Changes in intervention（with rationale）干预改变（提供理由）。下列实例也包括了条目 10 要求的跟进和结果（Follow-up and Outcomes）：

---

[1] GARCIA AM. Thrombolysis for ischaemic stroke and glioblastoma multiforme：a case report. BMJ Case Rep, 2009. doi：10.1136/bcr. 06.2008.0268

She was treated with analogue rapid-acting insulin (aspart) 12 unit three-times daily and analogue long-acting insulin (glargine) 14 unit once daily, which was the same dose of insulin she took before. According to European Thyroid Association (ETA) Guideline for subclinical hypothyroidism, she had been given levothyroxin 100μg once daily. 她用快速起效的胰岛素类似物（门冬胰岛素）12 单位，每日 3 次，长效胰岛素类似物（甘精胰岛素）14 单位，每日 1 次，这与她之前用过的剂量相同。根据欧洲甲状腺协会（ETA）亚临床甲状腺功能减退症的指南，给予患者左旋甲状腺素治疗，100μg/ 次，1 次 / 日。

After one month therapy of thyroxin, symptoms were getting better such as more active physically, less symptoms of depression, reduced weight with the same insulin dose. The TSHs level decreased to 29.15mIU/L. After three months of thyroxin therapy, hypothyroidism symptoms are reduced with Billewicz score and Zulewski score 7 and 5 respectively... Clinical and laboratory metabolic parameters were improved... 一个月的甲状腺激素治疗后，症状好转，例如患者体能较活跃了，抑郁症状减轻了，体重减轻了（患者原来肥胖），胰岛素的剂量未变。促甲状腺激素水平降低到 29.15mIU/L。经过三个月的甲状腺激素治疗后，甲状腺功能减退症状减轻，Billewicz 和 Zulewski 评分分别为 7 和 5……临床和实验室的代谢参数得到了改善……

After six months therapy of levothyroxin, the clinical presentation resolved; no depression symptoms, more active physically, and decreased body mass index. Her TSHs level is 5.81mIU/L... 6 个月的左旋甲状腺素治疗后，患者临床症状消失；无抑郁症状，体能更活跃，身体质量指数降低，促甲状腺激素水平为 5.81mIU/L。

上文并无干预改变的内容。病例报告经常把指南中的几个条目要求的相关内容结合起来撰写，按时间轴叙述病例。跟进和结果需要注意 4 个部分的内容（表 9-1）。

（八）条目 11. 讨论（Discussion）

讨论包括：11a. Discussion of the strengths and limitations in your approach to this case 对本案例所采取的方法的力度和限制；11b. Discussion of the relevant medical literature 相关医学文献的讨论；11c. The rationale for conclusions (including assessment of possible causes) 所得结果的道理（包括可能原因的评价）；11d. The primary "take-away" lessons of this case report 从本案例报告获取的主要教训。请看下面的实例：

Hepatic steatosis is characterized histologically by triglyceride accumulation within the cytoplasm of hepatocytes. The two most common causes are associated with alcohol-related liver disease and insulin resistance/metabolic syndrome. It is very common to diagnose hepatic steatosis on cross-sectional imaging of the abdomen, as the prevalence is approximately 15% in the general population. It is important for the radiologist to understand both the typical and atypical pattern of fat accumulation as some may mimic neoplastic disease, inflammatory changes, or vascular infarcts. Patients are generally asymptomatic. 肝脂肪变性的特点是肝细胞质内的甘油三酯积累。两个最常见的原因是与酒精相关的肝脏疾病和胰岛素抵抗 / 代谢综合征。诊断肝脂肪变性的最

常用的方法是腹部横断面成像。肝脂肪变性患病率在一般人群中约为 15%。对于放射科医生来说，了解典型和非典型的脂肪沉积类型是很重要的，因为有一些可能很像肿瘤性疾病、炎性改变、或血管梗塞。患者一般无症状。

Although the gold standard of diagnosing hepatic steatosis is liver biopsy, the diagnosis of fatty liver can confidently be made with imaging. Diffuse fat deposition in the liver is the most frequently encountered pattern; however, there are four other main types: focal deposition and focal sparing, multifocal deposition, perivascular deposition, and subcapsular deposition. Focal deposition and focal sparing characteristically occur adjacent to the falciform ligament, in the porta hepatis, and adjacent to the gallbladder fossa. Multifocal deposition is an uncommon pattern where multiple round or oval fat foci are scattered throughout the liver and may mimic true nodules. Perivascular deposition is characterized by halos of fat that surround the hepatic vasculature and create a tram-like or tubular pattern. The last type is a subcapsular deposition pattern, which has been described in the literature with patient on CAPD[①] with insulin added to the dialysate. 虽然诊断肝脂肪变性的金标准是肝活检，通过成像术诊断脂肪肝还是很可靠的。弥漫性肝脂肪沉积是最常见的类型，另外还有其他四个主要类型：局灶性沉积和局灶性减少、多灶性沉积、血管周围沉积、包囊下沉积。局灶性沉积和局灶性减少特征性地发生在镰状韧带旁、肝门部、胆囊窝旁。多灶性沉积是一种罕见的形式，这种情况下，多个圆形或椭圆形脂肪灶分散在整个肝脏，很像真正的结节。血管周围脂肪沉积型的特点是在肝血管周围形成脂肪晕，并形成一个有轨电车状或管状样式。最后一类是包囊下沉积型，在持续不卧床腹膜透析（CAPD）并用胰岛素治疗的患者的文献中有对这种类型的具体描述。

Other than one pediatric case in 2012, SHS[②] has been exclusively described in patients with CAPD. Ours is the first adult case of SHS without any history of CAPD or other forms of intraperitoneal insulin therapy. As described by Choh, one rationale for the pathogenesis of this pattern of fatty liver without CAPD is that it could be secondary to an incorrect technique of insulin delivery to the anterior abdominal wall, thereby inadvertently creating intraperitoneal spillage. Although possible, this is unlikely in our patient given her body habitus and noncompliance with medications. 2012 年的一个儿科病例中，包膜下肝脂肪变性（SHS）描述的全部是持续不卧床腹膜透析患者。与其不同，我们报道的是第一个 SHS 的成人病例、没有 CAPD，也没有经腹膜给予胰岛素疗法的历史。如 Choh 所报道的那样，无 CAPD 脂肪肝类型的病理解释之一是它可能是继发于胰岛素给到前腹壁的错误技术，从而无意中造成腹膜腔内溢。虽然这种情况是有可能的，但考虑到我们患者的身体特征和不服从治疗，这种情况在我们的患者身上不大可能发生。

One significant differential of SHS is hepatic infarctions. An important factor that would differentiate this entity from SHS is vessels coursing through the hypoattenuated areas, making

---

① Continuous ambulatory peritoneal dialysis

② Subcapsular hepatic steatosis

an infarct less likely. Although this finding was present in our case, our patient underwent an abdominal MRI scan which confirmed that the hypoattenuated regions were composed of fat. 一个有意义的 SHS 鉴别诊断是肝梗塞。鉴别肝梗塞与 SHS 的一个重要因素是通过低密度区域的血管走行,使其不像是梗塞。在我们的案例中有了这个发现,我们的患者做了腹部 MRI 扫描,证实了低密度的区域是由脂肪组成的。

第十章 系统综述和荟萃分析论文的撰写指南

系统综述（Systematic Review）和荟萃分析（Meta-Analyses，又称 Meta 分析或元分析）是准确可靠地总结证据的极为重要工具。它们帮助临床医生保持知识更新，为政策制定者判断风险、福利、医疗行为和干预的危害提供依据，收集和总结患者和其治疗者的相关研究，为临床实践指南的开发人员提供一个起点，为新研究的资助者提供先前的研究总结，并帮助编辑人员评估发表新研究报告的价值。本义主要基于《评估医疗保健干预研究的系统综述和荟萃分析报告的 PRISMA 声明：解释和详细说明》（The PRISMA Statement for Reporting Systematic Reviews and Meta-Analyses of Studies that Evaluate Health Care Interventions：Explanation and Elaboration）提供的信息，并大量引用了英文原文（同时附有汉语翻译）以帮助学习者和教师充分理解系统综述和荟萃分析的报告指南。

PRISMA（Preferred Reporting Items for Systematic Review and Meta-Analyses，系统综述和荟萃分析的优先报告条目）声明由一个含有 27 个条目的清单和一个四阶段流程图组成。仔细研读本章，对于改善系统综述和 Meta 分析的报告水平非常有帮助。

一、系统综述和荟萃分析撰写指南的产生背景

系统综述和荟萃分析对于准确可靠地总结有关卫生保健干预措施有效性和安全性的证据至关重要。然而，有相当多的证据表明，系统综述报告中的关键信息往往报道低劣，从而减少了它们的潜在用处。事实上，对于所有研究来说，系统综述应完整地、透明地报道，以使读者能够评估研究的优势与劣势。这个道理导致 QUOROM（Quality of Reporting of Meta-analysis，荟萃分析的报告质量）声明的开发。

QUOROM 声明，开发于 1996 年，发表于 1999 年，被认为是作者报告临床随机试验 Meta 分析的指南。之后发生了很多事情。第一，系统综述的实施与报告的知识已大为扩展。例如，"Cochrane Library's Methodology Register" 已经包含了超过 1.1 万个条目（至 2009 年 3 月）。第二，有很多观念上的进步，如用于系统综述偏倚风险的 "结果等级" 评估。第三，作者越来越多地采用系统综述总结出来的证据，而不是用随机试验提供的证据。

　　然而,尽管有很大的进展,系统综述的实施与报告的质量仍然远低于期待。所有的这些问题提出了更新和扩大 QUOROM 的需求。更新了的声明比原来 QUOROM 的声明更具广泛的适用性。因此,该报告指南的名字由 QUOROM 改变成了 PRISMA。

　　PRISMA 声明是由一个 29 人小组开发的,这个小组由论文作者、方法学家、临床医生、医学杂志编辑和应用者组成。他们于 2005 年参加了为期三天的会议,进行了更加广泛的电子信件形式的会后沟通。他们通过证据达成共识,开发了由 27 个条目组成的清单和四阶段流程图。透明报告系统综述的关键条目均被列入清单里。原来 QUOROM 提议的流程图也被修改了,以显示记录的编号、排除的文章和包括的研究。经 11 次修改后,该小组通过了清单和流程图。PRISMA 声明就其背景和 PRISMA 的开发提供了进一步的细节。PRISMA 的网站是:www.prisma-statement.org。

　　用于描述系统综述和 Meta 分析的术语随着时间的推移不断演变,研究人员和作者的不同组之间也有变化。本文采用 Cochrane Collaboration 使用的定义。

　　系统综述试图整理能够符合预先设定的纳入标准的所有实证证据来回答一个特定的研究问题。它选定使偏倚最小化的明晰的系统方法,提供可靠的发现,从这些发现中可以得出结论并基于这些发现作决定。Meta 分析是使用统计方法总结,并把独立研究的结果结合起来。许多系统综述包含 Meta 分析,但不是全部。

二、系统综述论文的条目清单与流程图

　　PRISMA 主要是帮助作者能透明和完整地报告系统综述和使用 meta 分析的方法。它并不直接或详细讨论系统综述的实施,系统综述的实施另有指南。

(一)系统综述的条目清单

　　表 10-1 列出了 PRISMA 的条目,这些条目对系统综述的作者来说十分重要,需仔细研读。PRISMA 的大多数清单条目也与评估干预措施利弊的非随机研究的系统综述相关。讨论病因、诊断或预后相关问题的系统综述作者,以及流行病学或诊断准确度研究的系统综述作者等,在利用本清单时,可能需要修改一些条目或加入一些条目。

表 10-1　报告系统综述时应当包括的条目清单

(Checklist of items to include when reporting a systematic review)

Section/Topic 论文章节 / 主题	Item No 条目号	Checklist item 对照检查条目
TITLE 标题		
Title 标题	1	Identify the report as a systematic review, meta-analysis, or both. 报告能识别为系统综述,荟萃分析,还是两者均有
ABSTRACT 摘要		
Structured summary 结构式摘要	2	Provide a structured summary including, as applicable: background; objectives; data sources; study eligibility criteria, participants, and

续表

Section/Topic 论文章节 / 主题	Item No 条目号	Checklist item 对照检查条目
		interventions; study appraisal and synthesis methods; results; limitations; conclusions and implications of key findings; systematic review registration number. 提供结构式摘要，包括背景、目的、资料来源、纳入研究的标准、研究对象和干预措施、研究评价和综合的方法、结果、局限性，结论和主要发现的意义、系统综述的注册号
INTRODUCTION 引言		
Rationale 理论基础	3	Describe the rationale for the review in the context of what is already known. 介绍当前已知环境下综述的理论基础
Objectives 目的	4	Provide an explicit statement of questions being addressed with reference to participants, interventions, comparisons, outcomes, and study design (PICOS). 通过对研究对象、干预措施、对照措施、结局指标和研究类型5个方面为导向的问题提出所需要解决的清晰明确研究问题
METHODS 方法		
Protocol and registration 方案和注册	5	Indicate if a review protocol exists, if and where it can be accessed (e.g., Web address), and, if available, provide registration information including registration number. 如果已有研究方案，则说明方案内容并给出可获得该方案的途径（如网址），并且提供现有的已注册的研究信息，包括注册号
Eligibility criteria 纳入标准	6	Specify study characteristics (e.g., PICOS, length of follow-up) and report characteristics (e.g., years considered, language, publication status) used as criteria for eligibility, giving rationale. 详细说明被用作纳入标准的研究特征（如PICOS和随访的期限）和报告的特征（如检索年限、语种和发表情况），并给出合理的说明
Information sources 信息来源	7	Describe all information sources (e.g., databases with dates of coverage, contact with study authors to identify additional studies) in the search and date last searched. 说明研究中的全部信息来源（如有覆盖日期的数据库，与研究作者联系以获取更多的研究资料）和最后检索的日期
Search 检索	8	Present full electronic search strategy for at least one database, including any limits used, such that it could be repeated. 至少说明一个数据库的完整检索策略。包含所有用到的限制，使得检索可以重现
Study selection 研究选择	9	State the process for selecting studies (i.e., screening, eligibility, included in systematic review, and, if applicable, included in the meta-analysis). 说明选择研究的过程（即初筛、纳入条件，被纳入系统综述等步骤，如果可能，还要有被纳入meta分析的过程）
Data collection process 数据收集过程	10	Describe method of data extraction from reports (e.g., piloted forms, independently, in duplicate) and any processes for obtaining and confirming data from investigators. 描述从报告中提取资料的方法（例如预提取表格、独立提取、重复提取）和任何从报告作者获取和确认资料的所有过程

Section/Topic 论文章节 / 主题	Item No 条目号	Checklist item 对照检查条目
Data items 资料条目	11	List and define all variables for which data were sought（e.g., PICOS, funding sources）and any assumptions and simplifications made. 列出并说明所有与资料相关的变量（如 PICOS 和资金来源），以及作出的任何推断和简化形式
Risk of bias in individual studies 单个研究存在的偏倚风险	12	Describe methods used for assessing risk of bias of individual studies（including specification of whether this was done at the study or outcome level）, and how this information is to be used in any data synthesis. 描述用于评价单个研究偏倚的方法（包括该方法是否用于研究层面或结局层面），以及在资料综合中该信息如何被利用
Summary measures 概括效应指标	13	State the principal summary measures（e.g., risk ratio, difference in means）. 说明主要的综合结局指标，如危险率、均值差
Synthesis of results 结果综合	14	Describe the methods of handling data and combining results of studies, if done, including measures of consistency（e.g., I^2）for each meta-analysis. 描述数据处理和研究结果汇总的方法，如果进行了 meta 分析，则说明一致性的方法
Risk of bias across studies 研究间的偏倚风险	15	Specify any assessment of risk of bias that may affect the cumulative evidence（e.g., publication bias, selective reporting within studies）. 详细说明所进行的可能影响积累证据的偏倚风险（如发表偏倚，从研究中选择性报告）的评估
Additional analyses 其他分析	16	Describe methods of additional analyses（e.g., sensitivity or subgroup analyses, meta-regression）, if done, indicating which were pre-specified. 对研究中其他的分析方法进行描述（如敏感性分析或亚组分析，meta 回归分析），并说明哪些分析是预先制定的，如果预先指定了
RESULTS 结果		
Study selection 研究选择	17	Give numbers of studies screened, assessed for eligibility, and included in the review, with reasons for exclusions at each stage, ideally with a flow diagram. 报告初筛的文献数，评价符合纳入标准的文献数，以及最终纳入综述的文献数。同时给出每一步排除的原因，最好提供流程图
Study characteristics 研究特点	18	For each study, present characteristics for which data were extracted（e.g., study size, PICOS, follow-up period）and provide the citations. 说明每一个被提取资料的研究特征（如样本含量、PICOS 和随访时间）并提供引文出处
Risk of bias within studies 研究内部偏倚风险	19	Present data on risk of bias of each study and, if available, any outcome-level assessment（see Item 12）. 提供每个研究中的偏倚风险数据。如果可获得，还需要说明结局层面的评估（见条目 12）
Results of individual studies 单个研究结果	20	For all outcomes considered（benefits or harms）, present, for each study:（a）simple summary data for each intervention group and（b）effect estimates and confidence intervals, ideally with a forest plot. 针对所有结局指标（有效性或有害性），说明每个研究的（a）每个干预组简单的总结数据,（b）以及效应估计值及其置信区间。最好以森林图形式报告

续表

Section/Topic 论文章节 / 主题	Item No 条目号	Checklist item 对照检查条目
Synthesis of results 结果综合	21	Present results of each meta–analysis done, including confidence intervals and measures of consistency. 说明每个 meta 分析的结果,包括置信区间和一致性测量
Risk of bias across studies 研究间的偏倚风险	22	Present results of any assessment of risk of bias across studies(see Item 15). 说明研究间可能存在偏倚的评价结果(见条目 15)
Additional analysis 其他分析	23	Give results of additional analyses, if done(e.g., sensitivity or subgroup analyses, meta–regression(see Item 16)). 如果有,给出其他分析的结果(如敏感性分析或亚组分析,meta 回归分析,见条目 16)

DISCUSSION 讨论

Summary of evidence 证据总结	24	Summarize the main findings including the strength of evidence for each main outcome; consider their relevance to key groups(e.g., health care providers, users, and policy makers). 总结主要发现,包括每一个主要结局的证据强度;分析它们与主要利益集团的关联性(如医疗保健提供者、使用者及政策决定者)
Limitations 局限性	25	Discuss limitations at study and outcome level(e.g., risk of bias), and at review level(e.g., incomplete retrieval of identified research, reporting bias). 探讨研究层面和结局层面的局限性(如偏倚的风险),以及系统综述的局限性(如检索不全面,报告偏倚等)
Conclusions 结论	26	Provide a general interpretation of the results in the context of other evidence, and implications for future research. 在证据的背景下给出对结果的概要性的解析,并提出对未来研究的提示

FUNDING 资金资助

Funding 资金资助	27	Describe sources of funding for the systematic review and other support(e.g., supply of data); role of funders for the systematic review. 描述本系统综述的资金来源和其他支持(如提供资料)以及资助者在完成系统综述中所起的作用

(二)系统综述流程图

图 10–1 是系统综述各阶段信息收集流程图。如果作者在进行系统综述前理解了清单和流程图,则会极大地增加所写综述的完整性,增加所投稿件的被采用率。

本文从数字上展示了 1 到 27 条,然而,作者不需要在报告中按照该特定顺序来处理条目。相反,重要的是要有每个条目信息的报告。

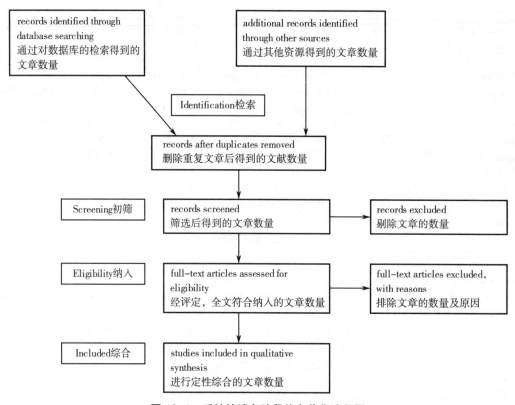

图 10-1　系统综述各阶段信息收集流程图

（Flow diagram of information through the different phases of a systematic review）

三、标题和摘要的撰写

本文在每个清单条目后都附有已经发表了的良好报告的示例,尽可能解释了相关问题,需要该条目的理由以及文献中的相关证据。

（一）条目 1. 标题（Title）

Identify the report as a systematic review, meta-analysis, or both. 报告能识别为系统综述,荟萃分析,还是两者均有。

例 1　Recurrence rates of video-assisted thoracoscopic versus open surgery in the prevention of recurrent pneumothoraces: a systematic review of randomised and nonrandomised trials. 可视辅助胸腔镜手术与开放手术在预防反复发作性气胸方面的比较: 随机和非随机试验的系统综述。

例 2　Mortality in randomised trials of antioxidant supplements for primary and secondary prevention: systematic review and meta-analysis. 用于一级和二级预防的抗氧化补充剂的随机试验中的死亡率: 系统综述和荟萃分析。

作者应在其标题中明确其报告为系统综述或荟萃分析。"综述"或"概述"等词对读者来说并没有说明这个"述"是系统综述或荟萃分析。最近的一项调查发现，300名作者中有50％在系统综述的标题或摘要中没有使用术语"系统综述"或"荟萃分析"。虽然已经开发了敏感的搜索策略来识别系统综述，但在标题中包含术语系统综述或荟萃分析可以提高索引和识别。

建议作者使用信息标题，使读者能够轻松获得关键信息。反映 PICOS（participants，interventions，comparators，outcomes，and study design；参与者，干预措施，比较，结局和研究设计）（条目11）的标题可能有助于读者，因为 PICOS 可提供综述范围的关键信息。指定纳入研究的设计也可以帮助一些读者和搜索数据库的人。

一些期刊推荐提示综述主题的"指示性标题"，而另一些期刊要求给出综述主要结论的"声明性标题"。繁忙的从业者可能更喜欢在标题中看到综述的结论，但是声明性标题可能会过分简化或夸大其所见。因此，如所用示例，许多期刊和方法学家更喜欢指示性标题。

（二）条目 2. 结构式摘要（Structured summary）

Provide a structured summary including, as applicable: background; objectives; data sources; study eligibility criteria, participants, and interventions; study appraisal and synthesis methods; results; limitations; conclusions and implications of key findings; funding for the systematic review; and systematic review registration number. 提供结构式摘要，包括背景、目的、资料来源、研究合格标准、研究对象和干预措施、研究评价和综合方法、结果、局限性、结论和主要发现的意义、系统综述的资助和注册号。请看如下实例：

Context: The role and dose of oral vitamin D supplementation in nonvertebral fracture prevention have not been well established. 背景：口服补充维生素 D 在非椎骨骨折预防中的作用和剂量尚未充分确定。

Objective: To estimate the effectiveness of vitamin D supplementation in preventing hip and nonvertebral fractures in older persons. 目的：评估补充维生素 D 对预防老年髋部和非椎体骨折的有效性。

Data Sources: A systematic review of English and non-English articles using MEDLINE and the Cochrane Controlled Trials Register, and EMBASE. Additional studies were identified by contacting clinical experts and searching bibliographies and abstracts presented at the American Society for Bone and Mineral Research. Search terms included randomised controlled trial（RCT）, controlled clinical trial, random allocation, double-blind method, cholecalciferol, ergocalciferol, 25-hydroxyvitamin D, fractures, humans, elderly, falls, and bone density. 数据来源：应用 MEDLINE、Cochrane Controlled Trials Register 和 EMBASE 的英语和非英语文章的系统综述。通过联系临床专家和搜索美国骨与矿物研究学会（American Society for Bone and Mineral Research）提供的书目和摘要，增加了一些其他研究。检索词术语包括随机对照试验（RCT），对照临床试验，随机分配，双盲法，胆钙化醇，麦角钙化醇，25- 羟基维生素 D，骨折，人，老年人，跌倒和骨密度。

Study Selection: Only double-blind RCTs of oral vitamin D supplementation（cholecalciferol, ergocalciferol）with or without calcium supplementation vs calcium supplementation or placebo in older persons（60 years）that examined hip or nonvertebral fractures were included. 研究选择：髋或非椎骨骨折的老年人（60 岁）口服维生素 D 补充剂（胆钙化醇，麦角钙化醇）伴有或不伴有钙补充剂对比仅给钙补充剂或安慰剂的双盲 RCT。

Data Extraction：Independent extraction of articles by 2 authors using predefined data fields, including study quality indicators. 数据提取：两名作者使用预定义数据字段独立提取文章，字段包括研究质量指标。

Data Synthesis：All pooled analyses were based on random-effects models. Five RCTs for hip fracture（n=9 294）and 7 RCTs for non-vertebral fracture risk（n=9 820）met our inclusion criteria. All trials used cholecalciferol. Heterogeneity among studies for both hip and non-vertebral fracture prevention was observed, which disappeared after pooling RCTs with low-dose（400IU/d）and higher-dose vitamin D（700-800IU/d）, separately. A vitamin D dose of 700 to 800IU/d reduced the relative risk（RR）of hip fracture by 26%（3 RCTs with 5 572 persons；pooled RR, 0.74；95% confidence interval［CI］, 0.61-0.88）and any non-vertebral fracture by 23%（5 RCTs with 6 098 persons；pooled RR, 0.77；95% CI, 0.68-0.87）vs calcium or placebo. No significant benefit was observed for RCTs with 400IU/d vitamin D（2 RCTs with 3 722 persons；pooled RR for hip fracture, 1.15；95% CI, 0.88-1.50；and pooled RR for any nonvertebral fracture, 1.03；95% CI, 0.86-1.24）. 数据综合（合成）：所有汇总分析都基于随机效应模型。5 篇髋骨骨折（n=9 294）RCT 和 7 篇非脊椎骨折 RCT 风险（n=9 820）符合我们的纳入标准。所有试验均使用胆钙化醇。髋部和非脊椎骨折预防的研究中都观察到了异质性，异质性在单独使用低剂量（400IU/d）和单独使用较高剂量维生素 D（700-800IU/d）的汇总 RCT 中消失。对比钙或安慰剂，700-800IU/d 的维生素 D 降低了 26% 的髋部骨折的相对风险（3 组 RCT，5 572 名患者，汇总了的相对风险度 0.74，95% 置信区间［CI］，0.61-0.88）和 23% 的所有非椎体骨折的相对风险（5 组 RCT，6 098 名患者，汇总后相对风险度 0.77，95% 置信区间［CI］，0.68-0.87）。400IU/d 的维生素 D 服用者无明显的受益（2 组 RCT，3 722 名患者，汇总后的髋骨骨折的相对危险度是 1.15，95%CI，0.88-1.50；非椎体骨折中相对危险度 1.036，95%CI，0.86-1.24）。

Conclusions：Oral vitamin D supplementation between 700 to 800IU/d appears to reduce the risk of hip and any non-vertebral fractures in ambulatory or institutionalized elderly persons. An oral vitamin D dose of 400IU/d is not sufficient for fracture prevention"（23）. 结论：门诊和住院的老年人口服维生素 D 补充剂量在 700 至 800IU/d 之间似乎可以降低髋部和任何非椎体骨折的风险。400IU/d 的口服维生素 D 剂量不足以预防骨折。

摘要能使读者了解综述的范围、过程和发现的关键信息，并据此决定是否阅读完整的报告。在一个文献数据库中，读者可以随时获取摘要。摘要能够平衡和逼真地评估综述发现，虽然这些发现只是简略地说明了报告的主要内容。

会议和期刊出版物的摘要报告质量需要改进。在结构式和非结构式摘要中，虽然 PRIMSMA 小组对支持一种摘要而否定另一种摘要并未达成共识，但总体上是推荐结构式摘要。结构式摘要给读者就目的、实施、发现和结论等提供被报告的系统综述的一系列小标题。这种摘要比非结构式摘要能提供给读者更完整的信息,更容易使读者发现信息。

一个高度结构化的系统综述摘要包括以下标题:背景,目的,资料来源,研究选择(或合格标准),研究评价和综合方法(或数据提取和数据合成),结果,局限性,结论(或应用)。而简单的结构可以覆盖上述的小标题(如标出综述方法中的研究选择和研究评价),使这些标题消失或省略了一些小标题(的内容),如背景和局限性。

在上面提到的高度结构化的摘要中,作者使用"背景"这一标题为读者设置上下文,并解释综述问题的重要性。在"目的"的标题下,作者们完美地使用 PICOS 里面的内容去说明综述的主要初始目的。在"数据来源"标题下,作者们总结他们检索的资源、语言或发表类型限制,以及检索的开始和结束日期。在"研究选择"陈述部分中,作者最好说明一下谁选定的研究,使用什么样的纳入标准。"数据提取方法"陈述部分说明数据抽取的界定方法和用于合成或汇总数据的方法。"数据合成"部分报告综述的主要结果。如果综述包括 meta 分析,作者应对重要的结局提供数字结果,并提供置信区间。作者最好(也应该)明确指出这些分析证据的数量(研究数量和参与者人数)。在"限制"的小标题下,作者可以描述纳入研究的最重要的弱点以及综述过程的局限性。然后,作者应该提供清晰和平衡的"结论",这些结论需与综述的目的和发现密切联系。此外,如果作者提供一些关于综述资助的一些信息将会更有帮助。最后,虽然系统综述的方案注册仍然是不常见的做法,如果作者已经注册了他们的综述或收到注册号码,还是建议在摘要的最后提供注册信息。

考虑到上述所有内容,既要考虑到摘要的完整性又要把摘要保持在杂志编辑设定的有限空间内对于作者来说是一个重大挑战。

四、引言的撰写

本书的第七章中总体讨论了引言部分的撰写。然而,各类文章的引言部分有所不同。本节专门讨论 PRISMA 类文章引言部分的撰写要求。

(一)条目 3. 道理(Rationale)

Describe the rationale for the review in the context of what is already known. 介绍当前已知环境下综述的道理。

例如:Reversing the trend of increasing weight for height in children has proven difficult. It is widely accepted that increasing energy expenditure and reducing energy intake form the theoretical basis for management. Therefore, interventions aiming to increase physical activity and improve diet are the foundation of efforts to prevent and treat childhood obesity. Such lifestyle interventions have been supported by recent systematic reviews, as well as by the Canadian Paediatric Society, the Royal College of Paediatrics and Child Health, and the American Academy of Pediatrics. However, these interventions are fraught with poor adherence. Thus, school-based interventions are theoretically appealing because adherence with interventions can be improved. Consequently, many local governments have enacted or are considering policies that mandate increased physical activity in schools, although the effect of such interventions on body composition has not been assessed. 事实证明,转变儿童在一定身高的情况下体重的不断增加趋势是很困难的。人们普遍接受增加能量消耗和减少能量摄入的管理理论。因此,旨在增加体力活动和改善饮食的干预是预防和治疗儿童肥胖的根本。最近的系统综述支持这样的生活方式干预,加拿大儿科协会、皇家儿科和儿童健康学院和美国儿科学会也支持这样的干预。然而,这些干预措施的依从性差。因此,以学校为基础的这种干预在理论上是有吸引力的,因为可以改善干预的依从性。结果,许多地方政府已经颁布了或正在考虑在学校里增加体力活动的政策,虽然尚无评估这种干预措施对身体的影响。

读者需要明白研究理由和系统综述可能会增加已知内容。作者应该告诉读者他们的报告是否是一个新的系统综述,或仅仅是一个已有综述的更新。如果综述是一个更新,作者应说明更新的原因,包括在以前综述版本的证据中添加了什么内容。

为读者设置的最好的背景或引言可以包括以下内容。首先,作者可以从不同的角度(例如公共健康、个别患者或健康政策)定义综述问题的重要性。其次,作者可以简单地提到目前的知识状况及其局限性。在上面的例子中,可能有几种不同干预措施作用的信息,这些信息可以帮助读者了解为什么这些特定干预措施的相对利益或危害需要综述。再次,作者通过明确说明附加的综述目的,可能激起读者的胃口。引言中还可以讨论通过本综述,可以在多大程度上克服现有证据的局限性。

(二)条目 4. 目的(Objectives)

Provide an explicit statement of questions being addressed with reference to participants, interventions, comparisons, outcomes, and study design(PICOS). 通过对研究对象、干预措施、对照措施、结局指标和研究类型(PICOS)5 个方面为导向的问题提出所需要解决的清晰明确研究问题。

例如:To examine whether topical or intraluminal antibiotics reduce catheter-related bloodstream infection, we reviewed randomised, controlled trials that assessed the efficacy of these antibiotics for primary prophylaxis against catheter-related bloodstream infection and mortality compared with no antibiotic therapy in adults undergoing hemodialysis. 为了研究是否局部或腔内抗生素治疗会减少导管相关的血流感染,我们综述了通过正在接受血液透析的成人,与无抗生素疗法相比,评估主要预防导管相关性血流感染和减少死亡率所用抗生素的效果的随机、对照试验。

讨论的问题和为什么要讨论这些问题的道理是一个系统综述最关键的部分之一,应该精准明确地加以说明,以便读者能迅速了解综述的范围和他们的潜在适用性。包括以下五个 "PICOS" 内容的框架问题可以提高综述问题的明确度:①患者人群或讨论的疾病(P);②干预或暴露(I);③比较(C);④主要结局或终点(O);⑤所选择的研究设计(S)。

好的综述问题的范畴或是狭窄或是宽广,这主要取决于综述的总体目标。有时,宽广的问题可能会增加结果的适用性,并有利于检测偏倚、探索性分析和敏感性分析。无论关注的范围狭窄还是宽广,精确说明综述的目标是至关重要的,因为它们有助于明确综述过程的其他内容,如纳入标准(条目 6)和相关文献的检索(条目 7 和 8)。

五、方法的撰写

医学论文的方法部分是研究透明的关键所在，作者需容许读者通过阅读文章中描述的方法重复这项研究，因此需要考虑全面，透明报道。

（一）条目 5. 方案与注册（Protocol and registration）

Indicate if a review protocol exists, if and where it can be accessed (e.g., Web address), and, if available, provide registration information including registration number. 说明是否有综述方案，如果已有研究方案，则说明方案内容并给出可获得该方案的途径（如网址），并且提供现有的已注册的研究信息，包括注册号。

例如：Methods of the analysis and inclusion criteria were specified in advance and documented in a protocol. 分析方法和纳入标准已被事先指定并记录在方案中。

方案是重要的，因为它预先指定系统综述的目标和方法。例如，一个方案指定主要利益的结局、综述者将怎样提取结果信息和综述可能使用的方法，以定量总结结局数据（见条款 13）。有了方案可以帮助限制在综述方法上事后决定偏倚的可能性，如选择性结局报告。有几个资源可为系统综述提供制订方案内容的指导。对于个体患者数据的 meta 分析，建议作者说明是否明确设计了方案以及合作者们是否、何时、怎样通过的这一方案。

研究期间，作者可能修改方案。而读者不应该机械性地认为这种修改不恰当。例如，延长检索时间的修改以便包括更旧或更新的研究，加宽纳入标准（当纳入标准被证实太窄时）或添加分析（如果初始分析提示需要更多的分析）的修改都有意义。然而，作者应该描述这些修改并解释修改理由。

虽然有价值的方案修订是常见的，但必须考虑修改方案可能对系统综述的结果会有影响，特别是当主要结局有所改变的时候。随机试验的选择性结局报告带来的偏倚已经被很好地记载下来了。对 47 个 Cochrane 综述研究的探讨揭示了可能存在的系统综述的选择性报告的间接证据。几乎所有的研究（$N=43$），在方案和完整出版物之间都有一个重大变化，如添加或删除结局。然而，是否（或在何种程度上）变化反映了偏倚还不明确。例如，在纳入的研究中不描述没有展示的结局是相当普遍的做法。

典型的系统综述注册是用注册方案的形式和注册号，虽然系统综述注册的注册尚不常见，但还是存在一些机会。注册可能会减少针对同一个问题产生多个综述的风险，减少发表偏倚，并在更新系统综述时提供更大的透明度。值得注意的是，2004 年 11 月 MEDLINE 索引的一项系统综述调查发现方案的应用报告已经从以前记录的 8% 增加到大约 46%。这个进步主要是由于 Cochrane reviews 提出了需要有方案的要求。

（二）条目 6. 纳入标准（Eligibility criteria）

Specify study characteristics (e.g., PICOS, length of follow-up) and report characteristics (e.g., years considered, language, publication status) used as criteria for eligibility, giving rationale. 详细说明被用作纳入标准的研究特征（如 PICOS 和随访的期限）和报告的特征（如检索年限、语种和发表情况），并给出合理说明。请看下面的实例：

Types of studies: Randomised clinical trials studying the administration of hepatitis B vaccine to CRF[chronic renal failure]patients, with or without dialysis. No language, publication date, or publication status restrictions were imposed. 研究种类：对透析或不透析慢性肾衰患者给予乙肝疫苗接种的随机临床试验。无语言、发表日期或发表状态的限制。

Types of participants: Participants of any age with CRF or receiving dialysis(hemodialysis or peritoneal dialysis)were considered. CRF was defined as serum creatinine greater than 200mol/L for a period of more than six months or individuals receiving dialysis(hemodialysis or peritoneal dialysis)... Renal transplant patients were excluded from this review as these individuals are immunosuppressed and are receiving immunosuppressant agents to prevent rejection of their transplanted organs, and they have essentially normal renal function ... 参与者类型：有慢性肾衰竭或接受透析（血液透析或腹膜透析）的任何年龄的患者。慢性肾衰竭的定义为血清肌酐大于 200mol/L 并超过 6 个月或接受透析（血液透析或腹膜透析）的患者……。肾移植患者被排除在这次综述，因为这些患者免疫系统被抑制了，并且正在接受免疫抑制剂治疗以防止器官移植排斥反应，况且，他们的肾功能基本上是正常的。

Types of intervention: Trials comparing the beneficial and harmful effects of hepatitis B vaccines with adjuvant or cytokine co-interventions[and]trials comparing the beneficial and harmful effects of immunoglobulin prophylaxis. This review was limited to studies looking at active immunization. Hepatitis B vaccines(plasma or recombinant[yeast]derived)of all types, dose, and regimens versus placebo, control vaccine, or no vaccine.... 干预类型：比较乙肝疫苗与佐剂或细胞因子联合干预的有利和有害影响的试验[and]比较免疫球蛋白预防的有益和有害影响的试验。本综述仅限于研究主动免疫。所有类型的乙型肝炎疫苗（衍生的血浆或重组酵母）、药量和给药方案对比安慰剂、控制疫苗或没有疫苗……。

Types of outcome measures: Primary outcome measures: Seroconversion, ie, proportion of patients with adequate anti-HBs response(10IU/L or Sample Ratio Units). Hepatitis B infections(as measured by hepatitis B core antigen[HBcAg]positivity or persistent HBsAg positivity), both acute and chronic. Acute(primary)HBV[hepatitis B virus]infections were defined as seroconversion to HBsAg positivity or development of IgM anti-HBc. Chronic HBV infections were defined as the persistence of HBsAg for more than six months or HBsAg positivity and liver biopsy compatible with a diagnosis or chronic hepatitis B. Secondary outcome measures: Adverse events of hepatitis B vaccinations...[and]...mortality. 结局指标的类型：主要结局指标：血清转化，即有足够的抗 -HBs 应答的患者比例（10IU/L 或采样率单位）。乙型肝炎病毒感染（乙型肝炎核心抗原 HBcAg 阳性或持久的 HBsAg 阳性），急性和慢性均可。急性（原发）乙型肝炎病毒[HBV]感染被定义为血清 HbsAg 阳性、或出现抗 HbsAg 的 IgM。慢性乙型肝炎病毒[HBV]感染者被定义为 HBsAg 持续存在六个月以上或 HBsAg 阳性、并且肝活检提供支持诊断或肝活检为乙型肝炎。次要结局指标：乙型肝炎疫苗不良事件……[和]……死亡率。

掌握纳入标准对于评价一个综述的有效性、适用性和全面性至关重要。因此,作者应该明确指出综述过程中使用的纳入标准。仔细定义出的纳入标准会贯穿于综述方法的各个步骤。纳入标准会对研究策略的发展方向产生影响,并且有助于确保研究被系统地、无偏倚地筛选出来。

一项研究可以在多个报告中进行描述,一个报告可以描述多个研究。因此,撰写小组将纳入标准分为以下两个内容:研究特点和报告特点。这两项均需要在报告中进行说明。研究纳入标准需要包括人群、干预措施、对照,结局,研究设计(PICOS)以及其他研究特定的元素,如指定随访的最短时间。作者应在报告中陈述是否因为不包括(或不报告)一些特定结局而将一些研究排除在外,因为这些特殊的结果有助于帮助读者确定这个系统综述是否会因选择性报告而存在偏倚。

报告的纳入标准可包括出版语言、出版状态(如包含未发表的材料和摘要)以及出版年份。是否包含非英语文献、未发表的数据或可以影响 meta 分析估计的旧数据。因为偏倚风险的潜在区别(有时难以辨认),在纳入所有被识别出来的研究的实践中需要注意,如摘要内容的选择性报告。

(三)条目 7. 信息来源(Information sources)

Describe all information sources in the search(e.g., databases with dates of coverage, contact with study authors to identify additional studies)in the search and date last searched. 说明研究中的全部信息来源(如有覆盖日期的数据库,与研究作者联系以获取更多的研究资料)和最后检索的日期。

例如:Studies were identified by searching electronic databases, scanning reference lists of articles and consultation with experts in the field and drug companies.... No limits were applied for language and foreign papers were translated. This search was applied to Medline(1966–Present), CancerLit (1975–Present), and adapted for Embase(1980–Present), Science Citation Index Expanded (1981–Present)and Pre-Medline electronic databases. Cochrane and DARE(Database of Abstracts of Reviews of Effectiveness)databases were reviewed.... The last search was run on 19 June 2001. In addition, we handsearched contents pages of Journal of Clinical Oncology 2001, European Journal of Cancer 2001 and Bone 2001, together with abstracts printed in these journals 1999–2001. A limited update literature search was performed from 19 June 2001 to 31December 2003. 通过检索电子数据库、浏览文章参考文献列表、咨询该领域的和制药公司专家等方法识别被纳入的研究……。没有语言限制,没有外国文献需要翻译的限制。用此方法检索了 Medline(1966—现在)、CancerLit(1975—现在),经修订检索了 Embase(1980—现在)、Science Citation Index Expanded(1981—现在)和 Pre-Medline 电子数据库。也查阅了 Cochrane 和 DARE(有效性文摘数据库)数据库……。最后一次检索日期是 2001 年 6 月 19日。此外,我们手动检索了《临床肿瘤学》(2001),《欧洲癌症》(2001)、《骨》(2001)期刊的目录页,并检索了印刷在这些文献里的摘要(1999—2001)。进行了限制性的跟进文献检索(2001 年 6 月 19 日至 2003 年 12 月 31 日)。

　　美国国立医学图书馆的 MEDLINE 数据库是世界上最全面的综合医疗信息来源之一。但是,像任何数据库一样,它的覆盖范围并不是全面的,而且不同领域的覆盖面也有所差别。从任何单一数据库中检索,即使经验丰富的搜索者,其结果也未必完美。这就是为什么详细的报告在系统综述中至关重要。

　　至少,对于每个检索过的数据库,作者应报告这个数据库、平台或提供者(如 Ovid,Dialog,PubMed)以及对每个数据库搜索的开始日期和结束日期。这些信息可以帮助读者评估综述的情况。这一点很重要,因为出版时间的滞后会使一些综述结果过时。这些信息也应使更新更高效。作者还应报告是谁发起和谁开展的这项研究。

　　除检索数据库外,作者还应报告识别相关研究而设置的补充方法的应用,例如:期刊的手工检索、查阅参考文献列表、检索试验登记或监管机构的网站、联系制造商或联系作者。作者还应报告,他们是否尝试过从研究者或资助者处获得文章中丢失的任何信息(如研究方法或结果);在文章中简述联系过谁、获得了哪些未发表信息,这是非常有用的。

(四)条目 8. 检索(Search)

　　Present full electronic search strategy for at least one database, including any limits used, such that it could be repeated. 至少说明一个数据库的完整检索策略。包含所有用到的限制,使得检索可以重现。

　　一般在文章中必须把检索词交代清楚,如果检索策略比较复杂,则可以附录的形式提供出来。下面的实例是在文章的正文中出现的:

　　We used the following search terms to search all trials registers and databases: immunoglobulin; IVIG; sepsis; septic shock; septicaemia; and septicemia.... 我们使用以下检索词对所有的临床试验登记处和数据库进行了检索:免疫球蛋白、静脉注射免疫球蛋白、脓毒症、感染性休克、败血症(败血症有两种拼写方法:septicaemia 和 septicemia,这两个拼写方法也都做为检索词)……。

　　综述的检索策略一般都比较多,因此多以附录的形式提供给读者。请看下面的实例:

Search strategy: MEDLINE(OVID)

01. immunoglobulins/ 免疫球蛋白 /

02. immunoglobulin$.tw. 免疫球蛋白 $.tw.

03. ivig.tw.

04. 1 or 2 or 3

05. sepsis/ 脓毒症

06. sepsis.tw. 脓毒症 .tw.

07. septic shock/ 感染性休克

08. septic shock.tw. 感染性休克 .tw.

09. septicemia/ 败血症

10. septicaemia.tw. 败血症 .tw.

11. septicemia.tw. 败血症 .tw.

12. 5 or 6 or 7 or 8 or 9 or 10 or 11

13. 4 and 12 条 4 和条 12

14. randomised controlled trials/ 随机对照试验

15. randomised−controlled−trial.pt. 随机对照试验 .pt.

16. controlled−clinical−trial.pt. 对照临床试验 .pt.

17. random allocation/ 随机分配

18. double−blind method/ 双盲法

19. single−blind method/ 单盲法

20. 14 or 15 or 16 or 17 or 18 or 19

21. exp clinical trials/exp 临床试验

22. clinical−trial.pt. 临床试验 .pt.

23. （clin$ adj trial$）.ti, ab.

24. （（singl$ or doubl$ or trebl$ or tripl$）adj（blind$））.ti, ab.

25. placebos/ 安慰剂

26. placebo$.ti, ab. 安慰剂 $.ti, ab.

27. random$.ti, ab. 随机 $.ti, ab.

28. 21 or 22 or 23 or 24 or 25 or 26 or 27

29. research design/ 研究设计

30. comparative study/ 对比性研究

31. exp evaluation studies/exp 评估研究

32. follow−up studies/ 跟进研究

33. prospective studies/ 前瞻性研究

34. （control$ or prospective$ or volunteer$）.ti, ab.

35. 30 or 31 or 32 or 33 or 34

36. 20 or 28 or 29 or 35

37. 13 and 36

检索策略是任何系统性综述报告中必不可少的一部分。检索可能是复杂和迭代的,尤其是当综述者搜索不熟悉的数据库或他们的综述涉及一个广泛的或新的主题时。仔细阅读检索策略会使感兴趣的读者评价检索的全面性和完整性,并复制这个策略。因此,建议作者报告他们至少一个主要数据库的完整电子检索策略。作为呈现所有数据库的搜索策略的一种替代,作者可以提示是如何将其他数据库考虑进去检索的,因为数据库间的标引词（index terms）有不同。如果把不同的检索用于更广泛问题的不同部分（如关于效益与危害的问题）,建议作者为每个目的提供至少一个检索策略的例子,也鼓励作者说明是否检索策略作为系统综述过程的一部分经过了同行评审。

期刊的限制有所不同,在报告的文本中用检索策略检索并不总是可行的。然而,强烈敦促所有期刊找到办法,例如 "Web extra" 附录,或档案的电子链接,使读者能获取到检索策略。也建议所有作者将他们的研究存档,以便①其他人可以访问研读它们（例如,复制他们或了解为什么他们对类似的主题综述没有找到相同的报告);②他们综述的进一步更新也会容易。

有些资源提供关于开发检索策略的指导。大多数检索有限制性,例如时间和经济资源的限制,无法访问的限制或不充分的索引报告和数据库的限制,未能获得与特殊语言专家的交流,未能获得数据库检索的技术,或不容易找到检索问题相关的证据。作者应该直截了当地描述他们的检索限制。除了用来识别或排除记录的关键词,作者应该报告关于搜索的任何额外限制,如语言和日期限制(参见纳入标准,条目 6)。

（五）条目 9. 研究选择（Study selection）

State the process for selecting studies (i.e., for screening, for determining eligibility, for inclusion in the systematic review, and, if applicable, for inclusion in the meta-analysis). 说明选择研究的过程(即初筛、决定纳入条件,被纳入系统综述等步骤,如果可能,还要有被纳入 meta 分析的过程)。

例如: Eligibility assessment...[was]performed independently in an unblinded standardized manner by 2 reviewers.... Disagreements between reviewers were resolved by consensus. 纳入评估……由两个综述者以非设盲的标准形式独立进行……。两位综述者出现分歧时最终需要达成共识。

怎样选择研究并把研究纳入到系统综述是没有标准的过程。作者通常从他们检索识别出的大量记录开始,然后按顺序根据纳入标准排除不合格的记录。建议作者报告他们是如何筛选检索到的记录的(通常是通过检索标题和摘要),需要阅读发表物全文频率的情况如何,是否剔除了一些类型的记录(如给编辑的信)。也建议使用 PRISMA 流程图总结研究的选择过程(条目 17)。

在研究的选择上,努力提高客观性、避免错误是重要的。因此,作者应该报告每个阶段是由一个或几个人做的,这些人是谁,如果是多个独立的研究人员做的选择,那么,通过什么样的过程解决分歧。至少用两名研究人员做同样资料的筛选(两个人都要阅读同样的资料但分别作出决定)才能减少排除不该排除的相关报告的可能性。根据主题决定选择或排除一篇文章需要艰难的判断,但益处可能最大。对于通过这些主题选择论文,作者应该告诉读者综述者间的一致水准,需要仲裁有多么常见、通过什么办法解决分歧(例如,通过与原始研究作者联系)。

（六）条目 10. 资料收集过程（Data collection process）

Describe the method of data extraction from reports (e.g., piloted forms, independently by two reviewers) and any processes for obtaining and confirming data from investigators. 描述从报告中提取资料的方法(例如预提取表格、两人独立提取)和任何从报告作者获取和确认资料的所有过程。

例如: We developed a data extraction sheet (based on the Cochrane Consumers and Communication Review Group's data extraction template), pilot-tested it on ten randomly-selected included studies, and refined it accordingly. One review author extracted the following data from included studies and the second author checked the extracted data.... Disagreements were resolved by discussion between the two review authors; if no agreement could be reached, it was planned a third author would decide. We contacted five authors for further information. All responded and one provided numerical data that had only been presented graphically in the published paper. 基于 Cochrane 用户和通讯评审组（Cochrane Consumers and Communication Review Group）的数据提取模板，我们开发了一个资料提取表，在十个随机选择的纳入研究中进行了试点测试，并对其进行了相应的精炼。一个综述作者从纳入研究中提取了以下资料，另一个综述作者检查了被提取出来的资料。通常通过两个综述作者的讨论来解决他们之间的分歧；如果经过这样的讨论不能达成共识，则需事先计划好的第三个作者决定。为了获取更多的信息，我们联系了五位作者。这五名作者都答复了，并有一名作者提供了数据资料，这个数据资料在出版的论文中只是以图表的形式展示了。

综述者从每个纳入研究中提取信息，以便他们能够在系统综述中对证据进行批判、呈现和总结。他们也可能联系纳入研究的作者以便获取没有被报告的或报告不清楚的信息。在具体患者数据的 meta 分析中，这个阶段涉及对详细的原始数据库进行收集和详细检查。作者们应该表述这些方法，包括采取的措施，以减少在数据收集和数据提取过程中的偏倚和错误。

一些系统综述者使用可以以附录或"Web extra"的形式展示在报告中的数据提取表。这些表格可以向读者展示综述者所寻求的信息（条目 11）以及他们如何提取了这些信息。作者可以告诉读者是否这个表是试点性的。不管怎样，建议作者告诉读者什么人提取的某个资料，是否有任何提取的资料结果是重复的，如果是这样，是否已经各自独立地对重复的记录做了重复地总结，独立进行总结之间的分歧是怎样得到解决的。

发表了的纳入研究报告可能无法提供综述所需的所有信息。综述者应该描述他们从原始研究人员寻求额外信息的任何行动（条目 7）。这个描述可能包括他们是如何试图联系原始研究者的，向他们要了什么，以及怎样成功地获得到了必要的信息。作者还应该告诉读者什么时候从原始研究人员那里要的个体患者的资料（条目 11），并提示这些数据被用与分析的研究中。综述者最好也应该说明是否他们与原始研究者确认了纳入综述中信息的准确性，例如通过给他们发一份综述的草稿。

一些研究不止发表一次。重复的出版物可能难以评定，而把他们都纳入进去可能会导致偏倚。建议作者描述他们用来避免从同一研究（如并置作者的名字、治疗比较、样本大小，或结局）的重复报告中所得到的数据的重复计算所采用的所有步骤。还建议作者提示这些做法是否考虑了研究的所有报告，因为不一致可能会揭示重要的局限性。例如，一个综述药物试验重复发表的文章提示，一个报告到另一个报告的报告研究特点可能不同，包括设计的描述、分析的患者数量、选择的显着性水平和结局。作者最好应当展示他们用于重叠报道选择资料的任何算法，展示任何他们用来解决报告之间逻辑不一致的努力。

（七）条目 11. 资料条目（Data items）

List and define all variables for which data were sought（e.g., PICOS, funding sources）and any assumptions and simplifications made. 列出并说明所有与资料相关的变量（如 PICOS 和资金来源），以及作出的任何推断和简化形式。

例如：Information was extracted from each included trial on：①characteristics of trial participants（including age, stage and severity of disease, and method of diagnosis）, and the trial's inclusion and exclusion criteria; ②type of intervention (including type, dose, duration and frequency of the NSAID [non-steroidal anti-inflammatory drug]; versus placebo or versus the type, dose, duration and frequency of another NSAID; or versus another pain management drug; or versus no treatment); ③type of outcome measure (including the level of pain reduction, improvement in quality of life score [using a validated scale], effect on daily activities, absence from work or school, length of follow up, unintended effects of treatment, number of women requiring more invasive treatment). 从每个纳入试验中的以下方面提取信息：①受试者的特征（包括年龄、疾病期和严重程度，以及诊断方法），试验的纳入和排除标准；②干预类型（包括 NSAID（非甾体类抗炎药）的类型、剂量、持续时间和频率；相对的安慰剂或相对的另外一种 NSAID 的类型、剂量、持续时间和频率；或相对的另一种控制疼痛的药物；或相对的不治疗）；③结局指标类型（包括疼痛减少的水平，生活质量的提高评分（使用经过验证的测量表），对日常活动的影响，不工作或不上学情况，随访的时间长度，治疗的意外作用，需要更多的侵入性治疗的女性患者数量）。

读者知道综述作者寻找的信息内容是很重要的，即使其中的有些信息是无法获得到的。如果综述仅限于报告那些可获得到的变量，而不是那些重要的但不能获取的变量，那么可能就出现偏倚，读者可能会被误导。因此，如果作者可以引导读者查询方案（条目 5），归档他们的提取表（条目 10），包括变量的定义，是有帮助的。发表的系统综述应包括读者如何能获得额外材料的特殊过程的描述（如果相关）。

鼓励作者报告是否在综述工作开始后添加了一些变量。这些变量可能包括在综述者识别出来的研究中发现的（如综述者最初忽视了的重要结局指标）。作者应该描述添加到预先在方案中指定的变量里的任何变量的原因，这样一来，读者可以了解评估过程。

建议作者报告任何关于遗漏或不清楚信息的假设，并解释那些过程。例如，在对 50 岁或以上的妇女的研究中，假设没有人怀孕是合理的，即使这个信息没有被报道。同样，综述作者可能会作出关于被评估药物的给药途径的假设。然而，应特别注意定性信息的假设。例如，"孩子"年龄的上限可以是 15~21 岁，给患者"大强度"理疗在不同的时间、对不同的研究者来说可能意义不同，"大量"失血的失血量依据不同的场所可能有很大不同。

（八）条目 12. 单个研究存在的偏倚风险（Risk of bias in individual studies）

Describe methods used for assessing risk of bias in individual studies (including specification of whether this was done at the study or outcome level, or both), and how this information is to be used in any data synthesis. 描述用于评价单个研究偏倚的方法（包括该方法是用于研究层面还是结局层面，或这两种层面），以及在资料综合中该信息如何被利用。请看下面的实例：

To ascertain the validity of eligible randomised trials, pairs of reviewers working independently and with adequate reliability determined the adequacy of randomisation and concealment of allocation, blinding of patients, health care providers, data collectors, and outcome assessors; and extent of loss to follow-up (i. e. proportion of patients in whom the investigators were not able to ascertain outcomes). 为了确定合格随机对照试验的效力，两名综述者独立地并足够可靠地确定随机与分配隐藏的充足性、患者设盲的充足性、医疗保健提供者的胜任性、数据采集者和

结局评估者的胜任性,和损失丢失的程度(即研究者无法确定结局的患者比例)的充分性。

To explore variability in study results(heterogeneity)we specified the following hypotheses before conducting the analysis. We hypothesised that effect size may differ according to the methodological quality of the studies. 为了探索研究结果的不同性(异质性),在进行分析之前,我们指定以下假设。我们假设效应量可能因研究方法学的质量而不同。

系统综述中报告的治疗效果接近真相的拟然性(似真性)取决于纳入研究的有效性,因为某些方法学特征可能与效果量相关。例如,没有足够报告分配隐藏的试验与有足够隐蔽的试验相比,会夸大平均治疗效果。因此,重要的是,作者要描述他们用来测量纳入研究的偏倚风险的所有方法和测量方法的信息是如何被利用的。此外,如果没有进行偏倚风险评估,作者则应提供一个理由。用来描述与此相关问题最流行的术语是"质量",但如果命名为"偏倚风险评估"可能更为恰当。

有许多方法来评估纳入研究偏倚的整体风险,包括测量、清单、单个组件。然而,用数字方法把多个组件总结成一个数字的测量有误导性且没有任何帮助。相反,作者应该指定他们评估的方法学组件。常见随机试验的有效性包括以下标记:恰当生成的随机分配序列,分配序列的隐藏性,对参与者、医疗健康提供者、数据收集者和结局裁定者的设盲,患者失访的比例,因利益而提前停止试验,以及是否遵循了意向处理分析原理。需要考虑实证数据、理论道理以及纳入研究的独特情况,来最终决定需要用哪些方法去评估。

作者应该报告他们是如何评估偏倚风险的,是否是个盲法,是否评估是由一个以上的人完成,如果是,这些评估是否是独立完成的。同样,鼓励作者报告综述团队成员间所做的任何校准实践。最后,作者需要报告在数据合成中如何应用偏倚风险评估的(条目16)。尽管在纳入的研究中评估偏倚风险的任务常常很困难,但作者有时还是对他们所做的评估结果保持沉默。如果作者基于偏倚风险从综述中排除研究,或排除任何随后的分析,他们应该告诉读者排除了哪些研究,并且说明排除原因(条目6)。作者还应描述与偏倚评估相关的任何计划的敏感性或亚组分析(条目16)。

(九)条目13. 概括效应指标(Summary measures)

State the principal summary measures(e.g., risk ratio, difference in means). 说明主要的综合结局指标,如危险率、均值差。请看下面的实例:

Relative risk of mortality reduction was the primary measure of treatment effect. 死亡率降低的相对风险是主要治疗效果指标。

The meta-analyses were performed by computing relative risks(RRs)using random-effects model. Quantitative analyses were performed on an intention-to-treat basis and were confined to data derived from the period of follow-up. RR and 95% confidence intervals for each side effect(and all side effects)were calculated. Meta 分析是使用随机效应模型通过计算相对风险(RR)做出来的。定量分析是在意向处理基础上进行的,并仅限于来自随访期间的数据。我们计算了每个副作用的 RR 和 95% 置信区间。

The primary outcome measure was the mean difference in $\log_{10}$ HIV-1 viral load comparing zinc supplementation to placebo… 主要结局指标是,锌补充剂与安慰剂比较 HIV-1 病毒载量 log10 的均值差……。

计划系统综述时,这种作者预先指定主要利益结局以及预先指定每个结局的总结效果指标的做法一般是可取的(条目 5)。所选择的总结效果指标可能会与用于一些纳入研究的指标有所不同。尽管事先判断哪个指标最合适不太容易,如果可能的话,还是应该解释效果指标的选择。

二进制的结局最常见的总结指标是风险比、优势比和风险差。在研究间,尽管绝对差在解释发现上是重要的,相对效果比绝对效果还是更有一致性(条目 24)。

对于连续结局,自然效果指标是均值差。当所有的研究结局指标是在相同的测度上,它的使用是适当的。当研究没有直接可比的数据时,则要使用标准均值差的手段。当所有的研究评估结局相同时,以各种方式测量(如用不同的尺度来衡量抑郁症),通常会发生这种情况。对于时间到事件(time-to-event)的结局,危险比(hazard ratio)是最常见的总结指标。综述者需要把研究的 log hazard ratio(对数危险比)及其标准误差包括在 Meta 分析中。不是所有的研究都给出此信息,估计期待数量方法还可以从其他报告的信息中获得到。风险比(risk ratio)和优势比(odds ratio)(与固定时间发生的事件的关系)不等于危险比(hazard ratio),中位生存时间并不是 meta 分析的可靠依据。如果作者已经使用了这些指标,他们应该在报告中描述他们的方法。

(十)条目 14. 计划的分析方法(Planned methods of analysis)

Describe the methods of handling data and combining results of studies, if done, including measures of consistency(e.g., I^2) for each meta-analysis. 描述数据处理和研究结果汇总的方法,如果进行了 meta 分析,则说明一致性的方法(如 I^2)。请看下面的实例:

We tested for heterogeneity with the Breslow-Day test, and used the method proposed by Higgins et al. to measure inconsistency(the percentage of total variation across studies due to heterogeneity)of effects across lipid-lowering interventions. The advantages of this measure of inconsistency(termed I^2) are that it does not inherently depend on the number of studies and is accompanied by an uncertainty interval. 我们采用 Breslow-Day 检测测试了异质性,并用了 Higgins 等人提出的方法测量了降脂干预效果的不一致性(异质性导致的研究间的总变异百分比)。这种不一致性(被称作 I^2)的指标优势是:它并非本质上依赖于研究数量,进而伴随着区间不确定性。

In very few instances, estimates of baseline mean or mean QOL[quality of life]responses were obtained without corresponding estimates of variance(standard deviation[SD]or standard error). In these instances, an SD was imputed from the mean of the known SDs. In a number of cases, the response data available were the mean and variance in a pre study condition and after therapy. The within-patient variance in these cases could not be calculated directly and was approximated by assuming independence. 在很少数情况下,基线均数估计或平均生活质量反应估计的获得没有相应的方差(标准差[SD]或标准误)估计。在这些情况下,标准差是从那些已知标准差的均数中计算出来的。在许多情况下,可获得到的响应数据是在预研究条件下和治疗后的

平均值和方差。由此,患者的方差不能直接计算,而是通过假设独立估算出来。

从综述的研究中提取的数据在适合于分析或放入证据表里展示之前可能需要一些转换（处理）。这样的数据处理方法可以使荟萃分析容易,但是有时甚至在不做荟萃分析时也需要这种处理。例如,在具有两个以上干预组的试验中,或许有必要合并两个或更多组的结果（如接收相似而不接收相同的干预）,或者为了匹配综述的纳入标准,可以只包括一个试验资料的子集。当在一些研究间使用几个不同的测量（如用于抑郁）时,一些分数的符号可能需要翻转以确保所有评分对齐（如所有评分里低值表示健康）。其他统计资料的标准差可能必须进行重建（如 P 值和 t 值）,或偶尔这些标准差可以从其他研究中观察到的标准偏差那里估算出来。时间到事件数据通常也需要仔细转换为一致的格式。作者应报告任何此类数据处理的详细信息。

在荟萃分析中来自两个或更多个独立研究的数据的统计组合可能既不必要也不可取（条目 21）。无论合并单个研究结果的决定如何,作者都应报告他们对评估研究间的变化性（不均一性或不一致性）的计划。跨试验结果的一致性可能会影响是否在荟萃分析中结合试验结果的决定。

当 Meta 分析完成后,作者应指定效应指标（如相对风险或平均差）（条目 13）、统计方法（如逆方差）以及是确定的还是随机的效应方法,或使用的其他方法（例如,Bayesian）。如果可能,作者应该解释这些选择的原因。

（十一）条目 15. 研究间偏倚风险（Risk of biases）

Specify any assessment of risk of bias that may affect the cumulative evidence（e.g., publication bias, selective reporting within studies）. 详细说明所进行的可能影响积累证据的偏倚风险（如发表偏倚,研究中选择性报告）的评估。请看如下实例:

For each trial we plotted the effect by the inverse of its standard error. The symmetry of such 'funnel plots' was assessed both visually, and formally with Egger's test, to see if the effect decreased with increasing sample size. 对于每个试验,我们通过其标准误差的倒数绘制效应。这种"漏斗图"的对称性既用视觉评估,又正式地用 Egger's 测试评估,以观察随着样本大小的增加,这种效应是否降低。

We assessed the possibility of publication bias by evaluating a funnel plot of the trial mean differences for asymmetry, which can result from the non publication of small trials with negative results.... Because graphical evaluation can be subjective, we also conducted an adjusted rank correlation test and a regression asymmetry test as formal statistical tests for publication bias.... We acknowledge that other factors, such as differences in trial quality or true study heterogeneity, could produce asymmetry in funnel plots. 我们通过评估试验平均差异的漏斗图的不对称性评估发表偏倚的可能性,这种不对称可以来自具有阴性结果的未曾发表的小试验……因为图形评价可以是主观的,我们还进行了调整后等级相关测试（adjusted rank correlation test）和回归不对称测试（regression asymmetry test）作为出版偏倚的正式统计测试……我们承认,其他因素,如试验质量的差异或真实研究的异质性,可能会产生漏斗图的不对称。

综述者应探讨可用数据存在偏倚的可能性。综述者可以检查现有的研究结果，找到提示可能缺失研究（出版偏倚）或纳入研究缺失数据（选择性报告偏倚）的线索。作者应详细报告用于各个研究中可能存在偏倚的任何方法。

很难评估系统综述中是否存在研究内选择性报告。如果可以获得一个研究方案，则可通过比较研究方案和发表的报告的结局来评估。即使在没有研究方案的情况下，也可以通过已发表报告的方法部分中列出的结果与那些已呈现的结果相比较来评估。196 个描述用于关节炎的两种药物比较的实验报告中仅有一半在方法和结果部分所有的效应量是相同的。在其他情况下，即使没有报告，临床领域的知识也会提示结局被检测的可能性。例如，一个特定的疾病，如果只报告了两个有关联结局的其中之一而没有报告另外一个，那么应该质疑后者是否已经选择性省略了。

在 2004 年 11 月发表的治疗性系统综述只有 36%（76/212）报告考虑了研究发表偏倚，其中只有 1/4 打算对这种偏倚进行正式评估。对 2005 年发表的 24 篇报告正式评估的文章的 60 项 meta 分析中，大多是基于 10 个研究以内；多数显示统计学显著异质性；很多综述者错误解释了测试的结果。一篇抗抑郁药的临床试验综述发现，已发表的试验进行的 meta 分析结果给出的药物效果估计，对比所有送给药物机构这些药物进行分析的试验的效果平均值高出 32%。

（十二）条目 16. 其他分析（Additional analyses）

Describe methods of additional analyses（e.g., sensitivity or subgroup analyses, meta-regression）, if done, indicating which were pre-specified. 对研究中其他的分析方法进行描述（如敏感性分析或亚组分析，meta 回归分析），并说明如果存在预先指定，那么哪些分析是预先制定的。

例如：Sensitivity analyses were pre-specified. The treatment effects were examined according to quality components（concealed treatment allocation, blinding of patients and caregivers, blinded outcome assessment）, time to initiation of statins, and the type of statin. One post-hoc sensitivity analysis was conducted including unpublished data from a trial using cerivastatin. 敏感性分析是预先指定的。依据质量因素（治疗分组隐蔽，患者及治疗给予者的设盲，结局评估设盲）、他汀类药物的起始时间和他汀类药物的类型来考察治疗效果。做了一个事后敏感性分析，这个分析包括使用西立伐他汀未发表的试验数据。

作者可以进行额外的分析以帮助了解他们的综述结果是否有说服力，所有这些分析都应该报告，包括敏感性分析，亚组分析和元回归（meta-regression）。

敏感性分析用来探索系统综述的主要发现在系统综述的方法上或个体研究（如研究纳入标准，偏倚评估风险结果）资料方面变化影响的程度。亚组分析主要解决是否总结效果与纳入的研究或其参与者的具体（通常临床）特征的关系有变化。元回归将亚组分析的概念扩展到对效应大小方面研究特征定量影响的检查。元回归还允许作者在研究发现方面检查不同变量对异质性的贡献。系统综述的读者应该意识到元回归有许多局限性，包括对发现过度解释的危险。

即使用有限的数据，也可以进行许多其他分析。选择哪个分析将取决于综述的目的。然而，这些分析都不能避免产生潜在的误导性结果。重要的是要告知读者是否进行了这些分析、分析的理论和哪些分析是预先指定的。

六、结果的撰写

结果部分包括研究选择，研究特征，研究内部偏倚风险，单个研究结果，结果综合，研究间的偏倚风险和其他分析。

（一）条目 17. 研究选择（Study selection）

Give numbers of studies screened, assessed for eligibility, and included in the review, with reasons for exclusions at each stage, ideally with a flow diagram. 报告初筛的文献数，评价符合纳入标准的文献数，以及最终纳入综述的文献数。同时给出每一步排除的原因，最好提供流程图。请看下面的实例：

A total of 10 studies involving 13 trials were identified for inclusion in the review. The search of Medline, PsycInfo and Cinahl databases provided a total of 584 citations. After adjusting for duplicates 509 remained. Of these, 479 studies were discarded because after reviewing the abstracts it appeared that these papers clearly did not meet the criteria. Three additional studies... were discarded because full text of the study was not available or the paper could not be feasibly translated into English. The full text of the remaining 27 citations was examined in more detail. It appeared that 22 studies did not meet the inclusion criteria as described. Five studies... met the inclusion criteria and were included in the systematic review. An additional five studies... that met the criteria for inclusion were identified by checking the references of located, relevant papers and searching for studies that have cited these papers. No unpublished relevant studies were obtained. 识别并将 13 个试验中的 10 项研究纳入系统综述中。通过 Medline、PsycInfo 和 Cinahl 数据库的搜索找到 584 项研究的引文。调整后，排除重复，剩下 509 项。其中，479 项研究被忽略不计，因为研读了摘要后，这些文章显然不符合标准。另外三个研究……被舍弃，因为没有该研究的全文或文章没有被切实地翻译成英文。然后详尽审阅检查了余下的 27 项引文的全文。其中 22 项研究不符合所述的纳入标准。只有五项研究……符合纳入标准，因而被纳入系统综述。这五项研究……符合纳入标准，是通过检查找到的参考文献、相关论文以及搜索引用了这些文献的研究确定的。未发表的相关研究并未获得。

See flow diagram Figure 10–2. 见流程图 10–2。

作者应该报告通过电子书目源（包括专门的数据库或注册搜索）和手动搜索的各种资源、参考文献列表、引文索引和专家那里得到的条目总数，最好使用流程图。作者给读者描述一下从不同来源中识别出来的文章的数量是有帮助的，这样他们可以明白一些必要的信息，例如大多数文章是通过电子书目来源识别出来的，还是从参考文献或专家资源那里识别出来的。主要来自参考文献或专家资源识别出来的文献可能容易被引用或容易出现出版偏倚。

流程图和文章应清楚地描述整个综述过程中选择报告的过程。作者应报告：在搜索中识别到的那些特有报告、初步筛选后排除的报告（如通过标题和摘要的筛选）、检索到的详细评估报告、检索不到的潜在合格报告、检索到的不符合纳入标准的报告和排除的主要原因，以及综述纳入的研究。实际上，不同的综述，最恰当的布局可能不同。

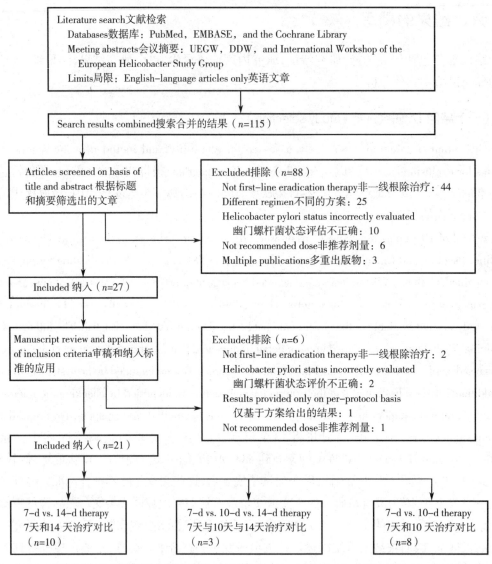

图 10-2　示例图：研究选择的流程图实例（Example figure：example flow diagram of study selection）
注：PubMed 是数据库 Medline 的搜索引擎，Medline、EMBASE 和 the Cochrane Library 是三大医学数据库；
DDW=Digestive Disease Week 消化疾病周刊；UEGW=United European Gastroenterology Week 欧洲胃肠病学周刊；
International Workshop of the European Helicobacter Study Group 欧洲幽门螺杆菌研究组国际研讨会

　　作者还应注意存在重复报告和补充报告的情况，以便读者知道纳入综述的研究数量与报告数量。作者应该对术语的使用保持一致，例如是报告引文数量、记录数量、出版物还是报告研究数量。一般认为报告研究数量是最重要的。

　　流程图可以是非常有用的。它应该描绘满足纳入标准的所有研究，无论因统计分析而合并与否。最近对 87 项系统综述的综述发现，约有一半包括 QUOROM 流程图。这项研究的作者推荐了一些综述者通过整个综述过程描述信息流程时可以改进流程图应用的重要方法，以及给予每个报告的重要结局一个单独的流程图。

（二）项目 18. 研究特征（Study characteristics）

For each study, present characteristics for which data were extracted（e.g., study size, PICOS, follow-up period）and provide the citations. 说明每一个被提取资料的研究特征（如样本含量、PICOS 和随访时间）并提供引文出处。

纳入研究方法特点（characteristics of included studies methods）的实例：

All four studies finally selected for the review were randomised controlled trials published in English. The duration of the intervention was 24 months for the RIO-North America and 12 months for the RIO-Diabetes, RIO-Lipids and RIO-Europe study. Although the last two described a period of 24 months during which they were conducted, only the first 12-month results are provided. All trials had a run-in, as a single blind period before the randomisation. 所有四个最终被选择用于综述的研究是用英语发表的随机对照试验。干预的期限：RIO-North America 的研究是 24 个月，RIO-Diabetes、RIO-Lipids 和 RIO-Europe 的研究是 12 个月。虽然最后两个研究描述说他们进行了 24 个月的研究，但只提供前 12 个月的结果。所有试验都有空转期，作为随机化之前的单个盲期。

参与者（Participants）的实例：

The included studies involved 6 625 participants. The main inclusion criteria entailed adults（18 years or older）, with a body mass index greater than 27kg/m^2 and less than 5kg variation in body weight within the three months before study entry. 纳入的研究涉及 6 625 名参与者。主要纳入标准包括成年人（18 岁或以上），在入学前三个月内体重指数大于 27kg/m^2，且体重差别小于 5kg。

干预（Intervention）的实例：

All trials were multicentric. The RIO-North America was conducted in the USA and Canada, RIO-Europe in Europe and the USA, RIO-Diabetes in the USA and 10 other different countries not specified, and RIO-Lipids in eight unspecified different countries. 所有试验均为多中心。RIO-North America 在美国和加拿大进行，RIO-Europe 在欧洲和美国进行，RIO-Diabetes 在美国和其他 10 个没有在文章中说明的不同国家进行，RIO-Lipids 在八个未明确说明的不同国家。

The intervention received was placebo, 5mg of rimonabant or 20mg of rimonabant once daily in addition to a mild hypocaloric diet（600kcal/day deficit）. 除了轻度低热量饮食（600kcal/ 天负氮平衡）外，干预是安慰剂、每日一次 5mg 利莫那班或 20mg 利莫那班。

结局（Outcomes）的实例：

主要结局（Primary Outcomes）：

In all studies the primary outcome assessed was weight change from baseline after one year of treatment and the RIO-North America study also evaluated the prevention of weight regain between the first and second year. All studies evaluated adverse effects, including those of any kind and serious events. Quality of life was measured in only one study, but the results were not described（RIO-Europe）. 在所有研究中，主要评估结局是治疗一年后与基线相比的体重变化，RIO-North America 研究还评估了第一年和第二年之间体重再获得的预防。所有研究评估了不良反应，包括所有种类的不良反应和严重事件。仅一项研究测量了生活质量，但没有说明结果（RIO-Europe）。

次要和其他结局（Secondary and additional outcomes）：

These included prevalence of metabolic syndrome after one year and change in cardiometabolic risk factors such as blood pressure, lipid profile, etc. 次要和其他结局包括一年后代谢综合征的流行情况以及心脏代谢危险因素的变化，如血压、血脂情况等的变化。

No study included mortality and costs as outcome. 没有把死亡率和成本作为结局进行的研究。

The timing of outcome measures was variable and could include monthly investigations, evaluations every three months or a single final evaluation after one year. 结局测量的时间是不同的，包括每月调查一次，每三个月评估一次或一年后一次最终评价。

See Table 10-2. 见表 10-2。

表 10-2　例表：止吐剂对急性胃肠炎疗效的纳入研究总结
（Summary of included studies evaluating the efficacy of antiemetic agents in acute gastroenteritis）

Source 来源	Setting 场所	Patients 患者数量 n	Age range 年龄范围	Inclusion criteria 纳入标准	Antiemetic agent 止吐剂	Route 给药途径	Follow up 接续
Freedman et al, 2006	ED[1]	214	6 months–10 years	GE[2] with mild to moderate dehydration and vomiting in the preceding 4 hours[3]	Ondansetron[4]	PO[5]	1–2 weeks
Reeves et al, 2002	ED	107	1 month–22 years	GE and vomiting requiring IV rehydration[6]	Ondansetron	IV[7]	5–7 days
Roslund et al, 2007	ED	106	1–10 years	GE with failed oral rehydration attempt in ED[8]	Ondansetron	PO	1 week
Stork et al, 2006	ED	137	6 months–12 years	GE, recurrent emesis, mild to moderate dehydration, and failed oral hydration[9]	Ondansetron and dexamethasone[10]	IV	1–2 days

① ED=emergency department　急诊科

② GE=gastroenteritis　胃肠炎

③ GE with mild to moderate dehydration and vomiting in the preceding 4 hours　胃肠炎伴有前 4 个小时轻至中度脱水和呕吐

④ Ondansetron　昂丹司琼

⑤ PO=by mouth　经口

⑥ GE and vomiting requiring IV rehydration　胃肠炎和呕吐需要静点补液

⑦ IV=intravenous　经静脉

⑧ GE with failed oral rehydration attempt in ED　急诊科胃肠炎且口服补液失败

⑨ GE, recurrent emesis, mild to moderate dehydration, and failed oral hydration　胃肠炎并反复呕吐、轻中度脱水、口服补液失败

⑩ dexamethasone　地塞米松

读者需要了解纳入研究的一些信息去评估系统综述结果的有效性和适用性,包括PICOS 和与综述问题相关的具体信息。例如,如果综述是在检查抗抑郁药对中度抑郁症的长期影响,作者就应报告纳入研究的随访期。对于每个纳入的研究,作者都应提供其信息来源引文,无论研究是否发表。这些信息会使感兴趣的读者更容易检索到相关出版物或相关文件。

报告研究层面的数据还要允许读者对综述纳入研究的主要特征进行比较。作者应该提供足够的细节,以便读者能够对纳入研究的相关性做出自己的判断。这样的信息也使得读者可以根据研究特征进行自己的亚组分析和解释亚组。

作者应尽可能避免猜测研究报告中缺失的信息(如样本量和随机方法)。综述者可以联系原始研究者,以尝试获取缺失的信息或确认为系统综述提取的数据。如果未获得此信息,则应在报告中注明。如果信息是被推算出来的,应该告知读者是怎样推算的和推算了哪些条目。展示研究层面的数据会使人能够清楚地识别从原始研究者获得的未发表的信息并使其用于公共记录。

研究层面的特点通常以表的形式展示,如表 10-2 中的示例。这种展示确保包括了所有的相关条目,并且可清楚地说明丢失的或不清楚的信息。尽管纸质期刊通常不允许有电子期刊或者 Cochrane 评论中提供的那么多的信息量,但不应该把不允许大量信息这个事实看做遗漏纳入研究中重要的方法或结果的借口,因为必要时,这些信息可以在网站上展示。

如上文所讨论,展示和描述了每个纳入研究之后,综述者通常提供对研究的叙述性总结。这个总结要为读者提供纳入研究的概况。它可以包括已经发表的论文的语言、发表的年限和纳入研究的地理位置。

PICOS 框架通常有助于叙述总结报道,例如,这个总结提示参与者的临床特点和疾病的严重程度、干预组和对照组的主要特征。对于非药物干预来说,PICOS 框架可能对于说清楚每个实验中的每个组接受的主要干预因素是有帮助的。有研究发现,25 个关于全科诊疗的系统综述中只有 3 个对纳入研究干预的全部细节做了报道。

(三)条目 19. 研究内部偏倚风险(Risk of bias within studies)

Present data on risk of bias of each study and, if available, any outcome-level assessment(see Item 12). 提供每个研究中的偏倚风险数据。如果可获得,还需要说明结局层面的评估(见条目 12)。实例请看表 10-3。

建议综述者用有规定基准(条目 12)的标准方法评估纳入研究的偏倚风险。综述者们应该报告任何由此得来的评估结果。

仅仅报道总结数据(如 8 个试验中的 2 个充足地隐藏了分配)是不充分的,因为这样没能告知读者某些研究的方法学缺陷。明确报告每个研究的方法学特征是一个更具信息性的方法。Cochrane Collaboration 评估偏倚风险的新工具也要求作者证实这些评估与任何原始研究的相关文本的关系。通常最容易的方法是以表格形式提供这些数据,如实例中所见到的那样。然而,叙述性地总结表格中的数据对读者也可能有所帮助。

表 10-3　例表：未能满足六个有效性特征的任何一个的随机对照试验质量检测
(Quality measures of the randomised controlled trials that failed to fulfill
any one of six markers of validity)

Trials 试验	Concealment of randomisation 随机化的隐藏	RCT stopped early 早期停止的 RCT	Patients blinded 对患者设盲	Health care providers blinded 对医疗健康提供者设盲	Data collectors blinded 对数据收集者设盲	Outcome assessors blinded 对结局评价者设盲
Liu	No	No	Yes	Yes	Yes	Yes
Stone	Yes	No	No	Yes	Yes	Yes
Polderman	Yes	Yes	No	No	No	Yes
Zaugg	Yes	No	No	No	Yes	Yes
Urban	Yes	Yes	No	No, except anesthesiologists	Yes	Yes

（四）条目 20. 单个研究结果（Results of individual studies）

For all outcomes considered（benefits or harms）, present, for each study：（a）simple summary data for each intervention group and（b）effect estimates and confidence intervals, ideally with a forest plot. 针对所有结局指标（有效性或有害性），说明每个研究：a）每个干预组简单的总结数据，b）以及效应估计值及其置信区间。最好以森林图形式报告。实例见表 10-4 和图 10-3。

表 10-4　例表：比较主要髋骨诊疗手段和骨折后放疗法和非甾体抗炎药疗法试验的移位骨化
(Heterotopic ossification in trials comparing radiotherapy to non-steroidal anti-inflammatory drugs after major hip procedures and fractures)

Author（Year）作者（年）	Radiotherapy 放射疗法		NSAID[①] 非甾体抗炎药	
Kienapfel（1999）	12/49	24.5%	20/55	36.4%
Sell（1998）	2/77	2.6%	18/77	23.4%
Kolbl（1997）	39/188	20.7%	18/113	15.9%
Kolbl（1998）	22/46	47.8%	6/54	11.1%
Moore（1998）	9/33	27.3%	18/39	46.2%
Bremen-Kuhne（1997）	9/19	47.4%	11/31	35.5%
Knelles（1997）	5/101	5.0%	46/183	25.4%

---

① 　Non-steroidal anti-inflammatory drugs

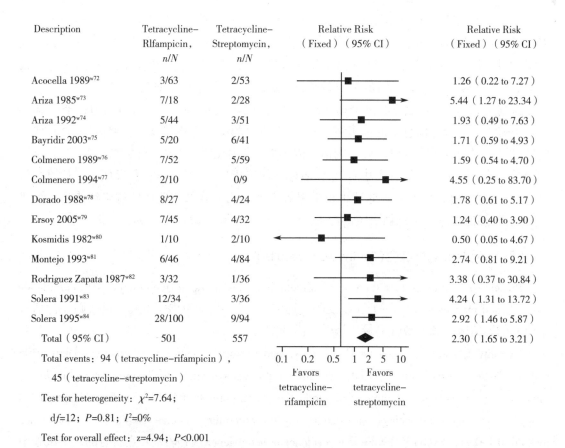

Description	Tetracycline–Rlfampicin, n/N	Tetracycline–Streptomycin, n/N	Relative Risk (Fixed) (95% CI)	Relative Risk (Fixed) (95% CI)
Acocella 1989[w72]	3/63	2/53		1.26 (0.22 to 7.27)
Ariza 1985[w73]	7/18	2/28		5.44 (1.27 to 23.34)
Ariza 1992[w74]	5/44	3/51		1.93 (0.49 to 7.63)
Bayridir 2003[w75]	5/20	6/41		1.71 (0.59 to 4.93)
Colmenero 1989[w76]	7/52	5/59		1.59 (0.54 to 4.70)
Colmenero 1994[w77]	2/10	0/9		4.55 (0.25 to 83.70)
Dorado 1988[w78]	8/27	4/24		1.78 (0.61 to 5.17)
Ersoy 2005[w79]	7/45	4/32		1.24 (0.40 to 3.90)
Kosmidis 1982[w80]	1/10	2/10		0.50 (0.05 to 4.67)
Montejo 1993[w81]	6/46	4/84		2.74 (0.81 to 9.21)
Rodriguez Zapata 1987[w82]	3/32	1/36		3.38 (0.37 to 30.84)
Solera 1991[w83]	12/34	3/36		4.24 (1.31 to 13.72)
Solera 1995[w84]	28/100	9/94		2.92 (1.46 to 5.87)
Total (95% CI)	501	557		2.30 (1.65 to 3.21)

Total events: 94 (tetracycline–rifampicin),
45 (tetracycline–streptomycin)

Test for heterogeneity: χ^2=7.64;
df=12; P=0.81; I^2=0%

Test for overall effect: z=4.94; P<0.001

图 10-3　例图：四环素 – 利福平对比四环素 – 链霉素的整体失败（失败的定义为指定方案的失败或复发）（Overall failure（defined as failure of assigned regimen or relapse）with tetracycline-rifampicin versus tetracycline–streptomycin, CI=confidence interval）

　　单个研究总结数据的发表需允许复制所做的分析，允许研究其他分析和图示。有人可能想评估排除特定研究的影响或考虑没有被综述作者报告的亚组分析。展示纳入研究中每个治疗组的结果也能检查单个研究的特性。例如，如果只提供优势比，读者不能评估研究间事件率方面的变异性。此外，数据抽取的错误在荟萃分析中是常见的，并可能存在大错误，个体研究结果的展示使我们更容易识别错误。对于连续结局，读者可能希望检查研究间标准偏差的一致性，例如要确保标准差和标准误差未被混淆。

　　对于每项研究，二进制结局一般都以频率的形式给出每一个干预组的总结数据，无论有无事件（或者作为比率，如 12/45）。按干预组以百分比的形式报告事件发生率是不够的。连续结局所要求的总结数据是每组的均数、标准偏差和样本量。在检查时间到事件（time-to-event）的综述中，作者们应该报告每个纳入研究的对数危险比（log hazard ratio）和标准误差（或置信区间）。有时，从纳入研究的报告中丢失了关键数据，而且不能从其他资料中计算出来，可能需要综述者估算。例如，标准差可用其他试验的典型标准偏差估算出来（条目 14）。一旦有相关性，作者应提示哪些结果没有直接报告出来，而必须从其他信息中估计出来（条目 14）。此外，必须告知纳入的未发表数据。

在所有纳入研究中,使用置信区间呈现估计结果是重要的。这个信息可以整合到一个表格里或展示在森林图中。森林图的关键要素是每个以图形显示的研究的效应估计和置信区间,但是对于每个研究,再包括数值组特定的总结数据、效应量和置信区间以及百分比权重就更好(见第二个例子,图 10-3)。荟萃分析的结果讨论见条目 21。

原则上,综述中被考虑的每个结局的上述所有信息都应该由作者提供,包括益处和危害。当需要包括所有信息中的很多结局时,则最重要的结局应该体现在主要报告中,其他的信息以网络附录的形式提供。展示的信息内容需依据原始方案中阐述的进行调整。如果计划的主要结局由于缺乏信息无法展示,作者应该明确指出。有证据表明,即便可以从原始研究中获得到危害信息,但系统综述也很少报告出来。危害结果的选择性省略致使系统综述产生偏倚,降低了基于信息做决定的能力。

(五)条目 21. 结果综合(Syntheses of results)

Present the main results of the review. If meta-analyses are done, include for each, confidence intervals and measures of consistency. 说明综述的主要结果,如果做了 meta 分析,则要包括每个研究的置信区间和一致性测量。请看下面的实例:

Mortality data were available for all six trials, randomizing 311 patients and reporting data for 305 patients. There were no deaths reported in the three respiratory syncytial virus/severe bronchiolitis trials; thus our estimate is based on three trials randomizing 232 patients, 64 of whom died. In the pooled analysis, surfactant was associated with significantly lower mortality(relative risk=0.7, 95% confidence interval=0.4-0.97, P=0.04).There was no evidence of heterogeneity(I^2=0%). 在所有的六个试验中都可以获得死亡率,随机了 311 个患者,报告了 305 个患者的资料。在其三种呼吸道合胞病毒 / 严重细支气管炎试验中没有报告死亡。因此,我们的估计是基于三个试验,这三个试验随机了 232 名患者,其中有 64 人死亡。在汇集分析中,表面活性剂与明显地降低死亡率有关(相对风险 =0.7, 95% 置信区间 =0.4-0.97, P=0.04)。没有异质性的证据(I^2=0%)。

Because the study designs, participants, interventions, and reported outcome measures varied markedly, we focused on describing the studies, their results, their applicability, and their limitations and on qualitative synthesis rather than on meta-analysis. 因为研究设计、参与者、干预和报告的结局指标差异显著,所以我们专注于描述这些研究、研究的结果、适用性、局限性和定性综合,而不是荟萃分析。

We detected significant heterogeneity within this comparison(I^2=46.6%; X^2=13.11, df=7; P=0.07). Retrospective exploration of the heterogeneity identified one trial that seemed to differ from the others. It included only small ulcers(wound area less than 5cm^2). Exclusion of this trial removed the statistical heterogeneity and did not affect the finding of no evidence of a difference in healing rate between hydrocolloids and simple low adherent dressings(relative risk=0.98, [95% confidence interval]0.85 to 1.12; I^2=0%). 我们在这些比较中检测到显着的异质性($I^2$46.6%, X^2=13.11, df=7, P=0.07)。对异质性的回顾性检查识别出了一个似乎与其他试验不同的试验。这个试验仅包括小溃疡(伤口面积小于 5cm^2)。排除了该试验后去除了统计异质性,

并且没有发现影响亲水胶体和简单低粘敷料之间的无愈合速率差异证据（相对风险 =0.98，[95% 置信区间]0.85 至 1.12，I^2=0%）。

系统综述的结果应以有序的方式显示。综述里证据的初始叙述性描述（条目 18）可以告诉读者研究人群、研究设计和研究开展的重要事项。这些描述可以便于对研究间模式的检查，还可以提供证据适用性的重要信息，提示任何主要偏倚的可能结果，并允许以系统的方式考虑研究间发现的可能差异的多重解释。

如果作者们进行一个或多个荟萃分析，作为估计效应，他们应该用一个置信区间在研究间呈现结果。用纳入研究的真实结果在森林图里展示每个荟萃分析的总结经常是最简单的（见条目 20）。应该始终明确纳入的那些研究对荟萃分析有贡献。对每个荟萃分析，作者还应提供纳入研究结果的一致性测量，如 I^2（异质性）；对于这个测量，还可以给出置信区间。如果没有进行荟萃分析，应该尽可能系统地给出定性推论，同时解释为什么没有做荟萃分析，如上述第二个例子所示。读者可能会发现一个没有总结估计的森林图在这种情况下是有帮助的。

作者应该综合报告他们开始研究的所有结局指标（即在方案中描述的那些指标，参见条目 4），以允许读者自己得出结果所蕴含的结论。读者应该意识到任何与计划分析偏离的情况。作者应该告诉读者是否计划的荟萃分析对一些结局不被认为是合适的或可能的，并告其这个决定的理由。

给出每个结局的 meta 分析结果和森林图可能并不总是合乎情理。如果综述涉及一个广泛的问题，结局的数量有可能会很多。进而，一些结局可能已经在一个或两个研究中报告了，在这种情况下，森林图几乎没有价值，并且可能会有严重偏差。

（六）条目 22. 研究间的偏倚风险（Risk of bias across studies）

Present results of any assessment of risk of bias across studies（see Item 15）. 说明研究间可能存在偏倚的评价结果（条目 15）。例如：

Strong evidence of heterogeneity（I^2=79%，P<0.001）was observed. To explore this heterogeneity, a funnel plot was drawn. The funnel plot in Figure 4 shows evidence of considerable asymmetry. 我们观察到了异质性的有力证据（I^2=79%，P<0.001）。为了探讨这种异质性，我们绘制了漏斗图。图 10-4 中的漏斗图显示了相当大的不对称证据。

Specifically, four sertraline trials involving 486 participants and one citalopram trial involving 274 participants were reported as having failed to achieve a statistically significant drug effect, without reporting mean HRSD（Hamilton Rating Scale for Depression）scores. We were unable to find data from these trials on pharmaceutical company web sites or through our search of the published literature. These omissions represent 38% of patients in sertraline trials and 23% of patients in citalopram trials. Analyses with and without inclusion of these trials found no differences in the patterns of results; similarly, the revealed patterns do not interact with drug type. The purpose of using the data obtained from the FDA was to avoid publication bias, by including unpublished as well as published trials. Inclusion of only those sertraline and citalopram trials for which means were reported to the FDA would constitute a form of reporting bias similar to publication bias and

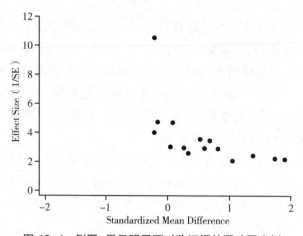

图 10-4　例图：展示明显不对称证据的漏斗图实例
（ Example of funnel plot showing evidence of considerable asymmetry, SE=standard error ）

would lead to overestimation of drug–placebo differences for these drug types. Therefore, we present analyses only on data for medications for which complete clinical trials' change was reported. 具体来说，四个 486 名参与者的舍曲林试验和 1 个 274 名参与者的西酞普兰试验被报告为未能达到统计学的显著药效，这些试验没有报告平均汉密尔顿抑郁量表的分数。我们不能从制药公司的网站中或通过检索已发表的文献中查找到这些试验的数据。这些遗漏代表了 38% 的舍曲林试验患者和 23% 的西酞普兰试验患者。纳入这些试验进行的分析和不纳入这些试验进行的分析发现在结果形式上没有差异；同样，所揭示的形式与药物类型无相互影响。通过包括未发表的以及已发表的试验的检验，使用从 FDA 获得的数据是为了避免发表偏倚。只纳入均数被报告给 FDA 的那些舍曲林和西酞普兰试验将形成一个类似于发表偏倚的报告偏倚的表格，进而会导致这类药物的药物 – 安慰剂差异高估。因此，我们只展示报告了完整临床试验变化的医疗资料的分析。

　　作者应该提供任何研究间偏倚风险的评估结果。报告漏斗图时，作者应该指明所用的效果估计和精确度测量，通常分别在 x 轴和 y 轴上表示。作者应描述是否以及如何测试了任何可能不对称的统计意义（条目 15）。研究内部选择性报告结局的任何调查结果（条目 15）也应该被报告。此外，建议作者告诉读者是否没有完成评估研究间偏倚风险的任何事先指定的分析，并说明原因（如纳入的研究太少）。

（七）条目 23. 其他分析（ Additional analysis ）

　　Give results of additional analyses, if done（ e.g., sensitivity or subgroup analyses, meta–regression（ see Item 16 ））. 如果有，给出其他分析的结果（如敏感性分析或亚组分析，meta–回归分析，见条目 16 ）。请看下面的实例：

　　...benefits of chondroitin were smaller in trials with adequate concealment of allocation compared with trials with unclear concealment（ P for interaction=0.050 ）, in trials with an intention–to–treat analysis compared with those that had excluded patients from the analysis（ P for inter–action=0.017 ）, and in large compared with small trials（ P for interaction=0.022 ）.......

软骨素的益处在具有充分隐蔽分配的试验中显示比不清楚隐藏的试验小（相互作用的 $P=0.050$），具有意向性处理分析的试验比从分析中排除了患者的试验小（相互作用的 $P=0.017$），并且大试验与小试验相比小（相互作用的 $P=0.022$）。

Subgroup analyses according to antibody status, anti-viral medications, organ transplanted, treatment duration, use of antilymphocyte therapy, time to outcome assessment, study quality and other aspects of study design did not demonstrate any differences in treatment effects. Multivariate meta-regression showed no significant difference in CMV (cytomegalovirus) disease after allowing for potential confounding or effect-modification by prophylactic drug used, organ transplanted or recipient serostatus in CMV positive recipients and CMV negative recipients of CMV positive donors. 根据抗体状态、抗病毒药物治疗、器官移植、治疗持续时间、使用抗淋巴细胞疗法、时间到结局（time to outcome）评估、研究质量和研究设计的其他方面进行的亚组分析，没有显示任何治疗效果的差异。多元荟萃回归分析显示，在巨细胞病毒（CMV）疾病方面，允许修正可能的干扰或效应后，CMV 阳性供体的 CMV 阳性受体和 CMV 阴性受体中没有显著差异，是通过使用预防药物、器官移植或受体血清来修正可能的干扰或效应。

作者应报告任何亚组或敏感性分析，以及它们是否是预先指定的（条目 5 和 16）。对于分析比较的研究亚组（如低剂量和高剂量阿司匹林的分离研究），作者应报告任何相互作用的测试，以及每个亚组内的荟萃分析的估计和置信区间。同样，元回归结果（参见条目 16）不应限于 P 值，而应包括效应值和置信区间，如同表中报告的第一个例子那样。如果与主要分析中考虑的数据不同，则应明确每个附加分析中包括的数据量。此信息与排除了一些研究的敏感性分析尤其相关，例如具有高偏倚风险的那些。

重要的是，应该报告所有进行的其他分析，而不仅仅是那些具有统计学意义的分析。这些信息将有助于避免综述内选择性结局报告偏倚，像在随机对照试验的报告中已经显示的那样。应该谨慎地解释对性亚组或敏感性分析的探索结果，同时铭记多重分析产生误导的可能性。

七、讨论的撰写

讨论部分包括证据总结、局限性和结论三个主要内容。

（一）条目 24. 证据总结（Summary of evidence）

Summarize the main findings including the strength of evidence for each main outcome; consider their relevance to key groups (e.g., health care providers, users, and policy makers). 总结主要发现，包括每一个主要结局的证据强度；分析它们与主要利益集团的关联性（如医疗保健提供者、使用者及政策决定者）。请看下列实例：

Overall, the evidence is not sufficiently robust to determine the comparative effectiveness of angioplasty (with or without stenting) and medical treatment alone. Only 2 randomised trials with long-term outcomes and a third randomised trial that allowed substantial crossover of treatment after 3 months directly compared angioplasty and medical treatment... the randomised trials did not evaluate enough patients or did not follow patients for a sufficient duration to allow definitive conclusions to be made about clinical outcomes, such as mortality and cardiovascular or kidney failure events. 总体而言,血管成形术(有或没有支架置入)和单独用药物治疗的比较效果的证据不够充分。只有 2 个具有长期结局的随机试验和 3 个月后允许实质性交叉治疗的第三个随机试验直接比较了血管成形术和药物治疗……这些随机试验没有评估足够数量的患者或没有足够的随访患者时间,以允许对临床结局(如死亡率和心血管或肾衰竭事件)做出确定的结论。

Some acceptable evidence from comparison of medical treatment and angioplasty suggested no difference in long-term kidney function but possibly better blood pressure control after angioplasty, an effect that may be limited to patients with bilateral atherosclerotic renal artery stenosis. The evidence regarding other outcomes is weak. Because the reviewed studies did not explicitly address patients with rapid clinical deterioration who may need acute intervention, our conclusions do not apply to this important subset of patients. 比较药物治疗和血管成形术的一些可接受的证据提示,两者的长期肾脏功能没有差异,但是血管成形术后可能有更好的血压控制,这个效果可能限于双侧动脉粥样硬化性肾动脉狭窄的患者。其他结局的证据弱。因为所综述的研究没有明确地讨论可能需要急性干预的快速临床恶化的患者,所以我们的结论不适用于这个重要的患者亚组。

作者应对综述的性质和发现给予简要和平衡的总结。有时,由于对政策决定和未来研究的潜在相关性,出现一些几乎没有或根本没有可发现数据的结局,这样的结局应该被记录下来。例如,应该提及综述的发现对不同的患者、场所或目标受众的适用性。虽然没有标准方法来同时评估不同受众的适用性,但一些评估系统确实存在。有时候,作者正式定级或正式评估综述中提出的整体证据,并且可以指出与证据质量的评估(例如 GRADE 系统)相关的总结建议的强度。

作者需要记住,效果的统计学意义并不总是提示临床或政策相关性。同样,非显著结果不表明治疗是无效的。作者最好应该澄清平衡,如何将价值与主要结局联系起来将导致不同的人做出不同的决定。此外,灵活的作者应考虑能在不同场所下解释证据并能修改综述中所报告的影响估计的一些重要因素。患者和医疗保健提供者主要感兴趣的可能是哪种干预最会提供带有可接受危害的益处,而政策决定者和管理者可能会重视组织影响和资源利用的数据。

(二)条目 25. 局限性(Limitations)

Discuss limitations at study and outcome level(e.g., risk of bias), and at review level(e.g., incomplete retrieval of identified research, reporting bias). 探讨研究层面和结局层面的局限性(如偏倚的风险),以及系统综述的局限性(如检索不全面,报告偏倚等)。请看下面结局层面的实例 1 和研究和综述层面的实例 2 和 3。

例 1: The meta-analysis reported here combines data across studies in order to estimate treatment effects with more precision than is possible in a single study. The main limitation of this meta-analysis, as with any overview, is that the patient population, the antibiotic regimen and the outcome definitions are not the same across studies. 这里报告的是荟萃分析合并了研究间的数据,以便获得比单个研究更精确的估计治疗效果。像所有的概述一样,这项荟萃分析的主要限制是患者数量、抗生素的给药方案和结局定义在各研究间的不一致。

例2: Our study has several limitations. The quality of the studies varied. Randomisation was adequate in all trials; however, 7 of the articles did not explicitly state that analysis of data adhered to the intention-to-treat principle, which could lead to overestimation of treatment effect in these trials, and we could not assess the quality of 4 of the 5 trials reported as abstracts. Analyses did not identify an association between components of quality and re-bleeding risk, and the effect size in favour of combination therapy remained statistically significant when we excluded trials that were reported as abstracts. 我们的研究有几个局限性。研究质量不同。虽然所有的试验中随机是充足的,但是,7篇文章没有明确说明数据分析遵守了意向处理原则,这可能导致在这些试验中治疗效果被估计过高,我们无法评估以摘要的形式报告的5个试验中4个的质量。分析未识别出质量成分与再出血风险之间的关联,并且,当我们排除了以摘要的形式报告的试验时,有利于结合疗法的效应值在统计学意义上保持显著性。

例3: Publication bias might account for some of the effect we observed. Smaller trials are, in general, analyzed with less methodological rigor than larger studies, and an asymmetrical funnel plot suggests that selective reporting may have led to an overestimation of effect sizes in small trials. 发表偏倚可能解释我们观察到的一些结果。通常来说,在方法的严谨性上,小样本试验分析不如大样本试验;不对称的漏斗图提示,选择性报告可能导致了小样本试验效应值的高估。

限制的讨论应该涉及有效性(即偏倚风险)和纳入研究的报告(信息性)、综述过程的局限性和综述的可推广性(适用性)。读者可能会发现作者关于是否研究受到严重偏倚的威胁、是否干预效果的估计不太准确、是否丢掉很多参与者和重要结局的数据的讨论是很有帮助的。

综述过程的限制包括检索的限制(如只限于英语出版物)和研究选择上、评价上和荟萃分析的过程上的任何困难。例如,实验设计、患者群和干预措施的劣质或不完整报告可能妨碍纳入研究的解释和综合。某些群体或亚组如果数据有限,其综述的适用性就会受到影响,这些群体或亚组里的干预可能做得不同,或几乎没有大家最感兴趣的结局的评估;或者如果有大量过时的干预数据或者总结估计严重依赖丢失价值的估算(条目14),也可能会影响综述的适用性。

(三)条目26. 结论(Conclusions)

Provide a general interpretation of the results in the context of other evidence, and implications for future research. 在证据的背景下给出对结果的概要性的解析,并提出对未来研究的提示。请看下面的实例,例1是实践提示(Implications for Practice)的实例,例2是研究提示(Implications for Research)的实例:

　　例 1　Between 1995 and 1997 five different meta-analyses of the effect of antibiotic prophylaxis on infection and mortality were published. All confirmed a significant reduction in infections, though the magnitude of the effect varied from one review to another. The estimated impact on overall mortality was less evident and has generated considerable controversy on the cost effectiveness of the treatment. Only one among the five available reviews, however, suggested that a weak association between respiratory tract infections and mortality exists and lack of sufficient statistical power may have accounted for the limited effect on mortality. 1995—1997 年间,发表了五种不同的荟萃分析,分析抗生素对预防感染和死亡率方面的影响。虽然从一个综述到另一个综述的效果程度不同,但所有试验都证实可以有效减少感染。对整体死亡率的估计影响证据较少,并在成本效益上产生了相当大的争论。然而,只有 1/5 可得到的综述提示呼吸道感染和死亡率之间存在一个弱关联,缺乏足够的统计力度可能限制了对其导致死亡率的统计。

　　例 2　A logical next step for future trials would thus be the comparison of this protocol against a regimen of a systemic antibiotic agent only to see whether the topical component can be dropped. We have already identified six such trials but the total number of patients so far enrolled (n= 1 056) is too small for us to be confident that the two treatments are really equally effective. If the hypothesis is therefore considered worth testing more and larger randomised controlled trials are warranted. Trials of this kind, however, would not resolve the relevant issue of treatment induced resistance. To produce a satisfactory answer to this, studies with a different design would be necessary. Though a detailed discussion goes beyond the scope of this paper, studies in which the intensive care unit rather than the individual patient is the unit of randomisation and in which the occurrence of antibiotic resistance is monitored over a long period of time should be undertaken. 逻辑上看,将来试验的下一步将因此是该方案与全身抗生素制剂治疗方案的比较,其目的只是为了明确是否局部用药可以被拿掉。我们已经识别到 6 个这样的试验,但迄今为止招募入组的患者总数(n=1 056)太小,以致于我们没有信心这两种治疗方法真的会同样有效。如果因此该假设被认为值得测试,那么就需要更多更大的随机对照试验。然而,这种试验不能解决治疗诱导的抗药相关问题。为了产生令人满意的答案,有必要进行不同设计的研究。虽然详细地讨论超出了本文范围,还是建议开展重症监护病房(ICU)而不是个体患者作为随机单位的研究和长时间监测抗生素耐药性发生的研究。

　　系统综述者有时得出太乐观的结论,或者不像研究利益那样仔细研究伤害,尽管一些证据表明这些问题正在减少。如果因为可靠的研究太少或不确定性太多而不能得出结论,就应该说明一下。这样的发现与从几个大型研究中发现一致性效果是同等重要的。

　　作者应努力将综述结果与其他证据联系起来,因为这有助于读者更好地解释结果。例如,可能有同一个一般主题的其他一些系统综述,他们使用不同的方法或已经涉及了相关但略有不同的问题。同样,可能有与决策者相关的其他信息,例如干预措施的成本效益(如卫生技术评估)。作者可以在其他干预存在的证据背景下讨论其综述结果。

　　建议作者也为未来的研究提出明确的建议。在 2 535 份 Cochrane 综述的样本中,82%

包括了针对特定干预的研究建议,30%建议了参与者的恰当类型,52%建议了未来研究的结局指标。对于在医学杂志上发表的系统综述没有相应的评估,但这样的建议在那些综述中会很不常见。

如果没有类似的、现存研究的全面知识,就不应计划临床研究。有证据表明,初级研究者设计他们的研究时不考虑系统综述,这样的事情不应该发生却依然在发生。相信系统综述有很大的潜力来指导未来的临床研究。

八、资金资助的撰写

资金资助的报告常常被忽视,综述作者们经常意识不到它的潜在意义。

条目27. 资金资助(Funding)

Describe sources of funding or other support(e.g., supply of data)for the systematic review; role of funders for the systematic review. 描述本系统综述的资金来源和其他支持(如提供资料)以及资助者在完成系统综述中所起的作用。请看下面的实例:

The evidence synthesis upon which this article was based was funded by the Centers for Disease Control and Prevention for the Agency for Healthcare Research and Quality and the U. S. Prevention Services Task Force. 美国疾病预防控制医疗保健研究与质量中心和美国预防服务工作组对这篇文章所基于的证据综合提供了资助。

Role of funding source: the funders played no role in study design, collection, analysis, interpretation of data, writing of the report, or in the decision to submit the paper for publication. They accept no responsibility for the contents. 资金提供者的作用:出资方没有在研究设计,数据的收集、分析、解释,报告的撰写或在提交论文发表决定方面发挥作用。他们不承担这些内容的责任。

系统综述的作者和其他研究的作者一样,应公开他们收到的任何用于开展综述的资金,或说明没有资助。Lexchin和他的同事们[1]观察到,制药企业赞助的随机对照试验和临床试验的荟萃分析报告的结局,与其他资助资源的研究相比,更可能有利于赞助商的产品。其他地方也报道了类似的结果。类似的数据表明,类似的偏倚可能会影响系统综述的结论。

鉴于系统综述在决策中的潜在作用,作者应该公开资金和资助者的角色(如果有的话)。有时赞助者提供服务,例如图书管理员的服务,他们去完成相关文献的检索或访问商业数据库,综述者无法获得这些相关文献或数据库。作者应该报道系统综述团队提供的任何级别的资金或服务,也应该报告资助者是否在综述的开展和报告上具有任何角色。除资金问题,作者还应该报告任何关系到他们的角色或在系统综述报告中资助人的角色的利益冲突。

---

① LEXCHIN J, BERO LA, DJUBEGOVIC B, et al. Pharmaceutical industry sponsorship and research outcome and quality: systematic review. BMJ, 2003, 326: 1167-1170.

在 2004 年 11 月发表的 300 份系统综述的一项调查中,综述的 41% 没有报告资助的来源。只有少数综述(2%)报告了他们得到了基于营利目的的资金资助,但真正的比例可能会更高。

九、对非随机干预研究的系统综述或其他类型的系统综述的附加考虑

PRISMA 声明和本文的重点是随机试验报告的系统综述。其他研究设计,包括非随机研究、准实验研究和断续时间系列研究,都包含在一些评估医疗保健干预作用的系统综述中。这些综述的方法与典型的综述干预可能会有所不同,例如文献检索、数据提取、偏倚风险的评估和分析方法。因此,他们的报告要求也可能与本文所描述的有所不同。对系统综述作者的一个有用原则是确保他们报告的方法(足够)明确和透明,以便使读者能批判性地判断现有的证据、复制或更新研究。

在一些系统综述中,作者从原始研究者中寻求原始数据来计算汇总统计。这些系统综述被称为个体患者(或参与者)的数据综述。个体患者数据的荟萃分析也可以用前瞻性数据积累来开展,而不是进行现有数据的回顾性积累来开展。同时,需要报告这些方法的更多信息。

系统综述还存在其他一些类型。现实主义的综述目标在于如何在特定的背景和场所中实施复杂的程序。元叙述性(Meta-narrative)综述的目的在于通过绘制和比较不同的涵盖广泛的情节来解释说明复杂的证据。网络荟萃分析,又称为多处理荟萃分析(multiple treatments meta-analyses),可以被用于分析许多不同的比较数据。他们使用直接和间接两种比较,并可以用来比较没有直接比较的干预。

相信本文强调的问题与确保不同类型的系统综述所采纳的过程和信息呈现的限制透明度和对其过程的理解相关联。希望 PRISMA 可以成为其他研究类型的系统综述的更为详细指南的基础,包括诊断的准确性和流行病学研究。